HISTOIRE

MÉDICALE ET PHILOSOPHIQUE

DE LA FEMME

DE L'IMPRIMERIE DE CRAPELET

RUE DE VAUGIRARD, N° 9

HISTOIRE

MÉDICALE ET PHILOSOPHIQUE

DE

LA FEMME

CONSIDÉRÉE

DANS TOUTES LES ÉPOQUES PRINCIPALES DE SA VIE

AVEC TOUS LES CHANGEMENTS
QUI SURVIENNENT DANS SON PHYSIQUE ET SON MORAL
AVEC L'HYGIÈNE APPLICABLE A SON SEXE
ET TOUTES LES MALADIES QUI PEUVENT L'ATTEINDRE AUX DIFFÉRENTS AGES

PAR LE DOCTEUR MENVILLE

MÉDECIN DU MINISTÈRE DES TRAVAUX PUBLICS, ETC.

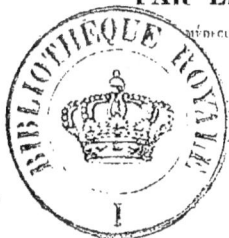

Γνῶθι σεαυτόν.
Connais-toi toi-même.

La médecine est-elle jamais plus digne de la place
distinguée qu'elle occupe parmi les autres sciences,
que quand elle cherche à prévenir les maladies?

TOME DEUXIÈME

A PARIS

CHEZ L'AUTEUR, RUE SAINT-HONORÉ, 370

AMYOT, LIBRAIRE | LABÉ, LIBRAIRE
RUE DE LA PAIX, 6 | PLACE DE L'ÉCOLE-DE-MÉDECINE, 4

1845

HISTOIRE

MÉDICALE ET PHILOSOPHIQUE

DE LA FEMME.

HYGIÈNE APPLIQUÉE AU RÉGIME DE LA FEMME, DANS LES DIFFÉRENTES ÉPOQUES DE LA VIE.

> Pluris est labentem sustinere, quam lapsum erigere.
> Senec.

> Il est une déesse,
> Plus agile qu'Hébé, plus fraîche que Vénus;
> Elle écarte les maux, les langueurs, la faiblesse;
> Sans elle la beauté n'est plus.
> Gresset.

L'homme ne jouit pas d'une santé aussi constante que les autres animaux. Il est malade plus souvent et plus longtemps; il périt à tout âge; au lieu que les autres espèces semblent parcourir d'un pas égal et ferme la carrière de la vie. Cette constitution fragile, cette organisation que sa délicatesse et même sa perfection livrent trop souvent à la souffrance et aux douleurs, paraissent encore plus directement liées à la nature et à la constitution physique de la femme.

En formant des êtres si sensibles et si doux, la nature, dont tous les efforts tendent à la conservation et à la félicité des êtres auxquels elle donne le sentiment et la vie, semble, comme le remarque Thomas, s'être bien plus occupée de leurs charmes que de leur bonheur : sans cesse environnées de douleurs et de craintes, les femmes partagent tous nos maux et se voient encore assujetties à des maux qui ne sont que pour elles. « Ce qui nous frappe d'abord chez la femme, dit un auteur, c'est sa constitution fragile et délicate, c'est la beauté et l'élégance de ses proportions, ce sont ses formes gracieuses et arrondies. A la voir si fraîche et si belle, on la croirait volontiers, charmante fleur, faite tout au plus pour briller doucement sur le parterre de la vie, et pourtant, livrée sans défense à tous les écueils et à tous les genres de périls, elle connaît tous nos maux, et il y en a qui ne sont faits que pour elle, comme si la nature, en créant des êtres aussi sensibles, s'était plus vivement préoccupée de leurs charmes que de leur durée, et de nos plaisirs que de leur bonheur. »

Il suffit donc de réfléchir un instant aux vicissitudes nombreuses auxquelles la femme est condamnée, et de se rappeler qu'elle ne s'avance réellement dans la vie qu'à travers les révolutions, pour se convaincre qu'une constitution frêle, délicate et mobile était vraiment la seule qui pût, faible roseau, plier sans se rompre devant tant d'orages accumulés, devant tant de dangers et de commotions.

La science qui fait le sujet de cette deuxième partie, l'hygiène est encore loin, il est vrai, de pouvoir réparer ces torts et ces injustices de la nature ; mais elle peut au moins en affaiblir les effets par d'heureuses applications ; signaler des écueils ; donner des avis utiles ; prévenir des abus ; éclairer, améliorer l'emploi de la vie, dont les femmes sont si portées à abuser ; enfin, conduire, surveiller ces êtres si faibles, si intéressants ; les guider au milieu des périls ; les soutenir au moment des crises les plus redoutables, dans les transitions les plus orageuses, dans l'exercice des fonctions les plus délicates ; et, assurant ainsi leur existence au milieu des dangers qui les menacent, conserver leur santé ainsi que leurs charmes, et leur préparer une vieillesse sans infirmités et une mort sans agonie.

Pour atteindre son noble but, l'hygiène examine d'abord l'homme isolément ; elle le considère ensuite dans l'état de société ; mais l'étude de l'espèce humaine, dans ce double rapport, impose deux sortes de recherches également importantes : pour en connaître le physique, il faut interroger successivement l'histoire naturelle, l'anatomie et la physiologie. « Il faut analyser, a dit un auteur, l'homme dans sa poussière, et, le scalpel en main, arracher avec audace les derniers secrets de l'organisation, jusque sur les dalles de nos amphithéâtres, ouverts aujourd'hui au courage froid et investigateur : c'est dans le sein de la mort qu'il faut aller chercher le secret de lui dérober ses victimes. » Pour en connaître le moral, il faut sonder d'autres abîmes, interroger d'autres replis ; il faut analyser tous les genres d'infortune, il faut suivre avec intelligence les mouvements et tout le jeu des passions, ou plutôt il faut avoir aimé, souffert, observé, médité, c'est-à-dire avoir vu et vécu.

Nous ferons remarquer cependant qu'il est plus difficile qu'on ne le pense de pénétrer dans les sombres profondeurs du cœur humain. La nature morale, comme la nature physique, est une suite d'énigmes : pour les expliquer et les développer, il faut du tact, des connaissances variées, et ce coup d'œil prompt à saisir des nuances souvent légères et fugitives que l'usage seul peut donner. On doit étudier le cœur humain avant d'étudier l'histoire ; il ne suffit pas de savoir juger les hommes d'après les faits, il faut encore juger les faits d'après les hommes.

Plus on les connaît, plus on devient sévère dans les jugements que l'on porte sur leurs actions. Mais un bon cœur regagne en indulgence pour les faiblesses humaines ce qu'il perd en sévérité.

Puis, poursuivant sa tâche, malgré les difficultés et les obstacles, l'hygiène plonge au sein de la nature, dont elle suit les révolutions admirables. Dans cette vue, elle s'attache particulièrement à distinguer les opérations et les nombreuses vicissitudes de la vie ; elle cherche les conditions de la santé jusque dans l'atmosphère, toujours variée, toujours en mouvement, et dans les différents agents qui nous environnent, qui nous affectent ou qui nous touchent ; et quand elle a tout vu, tout examiné et apprécié, elle fait connaître l'influence nuisible ou salutaire que tous ces agents de la nature peuvent exercer sur l'ensemble de nos organes ou sur chacun d'eux en particulier, soit que ces nombreux modificateurs puisent leur source dans l'économie, soit qu'ils viennent du dehors. Enfin elle termine son œuvre, elle la couronne en quelque sorte, en traçant fidèlement les lois et les règles de la santé, qu'elle subordonne encore aux circonstances variées au milieu desquelles tout individu, homme ou femme, et tout peuple, civilisé ou non, peuvent se trouver accidentellement ou perpétuellement placés.

Partie essentielle et délicate de la médecine, l'hygiène se lie étroitement à toutes les connaissances humaines; elle entretient des rapports avec les sciences physiques et chimiques, et aussi avec les sciences morales et politiques; elle demande à la physique la connaissance des corps, à la chimie des notions étendues sur la composition et les propriétés de ces corps, ou, pour mieux dire, jusqu'au secret de l'action intime que les différents corps exercent les uns sur les autres; enfin elle emprunte à la philosophie ses lumières et ses méthodes, pour éclairer et pour guider les hommes dans les occasions difficiles, et elle lui demande encore la connaissance plus utile de la morale qui enseigne l'art de bien vivre, art précieux et pourtant impossible à connaître si l'on ignore la structure et la composition de l'organisme et les fonctions des instruments vivants de l'économie, c'est-à-dire de ces dociles serviteurs de l'âme, auxquels nous devons nos impressions et nos désirs, et toutes les jouissances délicates de la pensée et du cœur; art sacré et presque divin, qui prend sa source dans la médecine, et qui s'éteint ou qui se tait si l'on ne sait apprécier les changements et les altérations que peut éprouver l'organisme dans son propre mécanisme ou dans les fonctions ainsi que les moyens à la faveur desquels on parvient à triompher de ces changements, lorsqu'ils sont contraires ou dangereux.

Oui, les secours de notre science tiennent souvent du prodige; et pourtant ils sont si faciles et si simples qu'un bon régime et un bon emploi de la vie suffisent, dans bien des cas, pour ramener le calme et la sérénité dans nos idées, pour régler, pour adoucir ou pour faire taire nos passions les plus impétueuses.

Mais l'hygiène ne se borne pas, comme on pourrait le croire, à tracer d'une main timide quelques préceptes vagues ou applicables seulement à des choses de détail; elle aspire à un plus noble but : forte de ses alliances, elle embrasse, pour ainsi dire, l'humanité tout entière; notre espèce devient de ce moment pour elle un seul et même individu dont l'éducation physique lui est confiée et la regarde, et alors elle s'attache avec un soin particulier à l'améliorer et à la perfectionner en la rapprochant sans cesse de plus en plus d'un type parfait dont notre état primitif ne laissait guère soupçonner l'idée.

Principaux moyens de favoriser la régularité du développement de l'organisation physique de la Femme.

Les peuples anciens, qui prenaient tant de soin pour se procurer des citoyens sains et robustes, et qui apportaient la plus sérieuse attention à l'éduca-

tion des jeunes filles, comme étant destinées à perpétuer et à nourrir une postérité vigoureuse, les sou-
mettaient, aussi bien que les jeunes garçons du même
âge, à différents exercices corporels. N'est-ce pas dans
ces divers établissements, désignés sous le nom de
gymnases, que les jeunes gens des deux sexes, souvent
sans d'autres voiles que ceux de la vertu, de la candeur et de l'innocence, véritables garants des mœurs,
âmes des bonnes sociétés, allaient puiser, au moyen
d'exercices conformes à leur organisation, l'un, la
source d'un impérieux courage et d'une mâle fierté,
l'autre, le germe heureux de ces grâces et de cette
beauté parfaite dont la Vénus de Médicis et d'autres
marbres antiques nous offrent d'inimitables copies, et
que nous sommes souvent forcés de désigner aujourd'hui
sous le nom d'idéales, tant l'ensemble des formes qui
les constituent est difficile à retrouver parmi nous?

Qu'il y a loin de ces exercices, où tous les membres
en liberté se développent en force, en grâce, à ces
promenades compassées, ou mieux à ces marches
lentes et calculées auxquelles on assujettit les jeunes
filles qui, pour la plupart, par leur tournure contrainte et gênée, décèlent assez qu'elles ne sont que
les martyres de nos préjugés, et les tristes victimes
d'une éducation mal entendue!

Au lieu de rendre agréables, autant que possible,
les moyens employés en ce cas pour leur rétablissement, on les astreint à des choses fort pénibles, et
qui souvent sont contraires au but qu'on se propose.
Il est généralement reconnu que l'élégance des mou-

vements, la grâce dans le maintien, dépendent absolument de la force et de la souplesse ; cependant on se
sert des moyens les plus efficaces pour paralyser ces
qualités précieuses. Que toutes les femmes qui se char-
gent du soin non moins difficile qu'important d'élever
des jeunes filles soient donc bien convaincues que
leurs élèves sont appelées à briller dans le monde autant par les avantages extérieurs que par l'éclat de
leur esprit, et qu'elles sachent que si des exercices
corporels, méthodiquement combinés, n'entrent pas
comme partie essentielle dans le plan de leur éducation, elles les exposeront pour toujours à être privées
de cette élégance de taille qui efface souvent à nos
yeux la beauté de la figure.

Une femme de sens et d'esprit, madame Necker de
Saussure, dit : « On est si accoutumé maintenant à voir
des femmes débiles que, faute de bons modèles, l'idéal
de leur figure a changé dans beaucoup d'imaginations ;
quels traits vante-t-on de nos jours dans les romans ?
est-ce une éclatante fraîcheur, est-ce l'élan gracieux
et la vivacité de la jeunesse ? non, c'est une forme
svelte, aérienne, une figure de sylphide, une pâleur
intéressante, passagèrement relevée par une nuance
d'incarnat ; c'est un regard expressif, doucement empreint de mélancolie ! Mais la plupart de ces indices
sont précisément ceux d'une santé faible. L'extrême
minceur de la taille, les couleurs qui vont et qui viennent, la langueur du regard, n'annoncent rien de
bon pour la mère future, pour l'épouse appelée peut-
être à aider son mari dans l'adversité.

« En attendant, ces sortes de peintures fascinent l'imagination d'une jeune fille, de sa mère même, et leur font craindre de nuire à des charmes aussi séduisants. Telle jeune personne ne veut pas manger de peur de prendre de l'embonpoint ; telle autre ne veut pas marcher de peur que son pied ne grossisse. Quelle misère ! »

La danse, qui serait sans contredit un genre d'exercice très-avantageux pour les jeunes filles, si elle était parmi nous, ce qu'elle était chez les anciens, est malheureusement, dans son rhythme moderne, presque aussi capable d'affaiblir que de fortifier les organes ; car elle n'offre la plupart du temps qu'une série de mouvements gênés ou de pauses qui respirent trop ouvertement la volupté. Les idées que font naître chez une jeune personne de douze ans, par exemple, les positions lascives et parfois même indécentes, de la valse surtout, ne compensent-elles pas au delà les avantages qu'elle pourrait retirer du fait même de l'exercice qu'elle prend en valsant ? Il faut reconnaître que depuis quelques années, et cela principalement à Paris, on permet beaucoup plus d'exercices corporels aux jeunes filles. Combien les hommes qui s'intéressent au bonheur de leurs semblables n'ont-ils pas à s'applaudir, en voyant dans les jardins et sur les promenades publiques, ce tendre essaim de jeunes beautés partager avec les enfants de l'autre sexe les jeux de la corde, du cerceau, du volant et de quelques autres exercices qui exigent des mouvements continus, et alternativement reversibles sur toutes les parties du corps !

Le temps de ces jeux, aussi profitables qu'innocents, auxquels il est à regretter que la mode ait donné naissance plutôt que la raison, puisqu'ils sont soumis aux chances communes à tous les objets sur lesquels ce goût passager du moment étend son empire, est malheureusement d'une bien courte durée. A peine ont-elles atteint la septième ou huitième année, qu'elles sont condamnées au repos le plus absolu, selon la fortune de leurs parents; les unes dans les pensionnats, les autres dans les ateliers, les magasins, les boutiques, où elles n'ont souvent d'autre mouvement que ceux des doigts, et où elles sont exposées à toutes les causes de maladies communes aux individus qui exercent certaines professions. Je ne dirai rien de ces dernières; la plupart d'entre elles subissent les lois rigoureuses de la nécessité : aucun conseil, quelque sage qu'il fût, ne saurait les en affranchir. Mais pour celles qui sont appelées à jouir des faveurs de la fortune, il est de la plus haute importance pour elles qu'on soit convaincu que la culture de leur esprit n'est pas le seul soin que leur position réclame, et que les exercices corporels, méthodiquement combinés, doivent entrer, comme partie essentielle, dans le plan de leur éducation. Ils offriront, comme nous le verrons bientôt, le véritable moyen de favoriser la régularité de leur développement; et, en formant un contre-poids certain aux efforts et à l'activité de l'organe de l'intelligence, ils préviendront en elles cette foule de maladies nerveuses, pitoyable apanage des trois quarts des femmes, et qui livrent à un grand nombre d'entre elles de si terribles assauts.

Il y a vingt jeunes filles atteintes de courbures de l'épine dorsale, contre un garçon; il y a vingt déviations de la colonne vertébrale à droite, contre une ayant sa convexité à gauche. Un enseignement résulte de cette double observation : dans le premier cas, la vie sédentaire et le défaut d'exercice prédisposent les filles au rachitisme, et dans le second, l'usage habituel du bras droit et des muscles qui s'attachent à ce côté du tronc, accroît leur vitalité et les fait prédominer sur ceux du côté gauche.

Dans son *Hygiène de la femme* et dans son *Précis physiologique sur les courbures de la colonne vertébrale*, le docteur Lachaise dit : « Si la gymnastique, qui, dans le plus grand nombre des cas, doit former la base du traitement de cette difformité, quand elle commence surtout, n'a pas toujours produit l'effet avantageux qu'on est en droit d'en attendre, c'est qu'on ne l'a réellement jusqu'ici présentée que d'une manière tout à fait vague, et qu'on n'a point encore déterminé le genre particulier d'exercices qui convient à chaque déviation. » C'est en tenant compte de toutes les circonstances dynamiques qui ont déterminé ou favorisé la difformité que doit être fait le choix des exercices propres à la combattre; mais cette gymnastique d'élection, il faut en convenir, n'est pas toujours facile à déterminer.

L'expérience, cette conseillère tant vantée, qui n'est d'ailleurs que la logique des faits, atteste qu'un exercice bien régulier, bien entendu, bien dirigé des muscles locomoteurs, est aussi utile pour prévenir les difformités que pour aider la guérison. Convenablement modifiée et adaptée à l'éducation physique des jeunes filles, la gymnastique aide au développement de leurs corps, et devient comme un accessoire nécessaire, un complément indispensable à cette éducation, puisque par elle on peut, au moyen de jeux et de mouvements réguliers, développer également les muscles opposés et tendre ainsi à l'équilibre parfait du corps. Conformes aux lois de la dynamique, aux règles de la physiologie et de l'hygiène, ces exercices, uniquement composés de mouvements naturels, sont propres à augmenter la force de chaque organe en particulier, et à donner à toute l'organisation des femmes le degré d'énergie nécessaire à l'accomplissement des nobles et importantes fonctions que la nature leur a imposées.

On reconnaît aujourd'hui plus que jamais l'utilité de la gymnastique. Il n'est pas une pension qui ne soit munie d'appareils; mais ce qui manque, en général, c'est une bonne direction de l'emploi de ces moyens, une direction expérimentée; en un mot, appropriée à chaque constitution, à chaque difformité. Comment s'étonner de ce nouveau besoin pour la génération actuelle, si l'on réfléchit aux exigences de l'éducation, qui développe les facultés intellectuelles dans l'âge le plus tendre, avant que les jeux actifs de l'enfance aient pu, de leur côté, développer les forces physiques ?

La nature calme et paisible des jeunes filles les
éloigne presque toujours des jeux et des mouvements
fortifiants; et il est prouvé que les tempéraments les
moins disposés à ces exercices corporels sont ceux qui
s'en trouveraient le mieux. Ainsi, par exemple, les
garçons aiment et recherchent généralement les exercices gymnastiques, tels que la lutte, la course, les
sauts. Ils pourraient cependant, par leur nature plus
robuste et souvent moins lymphatique, se passer des
effets régénérateurs de la gymnastique.

Il est encore, chez les jeunes filles, une malheureuse habitude, contre laquelle les différents moyens
que la gymnastique prête à la médecine peuvent
seuls offrir des armes puissantes. Cette funeste habitude est celle dont l'illustre Tissot a cherché à faire
ressortir les plus déplorables effets : c'est l'onanisme
enfin, qui compte des victimes à toutes les époques de
la vie des enfants, et qui trouble le développement des
forces physiques aussi bien que celui des facultés
morales de la plupart de ceux qu'elle n'entraîne pas
au tombeau. « Le penchant aux jouissances solitaires
est peut-être, je l'avoue, dit Lachaise, plus commun
chez les jeunes garçons que chez les jeunes filles ;
mais il porte, à ces dernières, des coups plus funestes,
parce que les mères, en général trop confiantes et trop
crédules, se reposent sur les effets probables d'une
éducation toute morale et religieuse dans laquelle elles
les élèvent, ou s'imaginent trop volontiers que l'innocence de leurs filles doit les mettre à l'abri d'un tel
fléau; et, dans tous les cas, ne reconnaissent le mal

que lorsqu'il a fait d'immenses progrès, et qu'on leur en a manifestement découvert la source. »

Il est généralement facile de reconnaître les enfants qui se livrent à la masturbation. Ils offrent très-rarement un développement proportionné à leur âge : tantôt ils sont chétifs et très-petits ; d'autres fois, mais moins souvent, ils ont une stature élancée, et dans tous les cas, ils sont maigres et blêmes ; au lieu d'avoir la gaieté, l'enjouement et la vivacité naturels à l'enfance, ils sont tristes, rêveurs, craintifs, et recherchent avec soin la solitude. Leurs paupières sont bleuâtres, leurs pupilles habituellement dilatées et leurs lèvres livides. Leurs facultés intellectuelles, qui d'abord avaient donné les plus brillantes espérances, s'obscurcissent tout à coup ; et cette transition brusque est telle qu'elle est remarquée de la plupart des personnes qui les environnent. Il est très-fréquent aussi que leurs fonctions digestives offrent des traces manifestes d'une vive lésion, et que les secousses continuelles qu'éprouvent le système nerveux et l'organe du sentiment les exposent à de fréquentes convulsions. L'expérience ne permet pas même de douter que l'épilepsie et l'idiotisme soient au nombre des suites affligeantes de la masturbation.

Un symptôme très-fréquent chez les femmes, c'est l'indifférence que cette infamie laisse pour les plaisirs légitimes de l'hymen, lors même que les désirs et les forces ne sont pas éteints ; indifférence qui non-seulement fait bien des célibataires, mais qui souvent poursuit jusqu'au lit nuptial. Des femmes ont avoué

que cette manœuvre infâme avait pris tant d'empire
sur leurs sens qu'elles détestaient les moyens légitimes d'amortir l'aiguillon de la chair. « Chez les
Francs, nos aïeux, dit un auteur que nous aimons à
citer, le comble de l'éducation était d'empêcher la
trop libre communication des sexes, et il n'y a pas
même plus de deux siècles qu'on pensait avoir atteint le sublime de l'institution quand on remettait
entre les bras d'un époux paré des grâces et des forces
de l'adolescence une fille jeune, belle, et surtout
vierge encore. Nous avons un peu raffiné sur ces mœurs
devenues trop gauloises, et je n'oserais décider si, dans
les hymens d'aujourd'hui, cette dernière condition est
la plus exigée ou la plus exigible; mais les mœurs en
sont à ce point de corruption que ce n'est plus de la
part des hommes que les jeunes filles ont le plus de
dangers à courir.

« Eh! qui se méfierait pourtant des doux embrassements d'une sœur, des caresses d'une amie?... Fuis,
jeune vierge, un souffle empoisonné; égarée par une
erreur de la nature, une fatale ressemblance, une ardente imagination, Zulmis, en te prodiguant ces bai-
sers, crut embrasser un amant.... c'est Sapho pensant
étreindre Phaon dans chaque objet qu'elle rencontre....
Prends-y garde, ce délire nouveau mène plus loin qu'on
ne pense, et ne se termine qu'au rocher de Leucade.
Mais non; elle n'a pas même cette criminelle excuse....
Homme, elle t'aimerait moins, et convaincue de ton
sexe, elle t'adore davantage.... Ah! n'abandonne point
à la recherche de ces mains outrageantes ces charmes

innocents, ces pudiques contours; sais repousser une coupable tentative, réserve à de plus doux combats cette molle résistance. Il n'est plus temps, entraînée par la confiance d'un même sexe, le trouble des sens, l'inexpérience du premier âge, la curiosité, il ne lui reste plus rien de nouveau à sacrifier à un époux : fraîcheur, innocence, elle a tout perdu, et la fleur est fanée plutôt que cueillie ; enfin, dupe d'un goût affreux mais qu'ensuite elle partage, elle va chercher à son tour des victimes parmi ses novices compagnes.

« Bientôt, à sa dangereuse école, elles vont préluder par des jeux solitaires à ces ridicules combats : en vain la nature réclame contre ces plaisirs précoces et les punit, par une existence douloureuse, de l'infraction à la première de ses lois ; rien ne les ramène au sentier dont elles ont dévié ; et, loin de recevoir l'encens du dieu d'amour sur l'autel consacré à ses sacrifices, elles perpétueront ces erreurs avec l'âge. Jeunes filles, elles se sont livrées à ces plaisirs qui n'admettent point de complices, ou les ont cherchés parmi elles ; femmes, elles sacrifieront au culte d'Antinoüs, et, cherchant à concilier, dans de stériles jouissances, les profits du vice et les honneurs de la vertu, elles choisiront des amants imberbes, et pourront tout chanter, hors la gloire de leur postérité. Dirai-je que le charlatanisme, appliquant à propager la mort l'art inventé pour conserver la vie, a offert à des femmes des leçons ou des moyens d'infécondité? Tantôt, on a vu de ces vils suppôts interroger avec un fer meurtrier le berceau de la nature, où sommeillait l'innocence ; tantôt un breuvage assassin enveloppait dans une éternelle nuit l'être qui n'avait jamais connu le jour, et dont l'unique crime était d'être né de sa mère.... Malheureuse ! tu n'as pas même le plus léger prétexte à ton crime.... ce n'est pas pour cacher, à un époux trompé, la preuve de ton infidélité, et garder l'estime publique, en vivant comme Messaline, non, madame ne veut que s'affranchir des embarras de la maternité.... Mais il n'aura pas été violé en vain, ce sanctuaire où la nature élabore en silence le mystère de la fécondation.... Tôt ou tard ces crimes sont bien payés, et chez l'être même, dans le cœur duquel la morale n'a plus d'accès, la douleur, au défaut du remords, vient faire entendre son éloquente plainte. Le crime fut obscur, la vengeance est publique, et le lieu que choisit la nature pour l'exercer atteste sa justice déshonorante. C'est Ixion, dont un vautour, sans cesse acharné, dévore le cœur sans cesse renaissant.

« Il y a plus, grâce à l'excès du luxe qui ne permet plus de nourrir une famille nombreuse, d'honorables matrones, des femmes estimées, estimables sous tous les autres rapports, des épouses fidèles craignant une honorable fécondité, et pour enrichir le fils privilégié de leur tendresse se refusent aux lois de la nature, et ne savent qu'irriter leurs désirs sans en permettre le résultat. Femme imprudente, tu ignores que la terre déchirée par le rateau, ouverte par le soc aiguisé, se dessécherait si la rosée fécondante ne venait rafraîchir son sein. Tu agaces tes nerfs sans les apaiser, tu excories et ne lubrifies pas les issues ténébreuses du temple de la volupté; et punie à la fois par ta propre maladie, et la perte de ton fils unique, tu pleureras un jour ta honteuse stérilité...., tu pleureras, et rien ne te consolera.... *Et noluit consolari quia non sunt,* (BIBL. SAC.; *Rachel.*) » « Les femmes qui ont le malheur de se livrer aux dégoûtants plaisirs solitaires, dit Tissot, sont plus particulièrement exposées à des accès d'hystérie ou de vapeurs affreux, à des jaunisses incurables, à des crampes cruelles de l'estomac et du dos, à de vives douleurs du nez, à des pertes blanches, dont l'âcreté est une source continuelle de douleurs les plus cuisantes; à des chutes, à des ulcérations de matrice, et à toutes les infirmités que ces deux maux entraînent; à des prolongements et à des dartres du clitoris, à des fureurs utérines qui, leur enlevant à la fois la pudeur et la raison, les mettent au niveau des brutes les plus lascives, jusqu'à ce qu'une mort désespérée les arrache aux douleurs et à l'infamie. Le visage, ce miroir fidèle de l'état de l'âme et du corps, est le premier à nous faire apercevoir des dérangements intérieurs. L'embonpoint et le coloris, dont la réunion forme cet air de jeunesse, qui seul peut tenir lieu de beauté, et sans lequel la beauté ne produit plus d'autre impression que celle d'une admiration froide : l'embonpoint, dis-je, et le coloris disparaissent les premiers. La maigreur, le plombé du teint, la rudesse de la peau leur succèdent immédiatement; les yeux perdent leur éclat, se ternissent, et peignent, par leur langueur, celle de toute la machine; les lèvres perdent leur vermillon, les dents leur blancheur, et, enfin, il n'est pas rare que

la figure reçoive un échec considérable par la déformation de toute la taille. » Ajoutons encore que les
émotions factices qui résultent des lectures licencieuses, surtout des romans passionnés de l'école moderne, la fréquentation des théâtres, et tant d'autres
circonstances propres à faire naître des sensations conformes à l'état moral, qui, à la puberté, est déjà trop
exalté ; tous ces agents puissants d'excitation, et le plus
souvent encore les liaisons trop intimes, formées dans
les pensions, déchirent le voile de la pudeur et font
perdre cette séduisante innocence, qui est la plus belle
parure d'une jeune fille. Douée d'une organisation
éminemment impressionnable, elle contracte en peu
de temps de fâcheuses habitudes, et tourmentée sans
relâche par une mélancolie amoureuse, elle devient
triste, rêveuse, maussade et languissante. Semblable à
une plante délicate que dessèchent les feux d'un soleil
trop ardent, elle se flétrit et meurt sous l'influence in-
cendiaire d'un souffle empoisonné ! Les désirs de bonheur et d'amour qui sont si doux et si beaux dans leur
naïve candeur, se changent chez elle en une flamme
dévorante, et bientôt l'onanisme, ce mal exécrable et
destructeur, flétrit ses traits, altère sa santé, et la conduit presque toujours à une mort prématurée !

Comme une fleur desséchée
Tombe, la tête penchée,
Feuille à feuille, sur le sol ;
Ainsi meurt la pauvre fille.
En elle plus rien ne brille,
Que les perles de son col.
                    BERTHAUD.

Il arrive souvent que, malgré toutes les préoccupations et les soins qu'apporte une mère tendre et prudente, l'imagination des jeunes filles s'exalte au point de faire taire la voix de la raison et de la pudeur. Dans cette lutte inégale où la nature l'emporte souvent sur les institutions sociales, on doit recourir à l'emploi des moyens qui peuvent, par une puissante diversion, contre-balancer et détruire l'exaltation érotique.

On regarde, avec raison, l'exercice sagement appliqué comme un des moyens les plus propres à détruire cette vicieuse habitude, et à remédier à ses suites quand elle n'a pas encore frappé d'une altération profonde quelques-uns des principaux organes de l'économie. L'expérience, ce guide fidèle dans la recherche de la vérité, a montré le peu de succès que, dans de pareilles circonstances, on retirerait des leçons ou des remontrances morales auxquelles souvent les enfants ne comprennent rien, des peintures hideuses de l'onanisme auxquelles ils n'ajoutent aucune foi, des châtiments enfin, et de la plupart des autres moyens de répression ; il arrive souvent même que ces mesures conduisent à un résultat opposé à celui qu'on espérait obtenir, en piquant la curiosité, et en portant leur attention sur des objets qu'il ne leur importe encore point de connaître. Le moyen le plus sûr, ou le seul véritablement efficace, est de les forcer, par de puissantes diversions, à renoncer eux-mêmes à leurs funestes manœuvres, en en perdant le souvenir.

L'observation suivante est tout à fait propre à confirmer ce que je viens d'avancer, et peut même servir d'exemple pour la conduite à tenir dans de semblables cas.

« Madame B...., dit Lachaise, me demanda des conseils pour sa fille, âgée de sept ans. Cette enfant qui, jusqu'à l'âge de cinq ans, avait offert tous les traits d'un tempérament lymphatique porté à l'extrême, et le caractère apathique qui coïncide ordinairement avec cette disposition physique, était tombée depuis deux ans dans un état de maigreur affreuse, et avait acquis une telle susceptibilité nerveuse que les plus légères contrariétés entraînaient chez elle d'horribles convulsions ; elle avait, en outre, une déviation assez prononcée de la colonne vertébrale, et, par suite, une déformation de l'épaule droite. Je pensai ensuite que la masturbation pouvait être la principale cause de tout ce désordre ; mais comme madame B...., guidée par une réserve et une pudeur mal entendues, s'était empressée de détruire mes soupçons à cet égard, je prescrivis ce que la position de la jeune malade exigeait pour l'instant, me proposant de rechercher si mon pressentiment était fondé. Quelques jours s'étaient à peine écoulés que l'entretien que j'eus avec le mari de madame B.... détruisit mon incertitude, et me prouva que, la première fois, je ne m'étais nullement trompé. J'insistai alors sur plusieurs moyens que j'avais proposés ; mais particulièrement sur l'exercice auquel j'avais engagé de soumettre le bras gauche de cette petite fille, en l'occupant, pendant plusieurs heures de la journée, à mouvoir circulairement un corps quelconque fixé sur un pivot, tel qu'un moulin à café, ou tout autre

objet semblable. L'amélioration qui, dans l'es..
deux mois, se fit remarquer dans la santé d.. l..
malade, porta son père à augurer si h..........
succès des moyens, d'ailleurs fort si.........
conseillés, qu'étant obligé par ses occ..
..aires de passer la plus grande par..
hors de chez lui, il exigeait ....
.....çât, à son ....ée, la ....
l'avait soumise, ce qu'elle exécutait ....
dans l'espoir de quelques unes ....
auxquelles les enfants attachent ...
remarqua que toutes les fois qu'il ...
exerçât le soir, quelque ....
coucher, elle dormait paisiblement, ...
..les les mesures qu'on avait jusque...
de prendre pour maintenir ses ......
lors, il employa tous les jours le ....
lui procurer une nuit exempte de ces ..
.....euses auxquelles elle se livrait ...
elle en perdit non seulement l'habi....
le souvenir, et recouvra par la suite une ...

...On peut donner à l'hygiène, à la ....
philosophie morale un exemple très diffi.. ....
En appliquant les jeunes personnes aux t.......
et de l'esprit, on les rend plus robust.. ....
on fait une heureuse diversion à des habitude... ....
.. funestes; et peut-être parviendra-t-on à ... ...
faire oublier, car, n'ayant qu'une certaine dose d..
....ités, plus l'homme en donne au travail, plus ....
....u à ses mauvais penchants, ...

De quelle manière doit-on diriger l'éducation morale de la jeune fille?

> Dans nos sociétés modernes, les mères nous
> donnent nos premiers sentiments et nos pre-
> mières idées; c'est la mère qui connaît le ca-
> ractère et le génie de son enfant, applaudit à
> sa vocation, le soutient contre le mécontente-
> ment paternel, le console, le fortifie, et enfin
> le livre à la société. LERMINIER.

Suivons les lois de la nature; elle ne nous livre en
naissant ni aux soins d'un pédagogue ni à la garde
d'un philosophe; c'est à l'amour d'une jeune mère,
c'est à ses caresses qu'elle nous confie : elle appelle
autour de notre berceau les formes les plus gracieuses, les sons les plus harmonieux, car la voix si
douce de la femme s'adoucit encore pour l'enfance;
enfin, tout ce qu'il y a de charmant sur la terre, la
nature, dans sa sollicitude, le prodigue à notre premier âge : pour nous reposer, le sein d'une mère; son
doux regard pour nous guider, et sa tendresse pour
nous instruire !

Le gouverneur par excellence est celui qu'appellent
nos penchants; il faut que l'élève entende le maître;
tout dans leurs rapports doit être convenance, tendresse et proportion : c'est ainsi que la nature coor-
donne la mère à l'enfant. Voyez avec quel soin elle
les rapproche par la beauté, la grâce, la jeunesse, la
légèreté de l'esprit, et surtout par le cœur. Ici la patience répond à la curiosité, et la douceur à la pétu-
lance ; l'ignorance de l'un n'est jamais rebutée par le

pédantisme de l'autre : on dirait que les deux raisons croissent ensemble, tant la supériorité de la mère est assouplie par l'amour ; enfin cet esprit frivole, ce penchant au plaisir, ce goût du merveilleux, qu'on blâme avec si peu de réflexion dans les femmes, est une harmonie de plus entre la mère et l'enfant ; tout les rapproche, leurs consonnances comme leurs contrastes ; et dans le partage que la nature a fait de la douceur, de la patience, de la vigilance, elle nous indique vivement et amoureusement à qui elle prétend confier notre faiblesse.

En général, on ne remarque point assez que les enfants n'entendent que ce qu'ils voient, et ne comprennent que ce qu'ils sentent ; le sentiment chez eux précède toujours l'intelligence : aussi, à qui leur apprend à voir, à qui éveille leur tendresse, appartiennent toutes les influences heureuses. La vertu ne s'enseigne pas seulement, elle s'inspire ; c'est là surtout le talent des femmes ; ce qu'elles désirent, elles nous le font aimer, moyen charmant de nous le faire vouloir.

Que le gouverneur puisse descendre sans effort jusqu'à son élève, qu'il forme un cœur religieux, un honnête homme, un bon citoyen, il a tout fait. Et qu'y a-t-il dans cette mission dont une femme ne soit capable ? Qui, mieux qu'une mère, peut nous apprendre à préférer l'honneur à la fortune, à chérir nos semblables, à secourir les malheureux, à élever notre âme jusqu'à la source du beau et de l'infini ? Un gouverneur vulgaire conseille et moralise ; ce qu'il offre à notre mémoire, une mère le grave au cœur :

elle nous fait aimer ce qu'il peut tout au plus nous faire croire, et c'est par l'amour qu'elle arrive à la vertu.

Cette influence maternelle existe partout, partout elle détermine nos sentiments, nos opinions et nos goûts ; partout elle fait notre destinée. « L'avenir d'un enfant, disait Napoléon, est toujours l'ouvrage de sa mère ; » et le grand homme se plaisait à répéter qu'il devait à la sienne d'être monté si haut. L'histoire est là pour justifier ces paroles ; et sans nous appuyer des exemples si mémorables de Charles IX et de Henri IV, de l'élève de Catherine et de l'élève de Jeanne d'Albret, Louis XIII ne fut-il pas comme sa mère, faible, ingrat et malheureux, toujours révolté et toujours soumis ? Ne reconnaissez-vous pas dans Louis XIV les passions d'une femme espagnole, ces galanteries tout à la fois sensuelles et romanesques, ces terreurs de dévot, cet orgueil de despote qui veut qu'on se prosterne devant le trône comme devant l'autel ? On a dit que la femme qui donna le jour aux deux Corneille avait l'âme grande, l'esprit élevé, les mœurs sévères, qu'elle ressemblait à la mère des Gracques, que c'étaient deux femmes de même étoffe. Au rebours, la mère du jeune Arouet, qui, nous dit l'histoire, était railleuse, spirituelle, coquette et galante, marqua de tous ses traits le génie de son fils ; elle anima ces cent âmes de ce feu violent qui devait à la fois éclairer et consumer, produire tant de chefs d'œuvre et de facéties.

Mais les deux grands poëtes de ce siècle offrent

peut-être l'exemple le plus frappant de cette douce et
fatale influence : à l'un, le destin rigide donne une
mère moqueuse, insensée, pleine de caprices et d'orgueil, dont l'esprit étroit ne s'élargit que dans la vanité et dans la haine. Une mère qui se raille sans pitié
de l'infirmité native de son enfant, qui l'irrite, le
crispe, le froisse, le caresse, puis le méprise et le
maudit. Ces passions corrosives de la femme se gravent
profondément au cœur du jeune homme; la haine et
l'orgueil, la colère et le dédain fermentent en lui, et,
comme la lave brûlante d'un volcan, débordent tout
à coup sur le monde dans les torrents d'une infernale
harmonie.

A l'autre poëte, le destin bienveillant accorde une
mère tendre sans faiblesse, et pieuse sans rigidité,
une de ces femmes rares qui naissent pour servir de
modèle : cette femme, jeune, belle, éclairée, répand
sur son fils toutes les lumières de l'amour; les vertus
qu'elle lui inspire, la prière qu'elle lui apprend, ne
parlent pas seulement à son intelligence, mais, en
tombant dans son âme, elles lui font rendre des sons
sublimes, une harmonie qui remonte jusqu'à Dieu.
Ainsi, environné dès le berceau des exemples de la
plus touchante piété, le gracieux enfant marche dans
les voies du Seigneur sous les ailes de sa mère; son
génie est comme l'encens qui répand ses parfums sur la
terre, mais qui ne brûle que pour le ciel.

La plupart des parents fortunés ont l'habitude de
confier exclusivement à des étrangers le soin d'élever
leurs filles et de les tenir éloignées de la maison pa-

ternelle, non-seulement pendant la plus grande partie de leur enfance, mais même beaucoup au delà de l'époque de la puberté. Que doit-il résulter de cet exil, si ce n'est que ces êtres novices sont tout à coup lancés sur la scène du monde, sans connaître en rien le rôle qu'ils sont appelés à y remplir, et que chacun de leurs pas est entouré d'un écueil, qu'est bien loin de leur faire éviter l'étude ou la connaissance de la plupart des arts frivoles dont on a chargé leur mémoire dans les pensionnats.

Mères prudentes, mères vraiment jalouses du bonheur de vos filles, quelque pénible qu'il me soit d'invoquer de telles autorités, profitez de l'aveu des hommes auxquels une extrême habitude dans l'art de la séduction a fait déléguer le nom, quelquefois bien chèrement payé, d'hommes à bonnes fortunes. Il n'en est point de ceux qui ont conservé quelque franchise qui n'attestent avoir rencontré plus de victimes parmi les jeunes filles qui avaient passé toute leur vie dans les pensionnats que parmi celles qui ont été élevées sous les yeux mêmes de leurs parents, et se sont ainsi de bonne heure exercées à la pratique des vertus domestiques. Les tendres soins que vous prodiguerez à vos enfants, et les veilles que vous donnerez au bonheur de vos époux, seront pour elles des exemples frappants, et parleront bien plus éloquemment à leur cœur que les arides et sèches leçons de tant d'institutrices ou de gouvernantes qu'un goût marqué pour le célibat a rendues étrangères à quelques-uns des devoirs que la société va imposer à vos filles, et à la plus grande partie de la tâche qu'elles auront bientôt à remplir.

Vous seules pourrez leur fournir un guide fidèle et un appui solide dans les essais quelquefois si incertains de leur esprit, et diriger convenablement les premiers élans de leur cœur.

Apprenez-leur de bonne heure à modérer leurs affections, à ne se former que des idées exactes, à ne sentir qu'autant qu'il convient, et surtout à ne vouloir qu'autant qu'il faut. Qu'elles ne fréquentent le monde ni trop tôt ni trop tard, et il en résultera pour elles un heureux mélange d'assurance et de timidité. Au lieu d'exalter sans cesse leur imagination par la lecture des romans ou de toute autre production frivole, qu'on leur forme le jugement par des ouvrages d'une utilité reconnue, et qu'elles soient de bonne heure exercées aux travaux de leur sexe. Alors leurs triomphes dans la société seront moins éclatants; mais ils seront mieux fondés et plus durables. Renfermées dans le sein de leurs familles, elles y exerceront des vertus paisibles, qui feront votre gloire et le bonheur de toutes les personnes qui vivront auprès d'elles, en même temps qu'elles acquerront le courage nécessaire pour supporter avec résignation les maladies et tous les événements imprévus auxquels les exposent nécessairement les chances de la vie sociale. Sans doute, alors, nous n'aurons plus à gémir, comme aujourd'hui, de voir tant de jeunes femmes, destinées à faire l'ornement de leur sexe, substituer aux inspirations de la nature, et aux goûts conformes à leur véritable position sociale, une existence artificielle, fondée tout entière sur le fatras des frivolités de ce monde, et n'offrir, en maintes occasions, que le spectacle ridicule d'une vaniteuse afféterie et de la sensualité personnifiée.

En devenant leur unique conseil et leurs confidentes, vous ne diminuerez en rien le respect qu'elles vous doivent; à moins que vous ne vous plaisiez à confondre les effets de la crainte avec cette affectueuse vénération qui découle de la source même de nos besoins. Soyez pleines d'indulgence pour les fautes qu'elles pourraient commettre; l'erreur est le malheureux apanage de l'enfance : voulez-vous faire naître le repentir? au lieu de ces punitions qui avilissent l'âme, et de ces reproches amers qui l'aigrissent, prenez-les tendrement sur votre sein : faites-leur sentir doucement leurs fautes et la nécessité de faire mieux. Parlez-leur, enfin, avec raison, justice, et jamais avec caprice, passion, ou avec ce despotisme si ridicule dans une femme. Une faiblesse exagérée aurait aussi ses inconvénients.

Vos conseils affectueux, et toutes vos observations seront écoutés avec attention et avec fruit, par cela même qu'ils seront dépouillés de ce caractère d'austère *gravité*, dont une bouche étrangère ne manque jamais de les revêtir. L'expérience, cette conseillère tant vantée, vous aura d'ailleurs démontré certaines vérités et laissé entrevoir certains dangers que vous seules pourrez exposer à leurs yeux sans trop blesser leur délicatesse, et sans alarmer leur pudeur.

La bouche d'une mère épure et embellit tout ce qu'elle prononce, et toute leçon devient chaste en passant par ses lèvres. « Mes conseils, disait un jour une institutrice à une mère, en passant par votre bouche, prendront un caractère d'une affectueuse gravité, une teinte d'intérêt solennel, si j'ose ainsi dire, qui les feront plus sûrement arriver à l'oreille et au cœur de celles à qui je les destine. Il est, en outre, certaines vérités qui doivent jaillir de cette discussion, que je dois leur exposer dans leur austère nudité, mais qui ont besoin peut-être d'une bouche intermédiaire pour convenir à de jeunes personnes dont la délicatesse est facile à s'alarmer, et l'innocence dangereuse à instruire. La voix d'une mère épure tout ce qu'elle dit, et toute leçon devient imposante et chaste en passant par ses lèvres. » « C'est surtout dans une mère, pénétrée de tendresse et d'anxiété, dit madame la marquise de Lambert, qui initie sa fille dans la vie, et la guide pas à pas, qu'on trouve une connaissance profonde de ce qui convient à une jeune âme, pour la former à la vertu et au bonheur. Ici la mère a, à la fois des hardiesses et des retenues que les moralistes de profession n'auraient point. Vivant dans l'atmosphère de la plante délicate qu'elle élève, elle sait le degré de lumière et d'ombre qui convient à son développement. L'organisation de l'enfant lui fait deviner l'adolescence, elle prévoit l'heure des passions, et cherche dans son souvenir et son expérience de doux et purs correctifs à leur entraînement ; elle s'aide de ce qu'elle a souffert pour détourner la souffrance de la vie de son enfant ; elle va jusqu'à l'aveu de ses propres défauts, pour en tirer une leçon utile au bonheur de l'être aimé qui est une partie d'elle-même. »

Dans son *Essai sur l'éducation des femmes*, une femme d'esprit dit : « L'enfance, si nous ne l'attristons point, la jeunesse, si nous la laissons faire, sont des temps de jouissance et de bonheur. Il est facile, sans les déposséder de leur apanage naturel, de les munir de quelques idées sérieuses qui prépareront le repos et la dignité des derniers temps. Que la jeune fille apprenne ou qu'elle aperçoive le plus tôt possible la faiblesse de l'enfance, les droits de la jeunesse; mais en même temps à quelle condition et dans quel but ces droits lui sont donnés. Qu'elle porte ses regards sur la suite de sa vie, sur cet avenir moins brillant qui, se décolorant peu à peu, doit la conduire, par la vieillesse, à cette fin de tous, cette mort, cette fin inévitable, qui aura sa grandeur, si elle conserve son espérance : voilà toute la vie humaine qu'il faut apprendre sans cesse et de bonne heure à fondre avec la vie sociale. »

Mais, pour obtenir qu'une pensée sérieuse puisse trouver place au milieu des émotions des premiers jours de la vie, il est essentiel qu'une mère indulgente et sincère, se rappelant ce qu'autrefois elle a senti et éprouvé, laisse un libre cours aux impressions naturelles à cet âge, quand même elles exciteraient un mouvement de vanité et d'enthousiasme.

Les charmes et les succès attachés à la jeunesse étant trop réels pour n'être pas reconnus par celle qui en

jouit, celle qui voudra conseiller d'en jouir avec fruit
ne doit pas feindre de les reconnaître. La mère éclairée
représente, à l'égard de sa fille, l'une de ces divinités
surveillantes que les anciens plaçaient auprès des mor-
tels. C'est la sagesse, c'est la prudence sous des traits
plus doux et plus chers que ceux de Mentor. Elle doit
seconder la conscience sans la remplacer; elle doit
condescendre à la jeunesse pour en être écoutée; elle
doit comprendre son naïf orgueil, son doux entraînement; c'est en sympathisant avec elle qu'on peut
prétendre à la conduire. Quels moyens d'influence et
de persuasion n'aura pas une mère qui, s'armant
ainsi de la seule vérité, convenant des avantages et
des droits du bel âge, enseignera en même temps à sa
fille sa liberté et ses devoirs? car c'est une harmonie
de notre être qu'aussitôt qu'il se développe en nous
une force de plus, la morale nous dicte un devoir
nouveau; le pouvoir oblige et la jeunesse est puissante.

Telles sont les principales règles de l'éducation véritablement conformes à la nature, à l'organisation et
à la position sociale des femmes. Tel est l'exposé précis, quoique succinct, des moyens les plus favorables
pour développer la complexion des jeunes filles; pour
les rendre saines, fortes et capables de soutenir les
secousses de la puberté, les travaux de la grossesse,
les peines et les soins de la maternité, sans sortir des
conventions sociales généralement adoptées parmi les
nations policées.

Je ne saurais terminer ce chapitre, sans blâmer,

avec le docteur Lachaise, l'habitude vicieuse ou le préjugé ridicule qui porte toutes les personnes chargées
de diriger les jeunes filles, à dérober à leurs yeux et à
leur esprit tout ce qui pourrait les éclairer sur les
suites de la position où les placent les prérogatives
de la nubilité, et sur les moyens de diriger convenablement les tendres émotions dont leur cœur est
dès lors si avide. Élevées par leurs mères, ou par des
femmes plus ou moins soumises à l'influence de
l'amour, ou de ses souvenirs, les jeunes personnes
n'apprennent jamais, en effet, ce qu'il leur importerait tant de savoir sur une passion qui les attend, et
à laquelle rien ne saurait les soustraire, puisqu'elle
remplit l'existence tout entière de leur sexe. Quoi!
on craint de leur parler de l'amour! mais n'est-ce pas
l'amour qui doit leur procurer un état, un nom, les
rendre épouses, mères, faire, en un mot, le délice
ou le tourment de leur vie? Sans doute, aussitôt que
leur cœur a parlé, l'instinct, un besoin irrésistible les
porte, en dépit des surveillants ou de tout obstacle,
à s'instruire sur tout ce qui concerne l'amour; et
c'est précisément de cette instruction furtive qu'elles
retirent des notions fausses, insidieuses, et qu'elles
se forment une manière de voir et de juger l'amour
qui leur prépare des maux inévitables. Étrange système d'éducation qui, en revêtant les choses d'un aspect différent de la réalité, donne aux femmes une
fausse idée du mariage et du véritable sens des obligations qu'il entraîne pour elles, et les rend victimes des
plus cruelles déceptions!

Ne serait-il donc pas prudent, lorsque le cœur d'une jeune fille est parfaitement revenu du trouble qu'occasionne la puberté, et que tous les actes de sa nouvelle organisation se sont régularisés, qu'on lui expliquât la valeur réelle des rapports sexuels auxquels la nature et la société la destinent, et qu'on lui représentât l'amour, non sous cet aspect extraordinaire que lui donnent son imagination exaltée, la lecture des romans et les serments d'un amant passionné, mais sous les véritables formes qu'il prend dans le mariage; alors, bien avertie que les choses, comme dit Fontenelle, ne passent pas de l'imagination à la réalité sans qu'il y ait de la perte, elle se tiendra continuellement en garde contre les ruses que l'amour emploie, et les formes variées dont il peut se revêtir pour arriver à son but. Ne s'abusant plus sur l'espoir de trouver la perfection dans notre sexe, elle pressentira toutes les modifications que l'habitude de la possession doit nécessairement apporter dans la force des désirs; et, se résignant à être aimée un jour avec le calme et la modération d'un tendre attachement amical, elle conservera la faculté de faire un choix honorable et de retenir, en quelque sorte, les mouvements de son cœur jusqu'à ce qu'ils soient d'accord avec les convenances desquelles dépend le bonheur de toute la vie.

Des moyens de régulariser et de rendre salutaire le développement
des différents phénomènes de la puberté.

Ce n'est qu'en ouvrant le cercle d'une nouvelle existence, et lorsque la puberté donne à tous les charmes le développement et la perfection dont ils sont susceptibles, que les femmes deviennent ainsi, pour le médecin, l'objet d'une sollicitude toute particulière. C'est à cette époque de jeunesse et de beauté que d'abord nous devons les considérer; nous les verrons ensuite, et toujours avec l'intention de contribuer à leur santé et à leur bonheur, dans l'exercice des facultés sexuelles, ou dans celui des fonctions qui reçoivent une influence trop marquée de ces facultés, pour ne pas exiger un régime particulier et une manière de vivre appropriée à ces différences d'organisation.

Les fonctions qui constituent essentiellement la nature du sexe sont bien souvent pénibles, laborieuses; et c'est principalement dans leur exercice que les femmes ont besoin que des conseils salutaires les soutiennent, les protégent et les fassent échapper aux périls nombreux dont leur santé, leurs charmes et même leur existence sont alors menacés.

Le développement de ces fonctions nous présente d'ailleurs, dans ces différents degrés, des périodes et des époques plus ou moins graves que nous appelons *critiques*, et auxquelles nous rapporterons les principes de régime et de traitement dont se compose essentiellement l'hygiène spéciale des femmes.

Trois époques remarquables dans leur vie réclament des soins assidus et des précautions particulières, par les tourments et les dangers dont elles sont accompagnées. Il est rare, dans notre état social, que ces périodes ou époques s'écoulent sans orages, et la santé de la vie entière des femmes est souvent attachée à la manière dont se passent ces diverses époques.

Les femmes sont tributaires de la menstruation pendant les plus belles années de leur vie, c'est-à-dire depuis l'âge de quatorze ans environ jusqu'à celui de quarante-cinq à cinquante ans. Pendant cette longue période de temps, leur santé est si étroitement liée à l'accomplissement de cette importante fonction qu'elle est en quelque sorte l'image de sa régularité ou de ses écarts; qu'elle se fortifie ou qu'elle chancelle selon que la menstruation s'accomplit ou languit.

La moindre erreur dans le régime peut avoir les suites les plus funestes, et plus d'une femme a payé de sa santé, et même de sa vie, une imprudence à ses yeux bien légère.

Ces époques critiques, que certains auteurs comparent aux trois saisons de l'année, et d'autres au commencement, au milieu et à la fin de la journée, sont la première menstruation et le mariage, la gestation et la parturition, et enfin la cessation des menstrues. Dans les autres moments de la vie, la santé des femmes n'exige guère de règles particulières de conduite; cependant, plus faibles et plus susceptibles d'impressions que les hommes, les lois de l'hygiène sont plus impérieuses pour elles que pour nous. On sait, en

effet qu'elles supportent moins impunément les excès
d'intempérance; que les températures extrêmes et
leurs diverses vicissitudes dérangent plus facilement
leur santé; qu'elles ne s'abandonnent pas sans danger
à la fougue de leurs passions; que leur exquise sensibilité est la source inépuisable des maux les plus multipliés et les plus cruels.

Aussitôt que la jeune fille touche à sa douzième ou
treizième année, et qu'annonçant, par le développement de l'ensemble de ses facultés physiques, qu'elle
approche du terme de son entier accroissement, elle
laisse entrevoir ce trouble moral et cette vague inquiétude que nous avons désignés comme les signes
précurseurs de la puberté; elle réclame, de la part des
personnes chargées de veiller à son bonheur, une attention nouvelle et des soins dirigés vers un but différent de celui auquel tendait sa constitution antérieure. Enfant, elle n'existait que pour elle-même,
n'appartenait qu'au présent; devenue pubère, elle
appartient à l'espèce entière, et la nature, lui accor-
dant de nouvelles faveurs, ne se borne plus à lui fournir et à consolider en elle les moyens de se conserver,
mais elle lui accorde une moitié des moyens par lesquels son espèce doit se reproduire et se perpétuer,
pour aller se plonger dans l'immensité des siècles et
se perdre enfin dans l'éternité des temps.

Jusqu'alors les propriétés de la vie tendaient à se
porter avec une égale énergie sur tous les organes, et
tous les soins devaient se borner à favoriser le développement simultané et harmonique de leurs fonc-

tions. Maintenant cette juste répartition cesse d'avoir lieu, et tous les mouvements vitaux, au lieu de continuer à s'effectuer en irradiations excentriques, refluent, pour ainsi dire, vers l'intérieur, et tendent à se concentrer sur les organes dont les fonctions se développent au moment de la puberté.

Cette disposition est, de son essence même, dans les vues de la nature ; mais comme, d'une part, l'apprêt que nous mettons pendant l'enfance à voiler tout ce qui se rattache à ses effets ne peut qu'accroître leur force au moment de leur manifestation, et que, d'un autre côté, nous avons soumis l'emploi des fonctions qui en émanent à des conditions arbitraires et conventionnelles, il s'ensuit que la généralité des soins que réclame la jeune fille entrant dans la puberté doit tendre à modérer l'énergie du système nerveux et intellectuel, et à régulariser le développement des fonctions qui s'exécutent sous son influence ou coïncidant avec elle.

De semblables raisons démontrent assez clairement que l'instant de l'apparition des signes précurseurs de la puberté devrait être, sans presque aucune exception, le terme irrévocable de l'espèce d'exil auquel on peut reprocher à la plupart des parents fortunés de condamner leurs filles pendant toute la seconde moitié de l'enfance. L'éducation qu'elles reçoivent dans les grandes pensions, en supposant même qu'elle soit sans inconvénient pendant l'enfance, a des dangers incontestables pendant l'époque qui nous occupe. Les personnes qui dirigent ces pensions, quelque zélées et dignes de confiance qu'elles soient, ne peuvent surveiller particulièrement chaque jeune personne confiée à leurs soins. Une intimité dangereuse s'établit entre quelques-unes du même âge ; elles se font mutuellement la confidence de leurs plus secrètes pensées. La curiosité et le désir les pressant, elles mettent à profit l'immobilité physique à laquelle elles sont tenues pendant la plus grande partie de la journée, pour tourner en réalités les conjectures qu'elles forment sur les suites de leur nouvelle position. Quelques amies, officieuses et discrètes, rendues à la liberté, c'est-à-dire rentrées sous la tutelle maternelle, reviennent visiter celles qui sont restées à la pension ; leur premier soin est de faire part de toutes les découvertes qu'on a pu faire sur les objets dont on a si souvent parlé : le zèle va même souvent jusqu'à communiquer quelques livres dont les pages brûlantes sont analysées avec d'autant plus de soin et d'ardeur que les institutrices ont eu la précaution de les proscrire, et par cela même l'imprudence de les indiquer.

Enfin, il arrive quelquefois encore que celles que la nature a douées d'une organisation excitable n'écoutent que faiblement la voix de la pudeur ; des liaisons trop étroites et trop intimes se forment, et des habitudes funestes se contractent en peu de temps. Elles n'accordent plus qu'une faible attention aux différents objets de leurs études, si ce n'est à la musique, dont les accents et les paroles expriment souvent la position de leur âme. Maussades, distraites et languissantes, elles deviennent l'objet des reproches continuels de la part des institutrices, qui, pressentant quelquefois la cause de tout ce trouble, les surveillent davantage, mais se bornent à quelques légères exhortations; par quel moyen efficace pourraient-elles ramener celles de leurs jeunes pensionnaires qui ont cédé à ces funestes penchants? Elles savent bien que l'exercice et les distractions peuvent seuls être salutaires ; mais ira-t-on, pour quelques-unes, intervertir l'ordre immuable des occupations journalières, ou bien les forcer à se distraire et à danser seules, dans un jardin, tandis que leurs compagnes se livreront à l'étude? Non, il est plus simple d'avertir les parents, de ne laisser entrevoir que vaguement la vérité, pour éviter les reproches, et de prétexter quelques motifs assez graves pour leur persuader qu'il est convenable de les retirer de la pension. Les parents cèdent ; mais le principe de la santé de leurs filles est quelquefois altéré jusque dans sa source.

Mais je sais qu'une foule de réclamations peuvent s'élever contre la prévention défavorable que je manifeste, et que je tends à susciter contre les pensions. La vérité trouve toujours des détracteurs, quand elle blesse quelques intérêts personnels. Mais, tout en reconnaissant qu'il existe un grand nombre d'établissements en ce genre tout à fait dignes de confiance, et dans lesquels les jeunes filles reçoivent des soins conformes à ceux qu'elles pourraient attendre des mains mêmes de leurs mères, je n'en persiste pas moins à croire que trois ou quatre femmes ne pourront jamais exercer, sur une centaine de jeunes personnes, toute l'attention et la surveillance que chacune d'elles réclame en particulier. Que les jeunes femmes devenues mères de famille fassent un appel consciencieux à leurs souvenirs ; et si elles trouvent que j'ai peint sous des couleurs un peu sombres les inconvénients d'un séjour trop prolongé dans les pensions, elles avoueront, j'en suis sûr, que tous les dangers que je viens de signaler ont quelque chose de plus qu'une simple vraisemblance. Mais serait-il vrai que plusieurs mères trouvent dans l'amour-propre ou la crainte de la rivalité des raisons suffisantes pour tenir leurs filles éloignées du toit paternel, et que quelques jeunes filles vivent dans un exil continuel, seulement parce qu'elles sont nées dix ans trop tôt, et que, ne pouvant arrêter le cours de la nature et la marche du temps, elles sont malheureusement sur le point d'être femmes avant que leurs mères veuillent cesser d'avoir des prétentions à passer pour des filles ?

Cependant, si l'époque de la puberté est le moment où il est nécessaire de retirer une jeune fille de pension, il n'est pas précisément celui où il convient de la lancer dans le monde. Des rapports trop directs avec les personnes de l'autre sexe ne doivent qu'avoir des suites dangereuses pour une imagination ardente de désirs, mais sans détours, sans expérience, et par cela même trop disposée à se laisser entraîner par le penchant dominant. La fréquentation des spectacles doit aussi être soigneusement évitée, comme ne pouvant que procurer des sensations trop conformes aux goûts du moment ; je veux surtout parler des parties de l'art

dramatique dans lesquelles la musique est le principal
objet, car il me semble qu'on pourrait placer dans une
exception favorable la comédie de mœurs ou de caractère, à laquelle la partie saine des littérateurs de
notre époque attache avec raison la plus grande importance.

Je ne pense pas qu'il soit nécessaire d'insister sur le
besoin de soustraire aux jeunes pubères, non-seulement toutes les peintures lascives, mais même la plupart de celles qui ne sont qu'une trop entière ou trop
parfaite imitation de la nature; tout le monde prévoit
aisément les effets de toute imprudence qu'on pourrait commettre à cet égard.

En établissant les règles sur lesquelles devrait être
basé le plan général de l'éducation véritablement conforme à l'organisation de la femme, j'ai désigné la lecture des romans comme un moyen tout à fait propre
à fausser le jugement des jeunes filles, et à les écarter
des devoirs que la nature et la société imposent à leur
sexe. Mais si, dans la vie de la femme, il est un moment où ce genre de lecture peut être regardé comme
une vraie cause prédisposante de maladies, c'est surtout celui où toutes les facultés se trouvent dominées
par le besoin d'éprouver le sentiment dont la plupart
de ces ouvrages ne sont qu'une peinture ridicule ou
une bizarre exagération.

De ce que je viens de dire touchant les dangers de
quelques romans, il ne faudrait pas cependant conclure qu'il ne faut permettre aux jeunes filles pubères
aucune espèce d'application intellectuelle. Ce n'est pas

l'exercice du cerveau, par lui-même, qui peut devenir dangereux à cette époque ; mais seulement son excitation dans le sens d'une de ses facultés qui est sur le
point d'acquérir une énergie que des irritants modérés peuvent quelquefois porter jusqu'à l'état de maladie. Ainsi, la jeune pubère pourra être exercée avec
avantage à l'étude de l'histoire et de la géographie,
du dessin, et à cette partie si importante de notre littérature qui a été consacrée à la saine morale et à
l'observation analytique de nos mœurs. Par morale, je
ne veux pas dire l'application exagérée aux lois quelquefois bien sévères d'une austère religion ; l'expérience n'atteste que trop tous les jours que quelques
jeunes filles ne cherchent et ne trouvent dans la culture et l'amour de tout ce qui tient à une nature supérieure qu'un aliment à de tendres émotions. Combien n'en a-t-on pas vu, à cette époque, se vouer tout
à coup au supplice du cloître, et n'avoir pour la retraite d'autre vocation que le besoin d'aimer, et le désir de se recueillir pour concentrer ce sentiment sur
un objet quelconque ?

Un exercice corporel et intellectuel est utile et nécessaire à la jeune pubère, non-seulement pour développer son corps et son intelligence, mais encore pour
la soustraire, l'arracher à l'ennui, qui est le fléau le
plus flétrissant pour les femmes de tout âge ; l'ennui
engourdit la jeunesse, il est la cause souvent des vies
malheureuses, et prive la vieillesse de toute ressource
morale. Ainsi, je veux d'abord chasser à tout jamais
l'ennui des côtés d'une femme.... Mais les femmes! les

femmes, qui vivent sans liberté et sans importantes affaires à gérer, les femmes qui ont un corps pour demeurer tranquille, un esprit pour l'exercer à peine, une âme pour ne sentir l'amour que dans certaines limites, et qui, dans l'amour maternel lui-même, ne peuvent montrer ce qu'elles éprouvent que dans les premières années de leurs enfants, car plus tard ce sentiment doit prendre le caractère de la raison, ou il risque de se rendre importun ; eh bien ! les femmes privées de l'amour exclusif de la gloire, de la patrie, des arts ; les femmes qui effleurent toutes les jouis- sances, qui sont la vie entière des hommes !... oui, les femmes peuvent s'ennuyer !... On ne viendra pas leur dire, en les voyant penchées sur un sofa : Que faites-vous ? le siècle vous réclame ; il veut des artistes, des soldats, des magistrats.... Allons ! sortez de votre torpeur, quittez ce sommeil dangereux ; vous n'êtes pas faites pour vous engourdir, l'ennui n'est pas fait pour vous ! C'est aux hommes qu'on tiendra ce lan- gage ; aux femmes, on ne dira rien ; on les laissera so- litairement s'ennuyer sans y faire attention ; personne ne s'apercevra du poison que l'ennui distille en elles, si ce n'est leur médecin, si elles ont un médecin qui soit leur ami, ou elles-mêmes, si elles veulent s'inter- roger. On les laissera pleurer, on les laissera gémir, on les abandonnera sans pitié

Au pénible travail de n'avoir rien à faire !

C'est en vain que, pour tromper les heures, ces femmes cherchent, dans le repos d'un sommeil trop pro-

longé, l'oubli de leurs maux imaginaires, elles n'ouvrent les yeux que pour pleurer sur leur existence
inutile aux autres et insupportable à elles-mêmes. On
les voit tout près de maudire le sort qui les a fait
femmes pour être, disent-elles, les victimes des
hommes, tandis qu'elles ne sont réellement que les
victimes de leur paresse.

On voit souvent de jeunes femmes pâles et jaunes;
les lèvres tombantes et les yeux ternes.... On se demande pourquoi, avec de beaux traits, une belle tête,
un beau profil, de grands yeux, enfin tout ce qui
constitue une belle figure, on se demande pourquoi
la beauté de ces jeunes femmes ne plaît pas.... et,
après mûr examen, on se répond que la beauté de ces
femmes est sans expression. Eh bien! savez-vous
pourquoi ces jeunes filles sont sans expression? c'est
qu'elles s'ennuient. Elles s'ennuient parce qu'elles ne
font rien; elles ne font rien parce qu'elles n'ont rien
à faire, et de tout cela il s'ensuit qu'elles n'ont pas
d'esprit. Il faut donc se hâter de donner de l'esprit à
une femme pour chasser l'ennui d'auprès d'elle, afin
que sa figure reprenne l'expression qui lui manque;
en un mot, l'animation céleste. Pour cela, il faut que
cette femme s'occupe, et s'occupe beaucoup. Pour
être certain que les femmes s'occupent beaucoup, il
faut leur donner beaucoup de choses à faire. Une étude
exclusive est fatale aux femmes, car si cette étude
leur manque elles ne sont plus bonnes à rien. Laissez-les donc, dès le commencement de leur vie,
s'exercer au dessin, à la musique, aux travaux d'ai-

guilles ; laissez-les meubler leur esprit de douces pensées, de jolis vers ; laissez-les varier leurs travaux,
afin de ne s'en jamais lasser ; préparez leur esprit pour
tout comprendre un jour. Mais, si vous les voulez
voir se développer et croître, ne faites pas de vos
filles de seize ans des puits de science ou des virtuoses ;
évitez à ces jeunes poitrines de se fatiguer par une
étude outrée du chant ou du mécanisme d'un piano
qu'elles écrasent.

On commence de bonne heure, chez les demoiselles,
l'étude des arts d'agrément. A peine l'enfant exprime-
t-il ses premières sensations qu'on fait résonner à ses
oreilles les accords si enivrants de la musique ; des
heures entières sont consacrées à cet art puissant.

S'il m'est permis de dire ma pensée sur l'étude de la
musique, je trouve qu'on se méprend étrangement sur
le but qu'on se propose dans l'éducation des jeunes
filles. On appelle cet art un art d'agrément, c'est-à-
dire une chose agréable qu'apporte une jeune femme
à son mari en mariage ; un moyen de charmer quelques heures de trop dans la journée.... Voilà ce que ce
devrait être ; voici ce que c'est : d'abord cet art d'agrément consiste à faire crier à de jeunes créatures, dont
la voix est à peine formée, des morceaux de musique
savante dont elles ne comprennent ni la forme ni le
fond, et qu'elles chantent en blessant autant le com-
positeur que les oreilles qui les écoutent. Pour arriver
à ce déplorable résultat, elles ont perdu, les pauvres
filles ! tout le temps qui, mieux employé, pourrait
hâter leur instruction sur des études utiles pour leur

avenir. Il en est de même pour les difficultés vaincues sur le piano, bien mal nommé aujourd'hui qu'on traite ce joli instrument avec si peu de douceur, aujourd'hui qu'on le tape des pieds et des mains avec une rudesse incroyable; et cela pendant des heures, sans interruption, sans repos : on jette ses bras de droite à gauche et de gauche à droite; on ne joue pas du piano, on frappe du piano. On répète cent fois un trait, non pour le mieux jouer, mais pour le mieux taper ! La jeune fille qui s'ébat ainsi a le sang à la tête, les bras engourdis, les mains potes; et toute cette peine, elle se l'est donnée à bien assourdir un auditoire étonné, et jamais charmé devant ces tours de force.

Voilà le joli talent d'agrément qu'apporte en mariage une fille bien élevée; car, à présent, le premier article à mettre dans un trousseau, c'est un piano; mais il est certain que le plus souvent le piano reste fermé dès le lendemain du mariage, pour le repos de la femme, et souvent du mari.

Il n'en serait pas ainsi si l'étude de la musique était faite avec intelligence; si l'on voulait, en effet, se borner à faire de cet art un art d'agrément, il ferait encore le charme des familles!

Mais pour cela, c'est l'art musical qu'il faut enseigner aux jeunes personnes et non l'art d'accumuler, sans les comprendre, des notes les unes sur les autres, sous les doigts et dans le gosier. C'est avec le sentiment de la musique, des sons harmonieux, des accords, des inspirations poétiques rendues par des sons, qu'on identifie les jeunes personnes à cette charmante étude. Qu'elles lisent en les comprenant les belles pages des maîtres, soit! mais qu'elles aient l'imprudence de les exécuter pour s'en faire une jouissance d'amour-propre, c'est absurde! Et les parents qui faussent l'esprit de leur fille, en la faisant servir de risée au monde, commettent un crime, car c'est un crime de faire rire aux dépens de ce qu'il y a de plus charmant et de plus pur au monde.... une jeune fille!

Je désire donc, je veux que les jeunes filles s'accoutument au travail varié et intelligent; je veux qu'elles soignent leur pensée comme leur physique, en la soumettant, comme le corps, à un exercice modéré et bien entendu. Je veux qu'une nourriture plutôt vivifiante que trop abondante développe l'esprit à mesure que le corps prendra de l'accroissement; je veux que l'on observe, pour former l'esprit, les mêmes précautions que pour former le corps, car la nature a voulu une harmonie parfaite entre les deux natures. L'instinct de l'homme, qui le pousse à tout connaître, veut être bien dirigé, selon son âge, sa position, sa santé, ses besoins, etc.

Si, au contraire, l'on ne met pas d'intelligence dans les études que l'on fait faire aux jeunes filles, on crée des prodiges qui avortent; on flétrit ou arrête leur développement; on les fait vieilles avant l'âge; on détruit leur beauté avant qu'elle soit formée; on fait, en un mot, des êtres bizarres, des êtres fatigués sans travail, sérieux sans réflexion, tristes sans chagrin,

souffrants sans maladie..... Et, un jour, traduisant
leur fatigue, leur tristesse, leur accablement par
des passions sans chaleur et des idées paradoxales,
ces êtres bizarres deviendront des femmes incom-
prises....

Voilà où tendent ces éducations pitoyables; écoles
de vanité, où, à l'âge d'aimer sa poupée, une petite
fille commence à s'aimer soi-même; où une petite
demoiselle se croit un personnage important, parce
qu'elle aura entendu son nom proclamé, pour quelques niaiseries, au milieu d'un public bien coupable
de s'unir aux charlatans qui fondent de telles écoles
pour détériorer la femme dès son enfance, en lui ôtant
sa naïveté d'esprit, ce charme si puissant sur le cœur
des hommes! Et que feront les jeunes filles, si elles
cessent de plaire parce qu'elles ne seront ni fraîches
ni naïves? Trouveront-elles une compensation à leur
destinée perdue, dans le fatras qu'on leur aura entassé
dans la tête? Non! non! elles n'en trouveront pas de
compensation! arrivées à trente ans, elles maudiront
le piano, le chant, le corset et les livres; et, sans
doute, elles diront beaucoup de mal des hommes qui
n'aiment plus les femmes, et beaucoup de mal du siècle
qui a fait les hommes froids; et elles auront tort de
maudire autre chose que la mode, car l'éducation des
femmes, comme la manière de s'habiller, ainsi que
nous le verrons bientôt, n'est autre chose qu'une
mode, une mode qui passera lorsque beaucoup de
pères de famille sans fortune, fatigués de voir leurs
filles sans fraîcheur, sans intelligence et sans maris,

se seront décidés à en faire de belles et bonnes personnes, intelligentes et raisonnables.

Je considère donc l'ennui comme l'ennemi le plus fatal à la beauté; et je veux que les jeunes filles, pour fuir l'ennui, varient beaucoup leurs occupations; de l'habitude de varier ses occupations la jeune femme prendra celle de beaucoup s'occuper chez elle. Elle saura donner des heures aux détails importants du ménage et de sa maison, dont elle ne dédaignera pas de s'occuper; donnera des instants aux choses futiles, futiles en apparence, si nous parlons des devoirs du monde à remplir; devoirs très-nécessaires pour s'y maintenir dignement. Puis elle saura consacrer quelques heures aussi à la culture de son esprit, préparé d'avance à recevoir des pensées nobles, qui seront le guide de sa vie; elle saura surtout, par l'habitude du travail, en contracter le besoin et n'être jamais portée à la paresse : la paresse est le fléau le plus cruel dans l'esprit d'une mère de famille. Une femme paresseuse laisse tout s'abimer autour d'elle, depuis les chiffons qu'elle porte jusqu'à l'affection de son mari et le respect de ses enfants. Que devient la beauté d'une femme qui n'est plus aimée? Il ne lui reste plus que les larmes..... Et quel poison plus subtil pour altérer les traits, pour flétrir et pour effacer la jeunesse! Oui, je ne saurais trop le répéter, et ce qui tient lieu de beauté, et ce qui donne aux traits réguliers un charme tout-puissant, c'est l'expression; car l'expression est le reflet de ce qui se passe dans l'esprit et dans l'âme. Un esprit éclairé projette sur les traits l'éclat de ses rayons; le teint s'anime., les yeux brillent, le front s'élargit, la bouche pense! Il faut bien se le persuader, l'étude, qui donne l'expression aux traits, donne encore à la femme cette beauté impérissable, cette puissance qui répand une intelligente bienfaisance sur la destinée de ce qui l'entoure autant que sur ses propres actions. La mission des femmes est de tout comprendre sans avoir l'affectation de tout savoir; c'est de comparer, d'apprécier, plutôt par un sentiment éclairé de ce qui est bien que par une profonde philosophie des choses. La femme, pour être belle, doit être aimable; pour être aimée, doit être aimante, et pour être estimée, doit être raisonnable. Ces trois qualités réunies forment une femme charmante. Charmante.... ce mot dit plus qu'esprit, savoir, éclat, noblesse, beauté, fortune.... Une femme charmante est la grâce, la sensibilité et la raison réunies. On peut dire d'elle ce que j'écrivais un jour à une femme, distinguée par sa vertu, par son mérite : c'est une de ces nobles et saintes âmes à qui Dieu aime à prodiguer tous les dons de la vertu : la dignité de fille, d'épouse, de mère, etc., est si belle à son front et si douce à son cœur! Et, quoiqu'elle possède tant de grâce unie à tant de douceur, on ne sait si l'on doit plus admirer la beauté de sa personne que celle de son âme. Ses traits portent l'empreinte de la douce harmonie de son esprit et de son cœur; sa présence est un bienfait pour ceux qui l'aiment, et l'aimer est un devoir. Être aimée, pour une femme, est le premier des bonheurs et le plus sûr moyen d'être belle

longtemps. Les femmes qui renoncent aux qualités
aimables de leur sexe sont coupables envers la société
tout entière, envers Dieu même, qui les a créées
pour charmer. Puis enfin, plus tard, si la beauté
est effacée de leurs traits, on y reconnaîtra encore
les traces des sentiments qui auront passé dans leur
cœur; cette femme, restée simple, forte et pensante,
aura vieilli sans humeur ni chagrin, parce qu'elle
aura vécu sans ennui. Et chacun, songeant à ses qualités, dira, jusqu'à ce qu'elle ne soit plus : « Elle est
encore belle. »

Une femme de mérite, qui avait connu le monde,
la cour, la retraite, ce qui soumet presque tous les
esprits, l'expérience, avait affranchi le sien; la vie, en
se prolongeant, l'avait conduite à ces convictions, pleines et pures, qu'on abandonne ordinairement comme
de belles illusions à l'enthousiasme d'une imprudente
jeunesse. Plus elle a connu la société, plus elle est
rentrée en elle-même; il semblait qu'avec les années
elle se dégageait chaque jour davantage du lien des
intérêts et des idées vulgaires, comme pour se réduire à ce qu'il y a d'inaltérable et d'immortel dans
la nature humaine; la vie la quittait, la vérité s'em-
parait d'elle; la comtesse de Rémusat, dans des observations pleines de sens et de justesse sur la jeunesse,
la beauté et la vieillesse des femmes, dit : « La vieillesse
arrive plus tard pour les hommes; elle les dépouille
lentement, et ne touche qu'imperceptiblement à leurs
intérêts, à leur importance, à leurs plaisirs. La jeunesse des femmes, au contraire, est courte; la mau-

vaise santé ou la laideur la précipitent encore. Con-
venons que rien ne remplace les biens et les avantages
qui abandonnent une femme avec ses belles années :
la déchéance est complète : que sert d'avoir été jeune
quand on ne l'est plus ? Il y a si peu de femmes, dit
l'une d'elles, dont le mérite dure plus que la beauté.
Notre position se trouve alors à une si grande distance
de celle où nous nous étions vues qu'il nous faudrait
presque oublier cette brillante époque, comme d'ordinaire le monde l'oublie pour nous. Ce passage est
dur ; toute abdication demande du courage : pour
éviter le mal de la surprise, il faut que la prévoyance
l'ait d'avance émoussé. »

Loin de moi, cependant, l'idée d'attrister les jouissances si naturelles de la jeune saison par la préoccu-
pation continue des pertes qu'elle doit subir. Non,
tout le présent ne doit pas être sacrifié à un avenir
incertain ; mais ne peut-il y avoir une manière de
jouir des biens qu'on possède qui permette d'enchaî-
ner sans secousse les diverses périodes de l'existence ?

Le plaisir comme la douleur a des formes variées.
Si dans la jeunesse une femme a porté tout son intérêt
sur des émotions fugitives, si elle a cédé aux séduc-
tions de l'imprévoyance, et livré son fragile esprit aux
futilités du beau monde, elle se présentera bien légèrement armée contre les atteintes du temps ; elle
n'aura pas appris à supporter les revers de la nature ; et
infailliblement elle tombera dans une telle détresse,
dans un abattement si profond, qu'il serait possible
qu'elle envisageât avec plus de fermeté la chance de

la mort que la perspective de la décrépitude. Mais si, au contraire, elle a considéré toute sa vie comme une mission sérieuse et continue, les circonstances inévitables entre lesquelles elle doit la poursuivre lui paraîtront accessoires et lui seront moins sensibles ; son cœur et son esprit lui offriront toujours les moyens de les apprécier, d'en jouir, ou de s'en distraire.

Il m'arrive quelquefois en considérant tant de jeunes personnes qui se livrent si imprudemment, et j'ajouterai si innocemment, aux seuls amusements de la vie du monde, de me demander comment elles s'y prendraient pour vieillir, et cependant il faudra bien qu'elles vieillissent ! Cette vie, en effet, de quoi se compose-t-elle ? d'une infinité de petites actions indignes d'être classées soit dans le mal soit dans le bien, et sans aucune importance que celle que leur a donnée ce code de convenances, vrai règlement de la police de la société, peut-être utile à la conservation mais insuffisant pour la vertu. La morale de société tend toujours à la paix, elle veut qu'on se supporte, mais elle n'ordonne point de s'aider. Elle fait la vie facile, mais personnelle ; la morale divine seule parvient à la rendre libérale, et l'a fait ainsi pleine et grande. Par l'une, tout est fini ou devrait l'être avec la mort ; par l'autre, l'avenir donne seul de la valeur au présent. Que de fois, dans ce qui s'appelle le monde à Paris, n'a-t-on pas pu répéter ce mot d'un homme d'esprit : « Quand je regarde les hommes, j'en vois bien peu qui me paraissent dignes de mourir ! »

Apprécier les avantages de sa situation naturelle ou

sociale, et cependant se réserver des moyens de supporter ses pertes ou ses déchéances, tel est pour chacun le secret du bonheur. Tous les biens sont si fugitifs qu'alors qu'on les tient il faut encore prévoir qu'ils doivent nous échapper. Cette pensée, dans un esprit accoutumé à raisonner, n'affaiblit point la jouissance, et seulement la rend profitable. Et qu'on n'imagine pas que la réflexion doive nuire à la gaieté de caractère, ni obscurcir la sérénité de la jeunesse; ce sont les mécomptes inattendus qui causent nos plus grands chagrins; c'est leur continuité qui produit le désespoir. Quelles ressources laissent-ils à un esprit léger et irréfléchi? Le désœuvrement ajoute à toutes les douleurs comme à tous les vices. Mais qui sait penser ne craint pas de se trouver oisif; l'occupation rend paisible, le repos supplée au bonheur, et l'humeur reste douce pour les autres et pour soi.

La danse, la peinture, viennent se joindre à la musique, et le système nerveux, déjà si irritable, le devient bien plus encore à l'aide de pareils stimulants. Dans notre état social, il est impossible de bannir les arts de l'éducation, et malheureusement, ils ne se perfectionnent que par des années d'étude, mais ne peut-on pas contre-balancer leur action sur le système nerveux, et par suite, sur la menstruation, par des exercices gymnastiques, par la culture des travaux intellectuels, par des travaux plus sérieux que ceux auxquels se livrent habituellement les jeunes personnes. L'étude de l'histoire, si attrayante lorsqu'elle est bien présentée, la vie des hommes illustres, celle surtout des bienfai-

teurs de l'humanité, la connaissance des principales
découvertes qui ont amélioré, changé la face des empires, les connaissances relatives à quelques branches
de l'histoire naturelle, et surtout un bon enseignement
religieux et moral; tels sont les sujets qui, en occupant
l'esprit, font une heureuse diversion.

A plus forte raison doit-on recommander aux mères
d'éloigner de leurs filles tout ce qui peut agir vivement sur le système nerveux, sans aucune utilité pour
leur éducation : c'est proscrire les bals, les spectacles,
et surtout les conversations peu mesurées.

Malgré toutes les précautions convenables, et quelques soins qu'on ait pu mettre à éviter tout ce qui
pourrait exalter l'imagination des jeunes filles, il arrive assez fréquemment que les désirs, de vagues, d'incertains et de modérés qu'ils étaient d'abord, deviennent tout à coup ardents, continus, irrésistibles, et
que la voix de la raison et de la pudeur se tait devant
ce nouveau besoin, devenu impérieux. Dans cette lutte
inégale, où la nature est sur le point de l'emporter sur
les institutions sociales, il est plus que jamais urgent
d'insister sur tous les moyens qui peuvent opérer une
puissante diversion aux opérations de l'entendement.
Il est facile de se convaincre que, parmi ces moyens,
aucun ne saurait être plus promptement efficace
que les différentes espèces d'exercices corporels, dont
la durée et la nature seraient appropriés, d'une part, à
l'intensité de l'exaltation qu'on veut contre-balancer et
détruire; de l'autre, à ce qu'on appelle le tempérament ou la constitution générale de l'individu.

« Il n'existe pas de moyen, dit Virey, plus efficace d'éloigner les excès vicieux de la sensibilité que le travail du corps. » En effet, les maux nous viennent bien moins de ce qui nous entoure que de notre délicate inaccoutumance à les supporter. Quand l'agitation extérieure emploie nos facultés l'intérieur se repose. C'est par cette utile diversion que se calment les tempêtes du cœur.

Otia si tolles, periere Cupidinis arcus,

a‑t‑on dit mille fois après Horace; mais toujours avec raison, et toujours comme une maxime nouvelle, tant le principe qui en est la conséquence trouve de fréquentes applications.

Les soins qui peuvent favoriser la menstruation dans son début et le rendre moins laborieux et moins pénible doivent en précéder l'époque, la préparer et disposer les forces vitales à s'y prêter sans peine et sans agitation.

La sollicitude d'une mère doit donc s'étendre sur la femme encore enfant, et faire partie de l'éducation physique. Une véritable mère doit prendre sur son sein sa petite fille pour la conduire jusqu'au moment où, devenue femme à son tour, elle rend à ses enfants les soins que jadis elle a reçus. Que surtout elle ne s'égare point de son objet; qu'éloignée de la craintive et aveugle prévoyance, elle prévienne cette délicatesse des organes, cette mobilité nerveuse, cette distribution irrégulière de sensibilité, qui rend la première éruption des règles si difficile, et qui sème cette partie de la vie de plu-

sieurs femmes de tant d'écueils et de dangers. On rem-
plira ses vues, si, en occupant, comme il convient, tous
les organes, on combine adroitement, avec les travaux
paisibles et sédentaires, toutes les parties d'une gymnastique appropriée à la nature du sexe, et surtout les
jeux et les exercices qui emploient en même temps les
sens et les muscles. On aura également soin d'éviter
une nourriture trop abondante, trop recherchée, ou
les boissons stimulantes; et faisant reposer une partie
du régime sur la morale, on s'opposera autant que possible aux jouissances, aux passions d'un autre âge, aux
émotions factices, aux lectures irritantes et licencieuses,
à toutes les impressions des objets d'art et de spectacles, qui affectent trop vivement les sens, enfin, à ces
habitudes vicieuses et provoquées par des gouvernantes
indiscrètes, ou même à des amitiés trop vives pour de
jeunes compagnes, à ces premières affections dont
l'excès est toujours si voisin d'une erreur de sentiment et d'une saphique aberration.

Laissons parler encore un excellent auteur sur cette
matière. « On surveillera le régime avec attention, on
fera en sorte que les aliments ne soient ni trop abondants ni trop excitants ; on les prendra à des heures
convenables et réglées ; on se prémunira contre les
atteintes, toujours dangereuses à cette époque, du
froid humide, et, en général, contre toutes les transitions brusques de la température ; on devra surveiller
aussi le moral, le cœur et les penchants des jeunes
filles, et l'on s'opposera, autant que possible, au développement des passions qui ne seraient pas de leur

âge, aux émotions vives et ardentes, aux besoins factices, et surtout à un certain commerce affectueux (entre jeunes personnes), dont l'excès caractérise une erreur ou plutôt un vice de sentiment qui peut avoir des conséquences graves, dans ce sens qu'il appelle et qu'il concentre sur quelques organes un surcroît d'excitabilité qui demande à être dissipé, et qui, sans cette condition, s'accumule, au contraire, et devient la source d'une infinité d'accidents qui prennent bientôt le caractère et les formes variées de l'hystérie. »

Les fonctions digestives étant, en général, celles dont le trouble influe davantage sur celui de la menstruation, doivent être l'objet d'une attention toute particulière, et principalement aux approches de la puberté, époque à laquelle il est plus que jamais indispensable de suivre les préceptes qui ont été exposés, et d'éviter, en outre, l'air humide et froid, les transitions brusques et rapides de températures, toutes les secousses physiques et morales, mais surtout plusieurs inquiétudes, plusieurs chagrins que la cause la plus légère peut alors exciter, et dont les effets rendraient nécessairement la crise menstruelle pénible et incomplète, ou pourrait même en reculer le terme, et occasionner un véritable état chlorotique.

Si l'excès des forces et les effets d'une constitution robuste et irritable rendaient la première éruption des règles trop laborieuse, ou paraissaient même s'y opposer, on pourrait alors, après avoir bien reconnu la nature de l'obstacle, employer avec avantage les pédiluves, les frictions, et les boissons adoucissantes et antispasmodiques. L'application de quatre ou six sangsues à la vulve produit beaucoup plus d'effet, et deviendrait même indispensable si, l'irritation étant portée à un très-haut degré, l'utérus continuait de se refuser à l'écoulement sanguin qui doit rétablir l'ordre et le calme dans toutes les fonctions.

Ajoutons qu'il n'est pas rare que certaines femmes, très-grêles et très-délicates en apparence, possèdent cependant au fond et secrètement, si l'on peut s'exprimer ainsi, une constitution robuste et une exubérance de forces qui rendent chez elles l'éruption des règles très-difficile et très-laborieuse. Eh bien! lorsqu'on aura positivement reconnu cet état, il faudra encore recourir immédiatement aux boissons délayantes, légèrement chaudes, aux pédiluves simples ou aiguisés avec quelques cuillerées de vinaigre, aux bains tièdes, aux frictions sur les jambes. Enfin, si tous ces moyens ne suffisaient pas, il faudrait appliquer des ventouses sèches à la partie supérieure et interne des cuisses, ou bien faire appliquer quelques sangsues à la vulve, ou mieux encore pratiquer une saignée du bras ou du pied.

Les médicaments, qu'une routine aveugle a fait consacrer sous le nom d'*emménagogues* à tous les cas de menstruation difficile ou retardée, seraient de véritables poisons dans les circonstances dont nous parlons maintenant.

Un mariage très-heureux sous le rapport physique, t des jouissances amoureuses répétées et assez vives pour développer le tempérament, agiront aussi comme

un excellent emménagogue lorsque les difficultés ou les
retards de la menstruation auront pour cause l'inertie, la faiblesse, ou l'inaction des organes de la génération. Nous aurons occasion d'insister sur cette remarque très-importante dans le chapitre suivant.

Un des moyens que l'on emploie avec le plus grand
succès, et qui n'exige aucun appareil pharmaceutique
et médical, consiste dans une infusion de safran dans
du vin blanc, que l'on prend ayant les jambes dans un
bain irritant, et à l'époque des règles, lorsqu'un mal-
être général, les douleurs de reins, les pesanteurs ou
les douleurs de tête, font présumer que la nature es-
saie quelques efforts pour déterminer l'écoulement
sanguin.

Les soins que nous avons rapportés à l'éducation physique feront éviter les difficultés et les retards qui peuvent dépendre de la délicatesse des organes et d'une trop
grande mobilité nerveuse. Dans tous les cas, plusieurs de
ces soins, un régime bien dirigé, une vie heureuse et
active, des occupations et des jeux qui exercent convenablement l'esprit et le corps; en un mot, tout ce qui
peut régler la sensibilité, en donnant plus de consistance et d'aplomb aux organes, doit être employé lorsque les obstacles et les retards de la menstruation
dépendent d'une constitution nerveuse primitive ou
développée par une mauvaise éducation.

Si l'on voulait user de quelques médicaments, il
faudrait se borner aux antispasmodiques, qui nous
sont fournis par les feuilles d'oranger, les fleurs de
tilleul, etc. Plusieurs femmes ont dû la perte de leurs

charmes et de longues infirmités, soit aux emménagogues plus violents qui leur ont été prodigués
dans ces mêmes circonstances, soit à l'usage du
camphre, de l'opium, etc., dont les effets ont encore
ajouté à l'exaltation et au désordre de la sensibilité.
Les moyens qui affaiblissent ne sont pas moins dangereux. « Je dois l'avouer, dit le philanthrope Tissot,
ce sont les erreurs dans le traitement relatif au début
pénible de la menstruation qui ont occasionné le
plus de dérangements dans la santé des femmes. J'ai
peu vu de convulsions plus fortes que celles de deux
personnes, l'une âgée de quinze ans, l'autre de seize,
qui l'une et l'autre avaient joui jusqu'à quatorze
ans d'une très-bonne santé : à cette époque, elles
étaient tombées dans un état de faiblesse, de langueur,
de sensibilité extrême ; chez l'une on avait tout attri-
bué à la pléthore, et on l'avait saignée, évacuée,
mise au régime le plus faible ; chez l'autre, on avait
accusé la faiblesse de la nature, et on l'avait aidée par
les toniques, les spiritueux, les volatils ; le résultat
avait été le même, une excessive mobilité, et des
convulsions, qui ne s'adoucirent que par la cessation
absolue des remèdes pendant quelque temps, et la
reprise des remèdes très-doux dans la suite ; il serait
inutile d'accumuler les observations de cette espèce,
elles sont très-fréquentes ; mais je dois faire remarquer que, sans qu'il y ait faute dans le traitement,
les jeunes personnes prennent souvent des convulsions à cette époque, mais qui sont peu fâcheuses
et dont elles se guérissent radicalement ; et je répé-

terai ici ce que j'ai dit ailleurs, c'est qu'il y a des jeunes filles qui ne sont point du tout pléthoriques, qui ne sont que délicates, qui ne sont pas dans le cas d'avoir des règles, et que l'on tue en voulant les forcer. J'en ai vu chez qui elles ne s'établissaient qu'à l'âge de vingt-deux ou vingt-quatre ans; il y en a pour qui elles sont toujours une évacuation fâcheuse, qui ne sont bien qu'à leur approche, parce qu'alors elles ont autant de sang qu'il leur en faut, et qui sont mal d'abord après, parce qu'elles sont épuisées; il faudrait, pour qu'elles fussent très-bien, leur donner périodiquement un peu de sang, plutôt que de leur en ôter. »

Tous les moyens que nous venons de conseiller pour assurer le début de la menstruation, et prévenir ou calmer les accidents qui peuvent compliquer cette révolution vitale ne suffiraient pas si, par une conformation vicieuse de l'appareil génital, le sang menstruel était retenu dans la matrice ou dans le conduit vulvo-utérin, et donnait lieu à tous les symptômes que doit occasionner une semblable rétention. On pourrait soupçonner cette disposition extraordinaire, si le retour périodique des symptômes généraux qui accompagnent la menstruation avait eu lieu plusieurs fois sans être suivi de l'éruption des règles, et qu'on remarquât ensuite un embarras dans toute la partie inférieure du ventre, la sensation d'un poids incommode, une compression douloureuse, la difficulté d'uriner, la constipation, un engourdissement dans tous les membres inférieurs.

Si le retard de la menstruation se trouvait accompagné de circonstances semblables, il faudrait nécessairement en constater la cause par des recherches convenables, et se décider ensuite à l'opération chirurgicale qui seule pourrait corriger le vice de conformation.

HYGIÈNE DE LA MENSTRUATION.

Lorsque les règles commencent à couler, ou que les signes précurseurs annoncent leur première apparition, il faut commander le repos et la position horizontale sur un canapé, une chaise longue, ou un lit. On peut prescrire quelques légères infusions théiformes, tièdes ou dégourdies, donner des aliments faciles à digérer. Les jeunes personnes doivent éviter le froid et le chaud. Le ventre ne sera point comprimé, et si l'écoulement est peu abondant, comme cela arrive très-souvent au début, il ne faut pas faire usage de garnitures, car plusieurs fois l'application du linge, dans ces circonstances, a déterminé une suppression.

Si la menstruation s'annonce, mais fatigue inutilement l'économie, on doit chercher à la favoriser, et, pour cela, il faut prendre en considération le tempérament.

La jeune personne est-elle délicate, nerveuse, élevée dans la mollesse, il faut recommander l'exercice en plein air, en voiture, de petites promenades à cheval, en un mot, tout ce qui peut imprimer une

légère stimulation au système musculaire. Si elle ha-
bitait la ville à cette époque, il serait convenable
de l'envoyer à la campagne. Si elle est triste, mélan-
colique, on doit redoubler d'attention, de prévenance
auprès d'elle, lui parler toujours d'un ton bienveillant; car nous savons combien les femmes sont impressionnables dans ces moments. « La jeune fille et
les femmes, dit un illustre auteur, doivent être, pendant tout le temps des règles, l'objet tout particulier
d'un respect, d'une bienveillance et d'une sollicitude
capables de les protéger contre toutes les causes physiques et morales d'altérations qui les affectent alors
d'une manière beaucoup plus vive; il faut remarquer
en outre que, dans le même temps, plusieurs femmes
sont sujettes à des caprices, à des penchants, ou à des
affections tristes et sombres, et à un changement de
caractère qui doit nous disposer à l'attendrissement et
à l'indulgence, parce qu'il dépend presque toujours
d'une réaction physique sur le moral. »

« Il est bien rare, dit un médecin, que l'éruption
des règles ait lieu sans apporter quelque changement
dans le caractère des femmes. La plupart sont sujettes
au contraire pendant cette époque à des caprices, à des
ennuis, à des désirs vagues, à des idées mélancoliques
ou sombres qui rendent passagèrement leur commerce
moins agréable; elles ont moins de douceur dans leurs
manières, elles sont beaucoup plus impressionnables,
plus irritables, et partant plus susceptibles de frayeur
et de découragement; elles sont aussi plus sujettes au
froid et plus accessibles à toutes les vicissitudes du

temps; en un mot, elles sont tribu¹aires souffreteuses d'une infinité de petits accidents que nous devons connaître, non pour les augmenter ou pour en rire, mais au contraire pour les adoucir en entourant les femmes d'un tendre respect qui les console et qui les flatte, et en leur prodiguant tous les petits soins qu'une bienveillance éclairée et une sollicitude délicate savent si bien inventer ou trouver. »

Les distractions ne peuvent que lui être avantageuses : on la conduit dans des réunions agréables, où elle trouve des compagnes de son âge, d'une humeur enjouée. La danse, comme gymnastique, les lectures amusantes, les divertissements, doivent tour à tour être mis en usage avec la prudence maternelle. Il faut éloigner avec le plus grand soin ce qui exalterait sa jeune imagination; les spectacles, les romans, les veilles prolongées, les conversations trop tendres, ne peuvent, comme nous l'avons déjà fait observer, qu'exciter son système nerveux.

La nourriture sera prise parmi les aliments adoucissants, faciles à digérer; les assaisonnements; les épices, les aromates, les vins capiteux, alcooliques, seront bannis du régime. On doit conseiller les boissons émulsionnées, les infusions tièdes de fleurs de tilleul, de feuilles d'oranger, de camomille; les bains tièdes généraux et partiels, les vapeurs tièdes dirigées vers les organes génitaux; les fomentations sur l'hypogastre avec une éponge imbibée d'un liquide adoucissant, viennent seconder l'action de ces remèdes; les doux antispasmodiques et les légers calmants apaisent parfois merveilleusement les spasmes. Plusieurs fois nous avons vu les préparations opiacées, adminis- trées en lavement, procurer une amélioration mar- quée. L'application de quelques sangsues à la vulve imprime parfois une heureuse modification. Il en est de même de l'emploi des ventouses sèches aux cuisses.

« Lorsque, dit un auteur, la difficulté de la mens- truation se rattache à une faiblesse des organes, ou à une mobilité nerveuse excessive (qui peut durer très- longtemps), il faut avoir le bon sens et le courage de renoncer aux drogues et aux remèdes, car dans ces circonstances très-communes, surtout dans les grandes villes, on trouve de meilleures ressources dans un ré- gime bien ordonné, dans une vie active, et dans une foule d'occupations et de jeux qui tiennent en éveil le physique et le moral.

« Quand les obstacles qui s'opposent à l'exercice de la menstruation se lient à une constitution nerveuse primitive, ou bien encore à une susceptibilité ner- veuse qui est elle-même le fruit de mauvaises habi- tudes, il faut avoir recours aux bains et aux frictions sur les membres, à une nourriture peu échauffante, puis aux passions douces, aux tendres épanchements, en un mot, à tout ce qui touche sans agiter, et à tout ce qui peut calmer et régler la sensibilité en donnant encore plus de vigueur et de force à l'organisme. »

Chez les personnes robustes, dont les accidents dé- pendent d'une sorte d'excitation des forces vitales, le régime doit être excessivement tenu, le lait, les viandes blanches, les légumes formeront la base de leurs repas, il n'y aurait point d'inconvénient à ce qu'elles ne bussent que de l'eau. L'exercice, chez elles, doit être poussé jusqu'à la fatigue; il ne faut pas craindre de les faire marcher, de leur donner beaucoup d'occupation. Nous avons connu plusieurs personnes de ce tempérament qui avaient une disposition continuelle à s'assoupir. L'observation rigoureuse de ces préceptes leur a permis de franchir la première apparition des règles sans aucune autre médication.

On doit aussi recommander les fumigations émollientes, les injections, les bains, les demi-bains, les pédiluves, les boissons agréablement acidules. C'est dans ce cas que, d'après l'axiome des anciens, dit un auteur, *quæ ob plenitudinem non purgantur sectione venæ curantur*, on pratique des émissions sanguines. Des anciens prescrivaient la saignée du pied, parce qu'ils croyaient qu'elle attirait le sang vers les parties inférieures. Galien et, depuis lui, tous les praticiens ouvrent la veine deux ou trois jours avant l'apparition des symptômes. L'inutilité des saignées générales, dans un certain nombre de cas, et l'avantage des écoulements partiels, ont engagé les médecins à appliquer des sangsues à la vulve, aux époques qui correspondent à l'effort hémorrhagique; nous avons pu constater nous-mêmes les heureux effets de cette médication, dans un très-grand nombre de circonstances, comme nous en ferons la remarque lorsque nous parlerons du traitement de l'aménorrhée. Il ne faut pas limiter l'usage de ce moyen à un seul mois,

mais le renouveler pendant plusieurs mois. Si la pléthore générale réclame les premiers secours, il ne
faut pas se borner aux sangsues, mais commencer par
une saignée du bras.

Il est très-important de bien distinguer les cas dans
lesquels conviennent les émissions sanguines; car, si
l'on s'opiniâtrait à y avoir recours, on pourrait donner lieu à des accidents divers. On lit dans l'excellent
ouvrage du docteur Brière : « Une jeune personne,
parvenue à l'époque de la menstruation, éprouva des
symptômes de pléthore locale et générale, qui firent
penser au médecin que la saignée était nécessaire;
l'emploi répété de ce remède détermina une grande
faiblesse et une décoloration de la peau; cet état fut
pris pour de la chlorose, et traité en conséquence.
La jeune malade fut obligée de garder le lit. Elle ne
pouvait se lever sans perdre connaissance. Tous les
remèdes furent cessés; il y avait un an qu'on la trai-
tait. Sur l'avis d'un autre praticien, elle fut envoyée à
la campagne, et, sous l'influence d'un air pur, d'une
bonne nourriture, les forces revinrent; elle put quitter le lit. Trois mois s'étaient à peine écoulés depuis
son séjour à la campagne, qu'elle avait recouvré la
santé; bientôt les règles parurent sans aucun effort, et,
depuis, elles se sont toujours montrées régulièrement. »

Lorsque, au contraire, les jeunes personnes sont
d'un tempérament lymphatique, il faut s'occuper de
remédier à cet état. Je suppose que tous les organes
soient sains, que le défaut d'énergie tienne au système,
il faut retremper l'organisation, et lui donner un nou-

veau degré de force. Plus d'une fois, dans de pareilles
circonstances, on a vu l'heureuse influence d'un air
vif et chaud à la campagne. De jeunes personnes qu'on
avait vues pâles, étiolées, souffrant beaucoup pour être
réglées, revenaient au bout de quelques mois fortes,
colorées, et parfaitement menstruées. La nourriture
des filles robustes ne pourrait convenir aux lymphatiques; il faut leur donner des viandes rôties, grillées,
des légumes au gras, du bon bouillon; prescrire du
vin et de l'eau pour boisson, et, à chaque repas, un
verre de vin vieux de Bordeaux. Les vêtements méritent une attention particulière : les jeunes personnes
lymphatiques doivent se couvrir de flanelle, porter
des caleçons, se tenir chaudement. L'usage du caleçon
devrait être général parmi les femmes, il préserverait
d'une foule d'incommodités, de maladies, de la mort
même. Franck rapporte qu'une demoiselle de ses pa-
rentes, d'une santé brillante, et d'une rare beauté,
assistait à un bal dans la saison froide du carnaval; elle
avait ses règles. Après avoir dansé toute la nuit, elle
sortit de bon matin, trempée de sueur, et n'attendit
pas sa voiture pour se rendre à sa maison, qui était, à
la vérité, peu éloignée. Elle fut bientôt en proie à une
métrite, qui se termina par la mort, le quatrième jour.

L'habitation est encore fort importante : on doit
choisir une exposition au midi, ou à l'est, bien aérée
et loin de l'eau.

Dans les cas où ces moyens ne suffiront pas, il faudra prescrire les toniques, les ferrugineux, comme
la limaille de fer, le sous-carbonate ou le lactate de

fer, ou bien les eaux minérales ferrugineuses de Vichy, de Plombières, de Spa; mais une grande prudence est nécessaire dans l'emploi de ces remèdes, dont il importe de bien surveiller l'action sur l'économie. Le vin vieux de Bordeaux convient encore dans les cas de ce genre. Les bains aromatiques sont également avantageux; il en est de même des bains froids et des bains de mer. Nous donnerons de plus longs détails sur cet intéressant sujet à l'occasion du traitement de l'aménorrhée.

Autant les manœuvres coupables peuvent occasionner de maladies, d'accidents aux jeunes personnes qui ont été assez malheureuses pour s'y abandonner, autant l'usage des plaisirs de l'amour a été quelquefois utile pour procurer la menstruation et en régulariser les époques et les évacuations; mais avant de conseiller le mariage, il faut bien s'assurer que les organes génitaux seuls manquent de stimulation, que les femmes ne sont pas délicates, épuisées, car on les tuerait alors en voulant forcer l'éruption des menstrues.

Il faut savoir qu'il y a des filles si peu pléthoriques qu'elles ont à peine besoin de perdre un peu de sang chaque mois pour se bien porter, ce qui fait qu'on finirait par les tuer, disons-nous, si l'on s'obstinait à provoquer chez elles un écoulement abondant.

On ne doit pas oublier non plus qu'il y a des femmes qui souffrent pendant tout le mois, excepté pendant le temps où l'éruption se prépare, comme si pendant ce moment elles profitaient accidentellement du bénéfice de la quantité de sang plus forte qu'à l'ordinaire. Il est évident que chez de tels sujets il vaut mieux faciliter la composition du sang que de répandre le peu qui existe, et l'on parviendra facilement à ce but en conseillant un régime tonique composé de viandes noires et grillées, de vin vieux et généreux. Aussi croyons-nous que l'aménorrhée primitive et la suppression momentanée des règles sont plutôt avantageuses que nuisibles aux jeunes filles molles, lymphatiques, délicates, lorsqu'elles ne déterminent pas des souffrances, parce qu'alors le défaut de sécrétion est remplacé par une nutrition plus active. Mais lorsque l'utérus ou les organes sexuels sont seuls dans l'asthénie, ou qu'ils jouissent d'une sensibilité spéciale, lorsqu'enfin, les embarras de la menstruation se rattachent, comme cela arrive souvent, à l'inertie ou à l'oisiveté de la matrice, c'est-à-dire à une continence que la nature condamne, il faut savoir obéir aux lois de son tempérament, et subir sans trop se plaindre les sacrifices et les douces violences qu'il impose; or, sous ce rapport, il n'y a pas de meilleur agent que le mariage. C'est un emménagogue par excellence et le plus fidèle de tous.

En effet, on a vu des femmes qui avaient toujours été mal réglées, malgré les soins les mieux entendus, chez lesquelles la menstruation s'est établie d'une manière régulière après le mariage, et encore mieux après leurs couches, comme si la conception et la grossesse avaient le secret d'arracher à leur torpeur accidentelle des organes dont le sommeil ou la paresse sont si dangereux.

Pechlin rapporte qu'une femme forte et d'une bonne santé vécut jusqu'à l'âge de quarante ans sans avoir eu ses règles. Elles se montrèrent dès la première nuit de son mariage, et continuèrent pendant deux ans, après lesquels elle devint grosse. Elle eut successivement trois enfants avant l'âge critique. La privation du mariage pour les jeunes personnes dont l'utérus jouit d'une sensibilité très-vive, peut produire la mélancolie, le dégoût de la vie, la manie ou la fureur utérine. « On a vu, dit Franck, survenir la première nuit du mariage un flux menstruel qu'on avait vainement attendu de l'emploi des remèdes; et après la conception, sans autre secours, la santé reparaître avec ses couleurs vermeilles sur un visage naguère couleur de cire. »

Pendant l'écoulement menstruel il est de la plus haute importance de prendre plusieurs précautions : il ne faut ni boire à la glace, ni se mettre les pieds ou les mains dans l'eau froide; le refroidissement est une des causes les plus fréquentes de suppression. L'excitation plus grande du système nerveux à l'époque menstruelle, surtout chez les demoiselles riches élevées dans le luxe, est un motif suffisant pour engager les personnes qui les entourent à ne point blesser leur susceptibilité momentanée. Les émotions suppriment les menstrues aussi bien que le froid. A moins de maladies graves les remèdes ne doivent pas être administrés dans cette période, quoique l'expérience démontre que cela a eu souvent lieu sans inconvénient.

La prudence devrait porter les mères à instruire leurs filles de l'écoulement auquel elles vont être assujetties lorsque leur nubilité approche; par là on éviterait beaucoup de maux en leur faisant connaître les inconvénients du dérangement de cette évacuation périodique, et les dangers d'une fausse honte qui les porterait à dissimuler leur état. Une terreur subite dont une jeune fille a été saisie, ou une autre cause a arrêté le cours des règles; l'ignorance où sont beaucoup de jeunes filles d'un phénomène commun à toutes les personnes de leur sexe, et un sentiment de pudeur mal entendue les empêchent souvent de se plaindre de leur situation fâcheuse avant que le mal ait fait des progrès.

« Après avoir mûrement réfléchi, disait une mère de famille, sur la question de savoir si la femme devait être de bonne heure initiée aux mystères de la nature, je me suis décidée pour l'affirmative, que je crois le seul parti convenable. Des notions courtes, mais précises, sur les organes propres au sexe, sur les fonctions qu'ils doivent remplir un jour, épargneraient bien des erreurs, dissiperaient une foule de préjugés, mettraient la femme à même d'être utile à ses semblables et l'empêcheraient de tomber dans des fautes. La jeune fille, ainsi élevée, verrait sans effroi l'apparition des règles, et une pudeur mal placée ne l'empêcherait pas de réclamer à temps les avis d'un médecin éclairé. Il n'y a qu'une mère qui puisse dire de pareilles choses. » Ces conseils nous paraissent excellents, nous nous empresserons d'y souscrire.

Pour compléter l'hygiène de la menstruation, nous dirons avec l'illustre Pinel que l'évacuation périodique du sexe, qui est si manifestement liée à l'aptitude de la fécondation, est une des fonctions naturelles de l'économie animale, qui peuvent être souvent supprimées ou dérangées, 1° soit par une énergie vitale trop fortement prononcée, comme dans le tempérament sanguin; 2° soit par le défaut de cette même énergie et une certaine inertie dans la marche générale des fonctions, comme dans le tempérament lymphatique; 3° soit enfin par une excitabilité nerveuse trop vive, comme dans ce qu'on appelle *tempérament nerveux.* Il est facile de voir alors combien doivent être diversifiés ce qu'on appelle les *emménagogues,* et combien surtout les ressources de l'hygiène doivent être mises en œuvre pour corriger les excès extrêmes de ces tempéraments divers, d'où peut naître un obstacle à la menstruation. Dans le premier cas, ne doit-on point indiquer de faire un exercice modéré, de prendre par intervalles des bains tièdes, d'éviter une nourriture trop succulente ou des assaisonnements de haut goût, de faire usage, pendant les chaleurs, de boissons légèrement acidules, de modérer la durée du sommeil, de se préserver des émotions vives? Dans le deuxième cas, ne doit-on pas adopter un régime opposé, respirer un air vif et sec, jouir fréquemment des bienfaits de l'insolation, faire un usage sobre d'un vin généreux ou de boissons légèrement stimulantes, varier les exercices du corps, sous toutes les formes, et en faire contracter l'habitude dès l'enfance, rechercher tout ce qui peut

exciter la gaieté et des affections vives? On devine
sans peine les attentions particulières qu'exige le tempérament nerveux, lorsqu'il vient à dominer et à
troubler l'ordre de la menstruation : respirer un air
doux, faire usage de bains tièdes, éviter les liqueurs
alcooliques, boire de l'eau pure ou légèrement aci-
dulée, manger en abondance des fruits d'été et d'automne, et se procurer, par des exercices du corps
variés, une légère fatigue et un sommeil tranquille.
Ne doit-on point suivre des principes analogues, lorsque la puberté est marquée par une constitution très-
irritable de la matrice, et que toutes les impressions des
sens, même les plus légères, peuvent porter cette effer-
vescence jusqu'à réveiller les images les plus voluptueuses et faire naître une sorte de délire? Que d'anoma-
lies de la menstruation peuvent naître de cette source !
Quelle prudence, quelle attention, quelle surveillance
exige de la part des parents un pareil état! La considération de l'influence particulière du tempérament ne suggère pas seulement l'application des préceptes de l'hygiène, il faut y joindre, dans certaines circonstances,
des moyens de traitement plus directs : c'est ainsi qu'un
excès de pléthore, dans le tempérament sanguin, exige
de recourir à des saignées générales ou locales, avant
l'époque menstruelle, et à des boissons acidules et
légèrement laxatives. Dans les cas où l'impulsion du
sang est très-marquée vers la matrice, l'application
des sangsues à la vulve peut augmenter cette congestion ou même déterminer une phlegmasie de l'organe
utérin : alors il faut faire précéder quelques saignées

générales et préférer même celle du bras. On remédie
au défaut d'énergie ou de ton du tempérament lymphatique, en commençant alors par l'usage des infusions aromatiques et amères, comme celles de fleurs
de camomille, d'armoise, d'absinthe, de safran,
d'écorce de citron, etc. On passe ensuite aux préparations ferrugineuses, comme la limaille de fer, le
sous-carbonate et le lactate de fer, les eaux minérales
de cette nature; on y joint, suivant les circonstances,
des lavements stimulants, des fumigations aromatiques, des fomentations irritantes sur la région hypogastrique. Le tempérament nerveux exige que l'on
insiste principalement sur les boissons adoucissantes
ou émulsionnées, le petit-lait, les eaux minérales acidulées, l'usage des narcotiques doux, celui des bains
tièdes, des exercices du corps multipliés, et la plus
grande modération dans les affections morales, qui
sont souvent extrêmes. Les sirops d'opium et de nénu-
far seviront quelquefois à calmer des organes utérins
très-irritables.

Les suppressions subites de la menstruation peuvent
dépendre de causes accidentelles, comme de l'impression du froid et de l'humidité, d'une frayeur, d'un
emportement de colère, et alors il suffit souvent de
recourir à des pédiluves chauds répétés, à l'usage d'une
boisson légèrement diaphorétique, comme une infusion de fleurs de tilleul ou de sureau; et si on ne peut
obtenir le retour des menstrues par ces moyens simples,
on a recours à l'usage des bains de siége, à l'application
de quelques sangsues à la vulve, quelquefois même,

quoique en général avec moins d'espoir de succès, à le saignée du pied. On peut seconder ces moyens par des fomentations émollientes et légèrement narcotiques sur la région hypogastrique.

Les symptômes violents qui se manifestent quelquefois au moment de la suppression des menstrues tiennent à un état de pléthore ou à des affections nerveuses : on calme les premiers par un régime sévère et des boissons délayantes ; et s'il se manifestait une oppression vive de poitrine ou un assoupissement profond, il faudrait y joindre l'usage externe des épispastiques les plus puissants : respiration de l'ammoniaque ou de l'acide acétique, usage de l'assa fœtida en lavement ou à l'intérieur ; potions où entrent l'éther, le camphre et surtout l'extrait aqueux d'opium, soit à l'intérieur, soit à titre de topique ; bains tièdes, et tous les moyens propres à ramener le calme, tant au physique qu'au moral. Les suppressions devenues chroniques demandent d'autres considérations, surtout lorsque les époques menstruelles sont marquées par l'exaspération des symptômes utérins ; et c'est surtout à ces époques que conviennent l'application des sangsues à la vulve, la saignée du pied, ou tout autre moyen qu'on juge efficace pour ramener les menstrues. Mais, dans des cas semblables, ne doit-on point avoir moins en vue ces menstruations forcées et en quelque sorte artificielles, que de produire un changement profond dans l'économie animale et de ramener l'état ordinaire de santé, d'où s'ensuit, comme par un enchaînement naturel, le jeu de toutes les au-

tres fonctions , et par conséquent la menstruation ? Il
est évident que si l'aménorrhée tient à un épuisement
général, causé par des maladies antérieures, par l'excès
de travail ou le défaut de nourriture, il serait illusoire
de se proposer d'autre but que celui d'éloigner l'obstacle primitif qui s'oppose à la menstruation, c'est-à-
dire qu'il faut prescrire le calme, ou un exercice de
corps modéré et une nourriture fortifiante ; il en sera
de même si l'aménorrhée a été produite par l'abus des
plaisirs et des irritations répétées, dirigées sur les organes de la génération. Le cas opposé, celui d'un obstacle à la menstruation par une passion fortement
contrariée ou très-profondément dissimulée offre encore bien d'autres difficultés, soit pour en deviner
l'objet, soit pour surmonter les obstacles qu'opposent
quelquefois les parents avec l'obstination la plus irrésistible ; et quand on serait aussi heureux qu'Érasis-
trate, pour en démêler le mystère, n'est-on pas souvent réduit à former des vœux stériles et à n'avoir recours qu'aux vaines ressources des formules de la
pharmacie ? tandis que le seul remède doit consister à
remplir le vœu de la nature, en unissant deux cœurs
faits pour avoir une destinée commune ; ou que du
moins il ne reste, par forme de supplément, qu'à produire une heureuse diversion par les soins les plus
consolants de l'amitié, par un changement de séjour,
un exercice de corps modéré, un voyage aux eaux
minérales, une attention particulière dans le régime.

Les hémorrhagies spontanées utérines, c'est-à-dire
indépendantes de tout vice de la matrice, ne sont

presque jamais dangereuses, à moins qu'elles ne soient excessives et de longue durée, comme le remarque Raymond, dans un ouvrage où il dit : « J'ai vu des femmes et des filles nager pour ainsi dire dans leur sang; mais je n'en ai vu de mauvaises suites que lorsqu'on l'avait trop tôt supprimé; j'en dis autant de semblables hémorrhagies symptomatiques qui paraissent dans une maladie aiguë, car elles sont souvent critiques et salutaires. » On en trouve de nombreux exemples dans les *Éphémérides des curieux de la nature*, et dans les écrits de Stahl et d'Hoffmann.

Personne n'ignore que le flux menstruel doit être abandonné à lui-même tant qu'il est modéré et qu'il revient d'une manière régulière; il est même nécessaire d'éloigner tout ce qui peut l'entraver dans son cours. Ce n'est que lorsque l'hémorrhagie utérine est devenue excessive qu'on doit chercher à la combattre, ou au moins à en diminuer l'intensité. Il convient, dans ce cas, d'éloigner les causes occasionnelles, de prescrire une position horizontale sur un lit dur de crin ou de paille, un repos absolu, tant à l'approche de la menstruation que durant son cours; d'éviter la chaleur externe, telle que celle des chambres chauffées et des lits mous; on doit proscrire l'usage des plaisirs de l'amour; on a recours à des applications froides sur la région hypogastrique, au périnée, à la partie interne des cuisses. Il est de même quelquefois nécessaire de faire des injections astringentes dans les cavités utérines et vaginales. L'alcool sulfurique, l'alun et le kino sont les substances qui, prises à l'intérieur, présentent le plus d'avantages, surtout lorsque l'aménorrhagie est passive; mais ici que d'attentions variées prises de la différence des tempéraments!

Résumons. L'époque de la première menstruation est loin d'être sans danger pour la jeune fille. Est-elle forte, robuste, elle est tourmentée d'étourdissements, de vertiges, de tintements d'oreilles, de bouffées de chaleur au visage, de céphalalgies habituelles, d'insomnie, quelquefois de convulsions. Les yeux sont injectés et larmoyants, le pouls est fort et fréquent; les artères temporales battent avec force; elle éprouve de fortes palpitations, elle est souvent prise d'épistaxis que rien ne peut maîtriser; la respiration est gênée et suspirieuse; un sentiment d'oppression l'accable; une douleur épigastrique, des coliques la tourmentent; le moindre exercice la fatigue.

La jeune fille est-elle faible, lymphatique, elle éprouve aussi quelques symptômes de congestions vers la tête; mais sa figure sera pâle et décolorée, les yeux ternes et larmoyants, son pouls sans force et sans vigueur; elle ressentira des palpitations, mais moins violentes; les artères temporales ne battront pas avec force; la digestion sera languissante; elle désirera des substances indigestes ou même totalement indigestibles; elle se plaindra de pesanteurs à l'épigastre, de lassitudes spontanées, de faiblesses même, et d'écoulements blancs par les parties génitales.

La thérapeutique possède bien des moyens pour combattre ces accidents; mais les ressources de l'hy-

giène ne doivent pas être négligées. Après l'application
de quelques sangsues à la vulve, des bains de siége
tièdes et à la vapeur, les révulsifs, les bains de pieds
sinapisés que la thérapeutique ordonne dans le premier
cas, et qui ont l'avantage de favoriser les efforts de
la nature, et de suppléer à leur insuccès même, et de
faire disparaître les accidents; il est bon de conseiller
des boissons tièdes et adoucissantes, un régime alimentaire tenu et rafraîchissant, un exercice violent à
pied et à cheval, les distractions de toute espèce, l'air
de la campagne, etc.

Dans le second cas, on s'abstiendra complétement
des émissions sanguines, qui empêcheraient certainement l'accomplissement des vœux de la nature; mais
les purgatifs pourront être conseillés, et même les purgatifs aloétiques, les pédiluves irritants, les lavements
possédant même cette qualité à un léger degré, les
boissons ou les tisanes amères et toniques, les vins
amers, les aromatiques, les habitations saines et exposées au midi, les vêtements de laine chauds, et surtout une alimentation substantielle et même tonique:
viandes rôties, vin vieux de Bordeaux; les exercices
du corps.

Lorsque la menstruation s'est enfin établie au milieu des dangers et des tourments dont l'époque du
deuxième âge de la femme est trop souvent accompagnée, l'éruption des règles continue cependant
d'occasionner, du moins dans plusieurs circonstances,
quelques indispositions graves et quelquefois une véritable maladie. En général, les femmes se trouvent

toujours dans un certain état de souffrance et de mal-être aux approches de cette époque ; elles ont moins de force et de gaieté, leur estomac se dérange et exige alors plus de ménagement ; elles sont plus facilement affectées par le froid et par la fatigue, plus sensibles, en général, à toutes les impressions, et plus susceptibles surtout de frayeurs, de tristesse, ou même de certains caprices, que l'on pourrait traiter avec sévérité si l'on ignorait qu'ils dépendent d'une réaction physique, et que, symptômes de souffrance et de mal-être, ces affections morales doivent disposer à une indulgence philosophique et à la plus tendre commisération.

Le retour des menstrues est souvent précédé ou accompagné d'accidents plus graves, de coliques violentes qu'on appelle *coliques menstruelles*, de migraines cruelles, de vapeurs, de spasmes, d'accès d'hystérie, de convulsions, ou même d'épilepsie.

Une douce chaleur, des fomentations émollientes sur l'abdomen, diminuent très-souvent ces tourments d'une menstruation laborieuse. Dans des cas où ces douleurs étaient portées au plus haut degré, nous avons donné, avec succès, la teinture d'assa fœtida à la dose de cinquante gouttes pour un lavement, et de quinze à vingt gouttes pour quatre onces ou cent vingt-huit grammes d'une potion antispasmodique, composée d'infusion théiforme de tilleul ; et les antispasmodiques du même genre.

Les femmes préviendront jusqu'à un certain point ces accidents d'une menstruation si douloureuse et si pénible, en exerçant davantage leur système musculaire, qu'elles condamnent trop souvent à une oisiveté dangereuse. Elles doivent aussi se livrer à d'aimables distractions, et fuir, comme des poisons, les aliments épicés, toutes les substances grasses et butyreuses, les boissons irritantes, les occupations sédentaires, le travail de l'esprit, les inquiétudes, et toutes les affections tristes, surtout aux approches de la menstruation. « Les moyens les plus constamment heureux, dit un auteur, pour ouvrir les sources de l'écoulement menstruel, consistent à distribuer sagement l'emploi des forces, et de telle façon que les exercices du corps et ceux de la pensée se fassent toujours équilibre, non pas dans le même moment, ce qui serait impossible, mais dans l'ensemble de leur développement. En conséquence, on aura recours d'une part à la gymnastique et de l'autre à des lectures attachantes, à des distractions agréables. » Si tous ces moyens ne réussissaient pas, il faudrait alors demander à la médecine des secours plus puissants, et capables de changer la constitution physique, en détournant l'irritation fixée sur les organes de l'abdomen. Mais on doit observer en même temps, que, toutes choses égales d'ailleurs, les coliques menstruelles sont beaucoup plus fortes, si les organes de la génération, n'étant pas convenablement employés, leur excitabilité, que doit dépenser le plaisir, s'exalte, s'accumule, et appelle alors une partie des accidents qui précèdent et annoncent ordinairement la menstruation, chez les femmes condamnées au célibat ou bornées aux jouissances superficielles et insuffisantes d'un mariage mal assorti.

On a vu presque toujours, dans ces circonstances, un meilleur emploi de la vie opérer les effets les plus heureux, surtout lorsque les vues de la nature ayant été complétement remplies, la conception et la grossesse ont succédé au plaisir, et qu'en continuant d'occuper un appareil d'organes dont l'oisiveté était si funeste, ces fonctions ont donné au tempérament une meilleure direction.

Ces considérations sont également applicables aux migraines et aux affections spasmodiques dont la menstruation est quelquefois accompagnée, et dans tous les cas, ces accidents ne dépendent pas d'une grande mobilité nerveuse.

Les spasmes violents, les accès d'hystéricisme, qui compliquent l'éruption des règles chez quelques femmes, peuvent dépendre aussi de la virginité ou du veuvage, et ne se guérissent que par un exercice convenable des organes de la génération.

HYGIÈNE DE LA FEMMME DANS L'ÉTAT DU MARIAGE.

L'homme physique naît uniquement pour faire naître et tenir dans un printemps perpétuel la nature vivante. Mais l'homme ayant sur tous les animaux le privilége, comme le dit Beaumarchais, de faire l'amour en tout temps, et son imagination irritant encore des organes déjà trop actifs, il en résulte que semblable à ces insectes qui s'éteignent après avoir propagé, il pourrait souvent trouver la mort, dans l'excès même de la vie, sans les conseils de la raison. La raison, pour

calmer ces transports, et pour d'autres buts attachés
soit à l'état social, soit à la nature de l'homme, a imaginé le mariage.

Si la condition de vierge, dans nos institutions
civiles, est un état de violence contre les impulsions
de la nature, et s'il est généralement admis, qu'après
l'éruption des règles, et lorsque cette révolution a
ouvert le cercle d'un nouvel ordre de fonctions, le
mariage est l'état le plus conforme au bonheur, au bien-
être et à la santé, la femme, faisant usage de ses nouvelles facultés, doit répondre aux vues de la nature
aussitôt que le permettent le développement complet,
et la parfaite conformation de ses organes, dont l'inaction pourrait avoir les plus funestes effets.

Nous avons vu, dans la première partie de cet ouvrage, que dans l'enfance du monde, les sexes ne sui-
virent dans leur union que ce sentiment naturel qui
les attirait l'un vers l'autre; mais bientôt les philosophes, les médecins et les législateurs firent du mariage
un des principaux objets de leurs méditations. S'étant
attachés à déterminer l'influence plus ou moins avantageuse qui pouvait en résulter pour les peuples dont
ils cherchaient à assurer le bonheur, tous reconnurent
que les plus graves inconvénients pouvaient résulter
de l'union trop prématurée des sexes.

Le travail indispensable de la nature occupée du
complément de son organisation est troublé par les
jouissances prématurées du mariage; la femme aura
mille dangers à courir dans sa nouvelle position; devenue enceinte, elle ne pourra supporter qu'avec la plus

grande peine, et aux dépens de sa santé, les incommodités sans nombre et inséparables de cet état; elle sera
sujette aux avortements et aux pertes, et les douleurs
de l'enfantement lui coûteront peut-être la vie. Devenue mère d'enfants délicats et valétudinaires, elle
passera sa journée dans l'inquiétude et les larmes, ne
prodiguera au fruit de ses amours qu'un lait peu sub-
stantiel, se livrera, pour les élever, à des soins et à
des veilles qui dépasseront ses forces, hâteront pour
elle l'instant de la vieillesse, et l'arracheront peut-être
à la vie à un âge où elle est ordinairement la plus
forte et la plus active. (LACHAISE.)

L'expérience démontre en effet que c'est surtout
dans les plaisirs vénériens qu'il convient de consulter
l'âge, les forces et le tempérament; que les jeunes
gens qui s'y livrent avant que le corps ait pris tout son
accroissement se creusent un abîme de maux. Il est
contraire au vœu de la nature et au bien de la société
de marier les enfants trop jeunes, comme le font inconsidérément bien des parents qui ne consultent que
l'intérêt et l'ambition. Car les plaisirs de l'amour les
énervent bientôt et les frappent de stérilité; ou s'ils
laissent de la progéniture, ce ne sont que des êtres
informes, faibles, mal constitués, qui ne connaissent
l'existence que par la douleur et qui ne peuvent être
d'aucune utilité à la société.

Les filles qu'on marie dans un âge tendre deviennent la proie d'une multitude de maux. Elles ne peuvent supporter les accidents de la grossesse, ni les douleurs de l'enfantement, et sont très-sujettes à faire de

fausses couches. Les mariages précoces sont une des principales causes des maladies qui affligent le sexe, ainsi que de la dépopulation et de la dégradation de l'espèce. « Les excès de la jeunesse, disait *le chancelier Bacon*, sont autant de conjurations contre la vieillesse. » On pourrait ajouter : et contre la postérité; car il est impossible que des enfants nés de parents énervés, soient robustes et bien portants : aussi sont-ils, pour la plupart, affectés de maux de nerfs, de scrofules, de rachitis. Une autre raison qui devrait engager les parents à ne point marier leurs enfants de si bonne heure, c'est que ceux-ci, après s'être livrés, dans les premiers temps de l'hyménée, aux plaisirs de l'amour avec tous les transports de leur âge, se dégoûtent bientôt l'un de l'autre. L'habitude des plaisirs, ainsi que leurs excès, en émousse le sentiment, et les époux inconstants vont bientôt chercher ailleurs des jouissances nouvelles; et la foi conjugale une fois méprisée, il en résulte une dépravation de mœurs, qui, faisant chaque jour de nouveaux progrès, traîne à sa suite la ruine des familles, le crime et le désespoir.

Le mariage avait été fixé par Platon à trente ans pour les hommes, c'est celui en effet où le tempérament est formé. A Lacédémone le mariage n'était permis qu'à vingt-cinq ans pour les deux sexes; Tacite loue les anciens Germains de ce qu'ils ne se mariaient pas avant d'avoir acquis l'âge de la pleine vigueur; cet âge est, pour les hommes, entre vingt-cinq et trente, et pour les femmes entre vingt et vingt-cinq ans. Chez les mêmes Germains, un jeune homme qui perdait sa virginité avant vingt ans était diffamé. Les anciens Gaulois avaient à peu près la même manière de voir sur le mariage et la pureté des mœurs. Mais sans avoir besoin de remonter bien avant dans l'antiquité pour montrer combien nous avons changé sur ces points, il suffira de rapporter un exemple connu : c'est celui du père du célèbre Montaigne, qui vivait au commencement du xvie siècle. Il s'était marié vierge à l'âge de trente-trois ans, après avoir porté longtemps les armes. On peut, d'après cela, juger de la révolution qui s'est faite dans les mœurs des Français dans l'espace de deux ou trois siècles, et de la dégénération de l'espèce qui en a été la suite. « C'est le physique de l'éducation, ce sont les exercices vigoureux de la gymnastique, c'est l'éloignement de toute jouissance prématurée, qui mettent un si grand intervalle entre nos vieillards de vingt ans, et le héros, qui, le jour, étouffe des lions entre ses bras, et la nuit, force cinquante vierges à devenir mères. » (*Philos. de la nature,* tome II.)

Il n'est pas moins nuisible et dangereux de faire des mariages mal assortis, comme d'unir une jeune femme avec un vieillard, une femme déjà avancée en âge avec un homme jeune et robuste, et de ne consulter en aucune manière l'inclination des époux. Ces sortes de mariages sont aussi opposés aux vues de la nature qu'au bonheur. Il serait à désirer, et ce serait un des grands moyens de perfectionner l'espèce humaine, que le mariage ne fût permis qu'aux personnes bien conformées, exemptes de tous défauts corporels, de toutes

maladies et infirmités, et qui éprouveraient mutuellement de l'affection l'une pour l'autre.

Si les rapports conjugaux trop prématurés n'ont pas
constamment des suites aussi funestes, on peut dire
que toujours ils altèrent plus ou moins le physique et
le moral, et hâtent le temps déjà si rapide de la jeunesse et de la beauté. « Les jeunes filles que l'on marie, dit un médecin célèbre, avant leur parfait développement, et lorsque leur tempérament n'est pas encore à son point de maturité et de perfection, soutiennent mal le travail et les crises de la grossesse, de
l'accouchement et de l'allaitement. Le plaisir lui-
même fatigue, altère des organes trop délicats, et
toutes ces circonstances réunies arrêtent un accroissement qui n'était pas encore terminé, ou altérant la
constitution physique, appellent une foule de maladies
nerveuses, et précipitent le cours déjà si rapide des
agréments et des plaisirs. »

En général, chez les filles bien conformées et parvenues à un complet développement, les premières
jouissances déterminent ordinairement un changement favorable à la constitution, et on peut ajouter
qu'à quelques exceptions près le mariage n'est pas
moins utile à la santé qu'aux bonnes mœurs ; il y a
une infinité d'incommodités, d'indispositions et
même d'affections qui ne cèdent qu'à son influence,
et les meilleurs observateurs ont reconnu que les
excès, même dans les plaisirs auxquels il convie,
étaient beaucoup moins dangereux pour la santé que
la privation absolue de ces plaisirs.

Les plaisirs de l'amour sont surtout utiles lorsqu'ils sont pris avec modération. L'art d'assaisonner les plaisirs, en général, consiste à en être avare. S'abstenir pour jouir est la philosophie du sage et l'épicurisme de la raison : on double non-seulement ses jouissances par ce moyen, mais on affermit encore sa santé.

> Le plaisir sied très-bien au sage.
> Il ressemble aux vins délicats ;
> On peut s'en permettre l'usage,
> Buvez, ne vous enivrez pas.

L'été et la première partie de l'automne sont les saisons les moins propres aux plaisirs vénériens; il ne faut dans ces saisons ne s'y livrer que rarement, parce que les organes sont affaiblis et desséchés par les chaleurs : l'hiver, mais principalement le printemps, sont les plus favorables. *Venus hieme non perniciosa, vere tutissima; neque æstate neque autumno utilis est.* (CELSE.)

C'est durant le printemps que la nature renaît et qu'un nouveau feu se glisse dans tous les corps, et en pénètre les éléments. Tout s'anime, tout s'embellit, tout ce qui respire célèbre par les plus doux transports le pouvoir de l'amour; ce dieu, l'âme universelle du monde, verse dans le sein de tous les êtres sentants la fécondité et la vie. « Il semble en effet, dit le professeur Alibert, qu'il n'y ait qu'un seul temps ou une seule saison pour tous les actes de la faculté génératrice : c'est principalement lorsque le soleil réchauffe et vivifie la terre; c'est quand les arbres se parent de leur verdure et que les animaux respirent la douce haleine du printemps, c'est alors, dis-je, qu'ils sont mus par cet instinct si puissant auquel nul d'entre eux ne saurait se dérober; c'est quand la fleur se colore et s'épanouit que les oiseaux viennent conclure leurs accords, qu'ils travaillent à la construction de leurs nids, et qu'ils font entendre des accents de joie et de sympathie; c'est au milieu des parfums d'une nature rajeunie que les postérités se renouvellent. Les douces émanations de l'atmosphère viennent imprimer un mouvement favorable au cours ralenti des humeurs; elles devancent le réveil des organes qui doivent perpétuer les espèces. »

Les personnes faibles et valétudinaires, surtout celles qui ont la poitrine délicate, doivent être sobres dans les plaisirs de l'amour et réprimer les mouvements fougueux de la chair; il n'y a pas d'écueil plus dangereux pour elles que les jouissances de l'amour; c'est à elles particulièrement que s'adressent ces vers latins :

Principium dulce est, sed finis amoris amarus ;
Læta venire Venus, tristis abire solet.

Quant aux personnes fortes et bien constituées, elles ne doivent pas, dit Celse, s'y livrer avec trop d'ardeur, ni s'en abstenir avec trop de scrupule. Les plaisirs pris avec modération donnent de l'activité et de la légèreté au corps, au lieu que l'excès affaiblit et énerve.

Nous dirons encore avec un auteur que si le mariage a pour objet de tenir en exercice certains organes dont l'inaction ou l'oisiveté entraînerait infailli-

blement des conséquences préjudiciables à la santé,
l'exercice immodéré de ces organes a aussi ses inconvénients, et le plaisir lui-même a ses dangers et ses
ennuis qu'il faut savoir éviter.

L'abus des plaisirs vénériens produit des lassitudes
et la faiblesse, il flétrit la beauté et les grâces; et lorsque leur excès est soutenu, il ne tarde pas à occasionner des affections spasmodiques et convulsives,
l'affaiblissement de tous les sens, et surtout celui de la
vue, la dépravation des fonctions mentales, la folie,
la perte de la mémoire, la phthisie pulmonaire, la
consomption dorsale et la mort. Ces maux augmentent
insensiblement, et deviennent presque toujours incurables, par rapport à l'habitude des désirs qu'on éprouve
continuellement, par de nouvelles jouissances, et qui,
une fois contractée, est telle que, durant le sommeil
même, l'imagination est presque sans cesse occupée
par des objets obscènes. Il en résulte des pollutions qui
jettent de plus en plus dans l'épuisement, car les organes de la génération, dont l'irritabilité est très-aug-
mentée dans ces circonstances, étant sollicités par des
images voluptueuses, la semence s'en échappe avant
qu'elle ait été suffisamment élaborée.

Les plaisirs solitaires sont bien plus préjudiciables
encore, car ils ruinent plus promptement les tempéraments les plus robustes, et les maux qui en sont la
suite sont bien plus terribles; ils se terminent presque
toujours par une mort qui a lieu dans les convulsions
du désespoir. Le médecin ne saurait trop s'élever
contre ces jouissances obscures aussi injurieuses à la

nature qu'à la pudeur. Un être vertueux et sensible ne peut consentir à être heureux seul, il n'y a de jouissances réelles que celles qui sont partagées. Le vrai plaisir seul que peut goûter l'honnête homme ne subsiste qu'avec le suffrage de sa conscience : or, chacune de ces jouissances est marquée par un homicide.

Miseri, quorum gaudia crimen habent !

Loin des plaisirs que le remords doit suivre !

Mais si la nature se venge d'une manière cruelle quand on provoque ou pervertit ses impulsions, elle punit également lorsque, refusant d'obéir à sa voix, on laisse languir dans l'oisiveté des organes qu'elle a formés pour le plaisir et la reproduction.

Le dernier des maux qui peuvent alors survenir constitue ce qu'on appelle *fureur utérine* ou *nymphomanie*, véritable manie, aliénation funeste, pendant laquelle les femmes disent et font involontairement les choses les plus indécentes, affectent les gestes, les discours les plus lascifs, provoquent les hommes sans choix, sans discernement, et les frappent, les déchirent s'ils repoussent leurs avances et leurs délirantes provocations. Cette affreuse maladie sera traitée avec tous les développements qu'elle mérite dans la troisième partie de cet ouvrage.

Nous avons dit que l'exercice immodéré des organes de la génération avait ses dangers, et le plaisir lui-même ses ennuis. On devra donc s'attacher à en régler le cours, car, sans cette précaution, la fatigue que son abus entraînerait, finirait certainement par altérer des organes déjà trop délicats, et d'autant plus disposés à souffrir et à devenir malades, que la constitution du sujet serait plus faible et moins arrêtée. On cite des milliers de jeunes personnes dont la croissance a été troublée par ces sortes d'excès, et il est bien prouvé que les plaisirs prématurés et forcés ont pour résultat ordinaire de précipiter le temps de la jeunesse, de l'abréger, et souvent même de déterminer, par une sorte d'expansion convulsive, une foule d'affections nerveuses.

C'est pour cela que les législateurs de tous les temps se sont occupés de cette grave question d'économie conjugale, et que plusieurs ont cherché à établir par ordonnance le nombre des actes. Solon voulait que les époux s'acquittassent de leurs devoirs au moins trois fois par mois. Zoroastre les prescrivait une fois tous les huit jours. Mahomet exigeait que chaque musulman vît au moins une fois par semaine chacune de ses femmes; faute de quoi, elle pouvait demander et obtenir le divorce.

Les peuples modernes n'ont pas de loi à cet égard; c'est peut-être ce qui les a rendus si audacieux dans ce genre d'escrime. Roussel cite des hommes qui ont commencé douze fois le même sacrifice dans l'espace de quelques heures. Virey raconte, dans son ouvrage sur la femme, qu'une fille publique, déjà livrée à la débauche depuis quelque temps, s'abandonna tout une nuit à vingt soldats. On ne peut pas savoir précisément jusqu'où s'étendit le nombre des actes; mais elle éprouva le lendemain une hémorrhagie abondante à la suite de laquelle elle mourut.

Relativement à l'âge, il est très-important que les époux ne soient pas, à l'égard l'un de l'autre, dans les rapports discordants du grand-père à la petite-fille, et réciproquement. Malheur, en effet, aux femmes livrées encore enfants aux froides amours de maris éteints ou blasés! elles ne connaissent que les fatigues ou les épines de l'hymen; ce sont de pauvres fleurs qu'un souffle malsain dessèche ou flétrit; ce sont de timides colombes que l'ouragan furieux renverse et tue avant le temps.

On peut dire que la chasteté, malgré ses épreuves desséchantes, est mille fois préférable aux étreintes irritantes qui sont les suites ordinaires d'une union disproportionnée, fomentée ordinairement par la cupidité, ou par des considérations de famille ou de nom, plus puériles aujourd'hui et moins excusables que jamais. En effet, le commerce qui s'établit entre deux époux mal assortis sous le rapport de l'âge, finit toujours par agacer les sens en les embrasant sans résultat, et de cette manière, il appelle ou il favorise les habitudes solitaires, ces crimes d'amour auxquels tant de malheureuses succombent dans leur désappointement.

Les fonctions de la génération veulent, comme toutes les autres, être accomplies et remplies; voilà le vœu suprême de la nature; elle nous convie par mille attraits à exécuter ses ordres, et elle a attaché à l'exercice des organes, par lesquels ces fonctions s'exécutent, un plaisir d'autant plus vif que le but était plus important. Tout ce qui vit doit se reproduire et mourir, telle est la loi commune. Si la fleur brille un instant, c'est au moment de ses amours; l'acte une fois consommé, elle se fane et elle tombe.

C'est à l'hygiène à régler des fonctions qui déborderaient facilement sous l'empire du plaisir; elle recommande d'adopter un sage parti entre les deux extrêmes, également destructeurs. En suivant ce précepte, les femmes échapperont aux plus grands dangers, elles éviteront l'hystérie, ce mal affreux qui ferait croire aux malins esprits et aux ensorcellements, dit un auteur, si l'on pouvait ajouter foi à de pareilles sottises.

Eh! que les femmes ne se targuent pas de leurs répugnances ou de leurs dégoûts pour certaines obligations conjugales; qu'elles cessent également de parler de leur tiédeur, du calme de leurs désirs ou de leurs sens; ce sont là des défaites sans portée, sans valeur. La nature dominera toujours les préjugés, et les sottises convenues n'atteindront jamais que les petits esprits. Disons toute la vérité : à moins d'être affligées d'un vice de conformation ou d'une aberration de sensibilité, ce qui revient absolument au même, toutes les femmes sont appelées à recevoir et à payer les impôts de l'amour, et celles qui peuvent, sans en souffrir, se soustraire ou se refuser à cette maîtresse loi, sont, par le fait, des créatures incomplètes, inhabiles et inutiles. Il ne faut pas cependant s'abuser sur les réserves de quelques femmes, il y en a de bien des natures. Il y en a qui tiennent au tempérament, à la coquetterie ou à l'amour-propre qui murmure se-

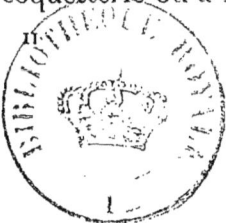

7

crètement; mais il y en a aussi de si délicates, nous dirions volontiers de si héroïques, qu'elles méritent d'être admirées et respectées.... Telle fut la courageuse résistance d'Éléonore dont nous avons parlé dans la première partie de cet ouvrage, et qui, dans toute l'ivresse de son amour pour Raymon-Lulle, sut lui refuser constamment un sacrifice qui eût fait à elle-même tout son bonheur, sans le mal qui la dévorait et dont elle n'aurait jamais osé parler à son amant.... Elle était affectée d'un cancer au sein en pleine ulcération!... Et depuis cette femme martyre, combien d'autres encore se sont immolées à la continence par des motifs aussi honorables, par la crainte d'apporter en holocauste des infirmités ou des cicatrices!

Du reste, l'amour entretient l'amour, comme sa privation l'attiédit et l'éteint : voilà pourquoi on rencontre tous les jours des femmes jusqu'alors réputées insouciantes et froides, qui, après quelques douces violences, ont fini par prendre assez de goût aux habitudes conjugales, pour souffrir, quoique pures, d'une chasteté trop absolue et trop longtemps prolongée.

Puis, aux gens qui voudraient reprocher aux femmes ou leurs désirs ou quelques plaintes, nous dirons avec le docteur Virey : « Pourquoi faire un crime de désirer le nom sacré de mère, et de remplir des devoirs autorisés par toutes les lois, pour la perpétuité du genre humain? N'est-ce pas plutôt parce qu'elle veut vivre dans l'honnêteté, qu'une épouse trompée réclame la dissolution d'un contrat de fraude et d'imposture? Une femme est exempte de crime, quand elle demande l'égalité des droits et des devoirs dans une union où elle se consacre pour la vie, et nulle loi ne peut être assez injuste pour immoler la faiblesse aux vains caprices du fort. »

Les ordonnances des rois de France et la pratique universelle de l'Église vengent, à cet égard, la pudicité des femmes compromises par des unions inégales et illégitimes, qui outragent les bonnes mœurs. Solon permettait à toute femme mariée à un homme inhabile à la propagation d'habiter avec quiconque lui plairait des parents de son mari.

Il conviendrait de tracer un code pour le mariage et de le fonder sur une connaissance approfondie du cœur humain. Il faudrait apprendre aux époux à prolonger le charme des nœuds qui les lient. La femme retient par sa modestie l'homme qui la protége par sa puissance; il importe qu'elle maintienne dans sa vie intérieure tous les avantages de la loi des obstacles; elle doit étendre sur tous les charmes dont il a plu à la nature de l'embellir ce voile religieux qui la couvrait lorsqu'elle fut introduite dans le temple de l'hymen; elle doit rester pure jusqu'à son dernier jour. La décence et la retenue sont la coquetterie du mariage.

Toutefois, sous le rapport moral, tout doit être commun dans le mariage, même la pensée; de là vient que les cœurs doivent être assortis pour cette délicieuse union. Il y a si peu d'âmes qui se répondent! Pour produire des volontés analogues, il conviendrait peut-être de varier l'éducation des femmes, selon la

condition et le caractère des maris auxquels elles sont
destinées; ce serait sans doute le plus sûr moyen de
fixer parmi eux un bonheur qui doit être isolé et
caché, pour ainsi dire, dans les détails de la vie domestique.

On peut ajouter que c'est un devoir des époux de
chercher mutuellement à se plaire, à nourrir, à perpétuer le sentiment qui a présidé à leur union. La
tendresse conjugale s'éteint souvent par le défaut de
soins, de prévenances, de retenue, par l'oubli de tous
ces accessoires extérieurs qui donnent un nouveau
prix à la beauté et même à la vertu. Sous le vain prétexte d'une familiarité qui doit bannir toute espèce de
gêne et de contrainte, on se néglige sur les bienséances, sur les égards, sur les procédés et quelquefois
même sur ce que la décence exige : de là les dégoûts,
l'indifférence, les querelles, les haines. Des époux
attentifs à se ménager une existence heureuse sont
toujours empressés de se plaire, de se prodiguer constamment les attentions, les manières obligeantes; et
lorsque, par l'effet du temps, leur premier sentiment vient à s'affaiblir, ils y suppléent par la galanterie, ce léger, ce délicat, ce perpétuel mensonge
de l'amour.

Dans toutes les circonstances, les jeunes mariés devront proportionner leurs plaisirs à leurs forces, et se
rappeler aussi que le mariage se consomme, pour la
première fois, avec de grandes difficultés, que la résistance éprouvée et les premières approches conjugales
exigent, dans plusieurs cas, des soins et des ménage-

ments dont l'oubli pourrait occasionner des accidents les plus funestes, et sur lesquels il est de la plus haute importance que les mères de famille et les jeunes époux soient éclairés. Un médecin italien cite un exemple bien effrayant, celui d'une jeune femme, dont l'hymen s'accomplit avec une violence telle que le canal vulvo-utérin et l'intestin qui lui correspond furent déchirés. Un autre médecin rapporte que, par une semblable cause, deux jeunes Hollandaises péri-rent d'hémorrhagie la première nuit de leurs noces. Sans avoir des suites aussi funestes, des hémorrhoïdes internes pourraient rendre la consommation du ma-riage très-douloureuse, surtout si, ne respectant pas la souffrance de la victime de ses cruels efforts, un époux plein de vigueur et sans expérience s'abandon-nait aveuglément à tous ses transports. On trouve un exemple de celle consommation pénible et dou-loureuse de l'hymen, par cause d'hémorrhoïdes in-ternes, dans les observations de médecine d'Édim-bourg. La jeune femme qui le fournit éprouvait habi-tuellement des douleurs si cruelles dans les approches conjugales, qu'elle ne pouvait les supporter.

Quelquefois, par le seul effet d'un défaut de pro-portion entre les organes qui doivent s'unir, les pre-mières approches conjugales pourraient aussi se trouver accompagnées de circonstances qui exigent que les époux s'arrêtent d'abord, et cherchent ensuite à triompher des obstacles qui leur sont opposés, avec beaucoup de ménagement et de circonspection. En général, les difficultés que présentent les premiers

essais du mariage sont moindres pendant le temps des
règles, ou quelques jours après leur éruption. On peut
aussi les diminuer, en faisant usage de corps onctueux
et gras, en employant les fomentations émollientes,
les bains de vapeur; enfin en dirigeant bien ses efforts et en profitant du relâchement produit par l'effusion sanguine que les premières tentatives ne peuvent guère manquer d'occasionner dans des cas aussi
difficiles.

Si une plus grande résistance était opposée, des
efforts violents, des mouvements brusques et peu
ménagés ne seraient pas alors sans inconvénient et
même sans danger; il faudrait alors aussi, soupçon-
nant une disposition contre nature, interroger l'art,
et lui demander des secours contre un obstacle dont
lui seul pourrait triompher sans danger. Si l'utérus
n'était pas suffisamment élevé, ou si l'organe masculin
avait des dimensions démesurées, le défaut de retenue
et de prudence, dans les approches conjugales, aurait
aussi les suites les plus fâcheuses pour la femme.

« Lorsque la consommation du mariage, dit un auteur, éprouve trop de résistance, surtout s'il y a disproportion entre les organes, les époux jeunes et vigoureux, et quelquefois sans expérience, au lieu de
s'abandonner inconsidérément à tous leurs transports, doivent chercher à surmonter les obstacles
avec les plus grands ménagements. En général,
les difficultés que présentent les premiers essais
du mariage sont moindres pendant le temps des règles et quelques jours après leur écoulement. Il est

bon de dire aussi que les fomentations émollientes, les bains généraux, et même l'effusion sanguine qui résulte presque toujours des premières tentatives, peuvent déterminer un relâchement avantageux dans ces cas difficiles; si cependant une trop grand résistance était opposée, loin de faire des efforts violents, qui pourraient compromettre la vie de la femme, on devrait soupçonner une disposition contre nature et demander des secours à la chirurgie, contre un obstacle qu'elle seule peut surmonter. »

Les premières jouissances de l'amour font ordinairement éprouver un changement favorable ; il est bon de dire que quelquefois cependant les organes de la génération, et principalement les ovaires, se troublent, sont, pour ainsi dire, *étonnés* de leurs nouvelles fonctions et éprouvent une affection spasmodique ou un état inflammatoire qui se manifestent par des coliques très-douloureuses. Les principes de traitement et de régime qui conviennent alors prescrivent l'usage des fomentations émollientes sur l'abdomen, les bains, le repos le plus absolu, les aliments légers, les boissons calmantes et mucilagineuses, enfin la saignée ou les sangsues, si l'énergie du système vasculaire sanguin est annoncée par la force, la plénitude du pouls et la violence générale de réaction.

Dans toutes les circonstances, les jeunes époux, avons-nous dit, doivent proportionner leurs plaisirs à leurs forces, et souvent, à la suite de l'essai trop vivement éprouvé des jouissances amoureuses, des femmes délicates et faibles ont été tourmentées d'affections nerveuses bien cruelles, ou plongées pendant bien longtemps dans l'accablement et la langueur.

Le régime des nouvelles épouses, que le plaisir a fatiguées, sans affecter aucun organe d'une manière particulière, doit être fortifiant; mais son administration est très-difficile, et l'on ne parvient quelquefois à trouver le genre de tonique qui convient, qu'après en avoir essayé plusieurs, dont une sensibilité difficile et irrégulière n'avait pas pu s'accommoder.

L'emploi prolongé d'un régime débilitant, même dans le cas où d'abord il y aurait eu spasme et de l'inflammation, serait d'ailleurs très-préjudiciable, comme paraît au moins le prouver l'observation suivante :

Madame ***, que Paris compte aujourd'hui parmi les femmes les plus distinguées par leurs grâces et leur beauté, ressentit, à la suite des épreuves du mariage, des coliques violentes et une douleur qui paraissait avoir son siége dans les ovaires. Un traitement convenable calma les accidents, mais laissa la jeune convalescente dans un accablement extrême et dans un état de faiblesse qui occasionnait à chaque instant des syncopes et des mouvements convulsifs à la plus légère occasion. Le docteur de madame *** n'en fit pas moins continuer le régime affaiblissant, c'est-à-dire le bouillon de poulet, les bains, et une diète rigoureuse et sévère. Ce fut alors que j'eus occasion de donner quelques soins à l'intéressante malade dont une fausse application de la médecine allait pour jamais flétrir les charmes et altérer la santé. Je fis renoncer

aussitôt à un traitement qui me parut bien plus propre
à prolonger ou à aggraver la maladie qu'à la faire cesser ; et à l'aide d'un régime fortifiant et de quelques
amers, madame *** vit disparaître dans quelques
jours jusqu'à la trace la plus légère de l'indisposition
qu'elle avait éprouvée.

HYGIÈNE OU RÉGIME DE LA FEMME ENCEINTE.

La jeune vierge, la nouvelle épouse faisait éprouver
tous les sentiments, tout le charme, toute la puissance
de l'amour.

La femme enceinte inspire un intérêt plus général,
devient l'objet d'une bienveillance active, d'un respect
religieux.

Nous ne redirons pas de quels pieux hommages la
plupart des peuples anciens ont salué les femmes enceintes ; tout le monde sait qu'elles ont excité chez
eux les sympathies les plus vives, et qu'elles sont devenues, pour quelques-uns, l'objet d'un respect et
d'un culte presque religieux, consacré lui-même par
des usages particuliers. A Athènes, on épargnait le
sang du meurtrier qui s'était réfugié dans la maison
d'une femme enceinte ; et dans l'ancienne Rome, les
femmes mariées, dans le sein desquelles le législateur
supposait toujours un gage de fécondité, n'étaient pas
tenues de se retirer, ainsi que tous les autres citoyens,
à l'aspect des premiers magistrats ; enfin la sévérité
des lois juives s'adoucit et se tempéra en faveur des
femmes enceintes, tandis que les lois de l'ancienne

chevalerie accordèrent à ces mêmes femmes une protection signalée, et que plusieurs articles réglemen-
taires ont eu pour objet, chez différentes nations, de
les environner de tout ce qui pouvait rendre moins
pénibles leurs douloureuses fonctions.

En effet, quelle circonstance, quel acte de la vie
exige plus de soins, ou quel objet mérite davantage
de fixer l'attention des gouvernements et les méditations des philosophes ou des médecins qui se sont occupés à appliquer les résultats des sciences au bonheur et au perfectionnement de l'humanité.

Pénétré de toute l'importance d'un semblable objet,
nous laisserons à l'histoire tous ces détails, et nous
nous attacherons seulement à faire connaître les soins
de toute espèce auxquels les femmes ont droit, ainsi
que les précautions infinies qu'elles doivent prendre
de leur santé à une époque facilement dangereuse, et
bien digne de la plus tendre sollicitude et de la plus
grande indulgence, et à leur présenter enfin les principes du régime qui nous paraît le plus propre à assurer
la marche et le développement de la gestation.

Lorsque la femme a conçu, le nouvel être qu'elle
porte dans son sein ne lui permet plus de se conduire
avec indifférence, sous peine, du moins, de lui ôter la
vie, et d'altérer sa propre santé.

La femme, depuis qu'elle a conçu jusqu'à ce qu'elle
devienne mère, pourrait n'être pas plus incommodée
que les femelles des animaux, si elle savait éviter tous
les écarts de régime, ou se mettre à l'abri des accidents
qui la menacent. La grossesse n'étant que le prélude

d'une fonction naturelle, est un état tout aussi naturel que cette fonction elle-même; mais trop peu de femmes veulent reconnaître que le changement de leur position doit en entraîner un dans leur manière de vivre, et se persuader que le cercle des devoirs maternels commence à l'époque de la conception; que la grossesse peut, avec raison, être regardée comme un état intermédiaire entre la santé et la maladie. L'illustre Boerhaave la regardait comme une maladie; et Sauvages n'a pas craint de la placer dans son cadre nosologique, et de lui assigner un traitement comme à toute autre affection.

J'en appelle au témoignage de la plupart des femmes; interrogez leur cœur. Toutes ont le désir de donner le jour à des enfants sains et vigoureux, bien constitués; c'est un vœu qu'inspire la nature; mais toutes prennent-elles bien les moyens de le voir se réaliser, ce vœu si cher? toutes sentent-elles bien l'empire que leur propre santé doit exercer sur celle d'un être faisant, en quelque sorte, partie de leurs propres organes? Il est malheureusement permis d'en douter en les voyant trop souvent s'affranchir des lois d'un régime convenable, et ne pas s'entourer des précautions capables de procurer à leur enfant un développement heureux.

Ainsi, si la gestation n'oblige pas toutes les femmes à recourir aux agents mêmes de la thérapeutique, elle impose du moins à toutes l'obligation de se soumettre, non-seulement aux lois générales de l'hygiène, puisque peu de personnes ont le privilége de s'en affranchir en vain, mais à quelques modifications particulières et importantes que leur position amène dans l'observation de ces lois. Cette vérité est surtout applicable aux femmes qui vivent au milieu du fracas des grandes villes, où, par des excès de tout genre, elles achètent, au prix de bien des peines et de fatigues, les douceurs de la maternité, tandis que les femmes de la campagne, sans être à l'abri de toute erreur, et conséquemment de tout danger, trouvent ordinairement, dans des goûts et des habitudes plus conformes au vœu de la nature, les moyens d'arriver sans accident au terme de leur grossesse.

Si l'indifférence que quelques femmes enceintes manifestent sur leur position n'était préjudiciable qu'à elles-mêmes, elles mériteraient moins de reproches (la femme qui va devenir mère se doit tout entière au fruit de ses entrailles, a dit un auteur); mais cette insouciance compromet la vie ou la santé de leur enfant. Sans entrer ici dans aucune explication, voyons ce qui se passe journellement sous nos yeux; comparons les enfants nés d'une robuste villageoise à ceux qui reçoivent le jour dans nos cités populeuses : les premiers, sains et vigoureux, portent, en général, tous les attributs de la meilleure constitution; enfin, ils promettent de devenir hommes. A quoi doivent-ils cet inappréciable avantage, sinon à la vie simple de leurs mères, que les passions, les écarts du régime, l'oisiveté ne viennent jamais troubler? Que trouve-t-on souvent, au contraire, au milieu des grandes populations? Dans la classe indigente, des enfants scrofuleux, rachitiques,

entachés, en un mot, de tous les vices d'une constitution détériorée : si nous portons nos regards sur la
classe opulente, quel contraste dans les causes, et
pourtant quelle similitude dans les résultats !

Du mouvement musculaire et de la sensibilité proportionnés à l'état de grossesse.

Il est peu de circonstances dans lesquelles il importe
autant que dans la grossesse de conserver un équilibre constant entre le mouvement et la sensibilité.
L'empire trop exclusif de cette dernière appelle et
multiplie les accidents nerveux, et fait presque toujours de la gestation un état de maladie.

La paresse, cette habitude d'inertie qui paraît inhé-
rente aux tempéraments lymphatiques, et l'inaction
du moral n'ont pas moins d'inconvénient, à cette époque, où la nature paraît elle-même exciter les femelles
des animaux à des mouvements nécessaires, et qui
rendent la distribution des forces vitales plus régulière. « La femme habituée au travail, dit Aristote,
accouche plus facilement que celle qui vit dans un repos continuel. » Cela est vrai, mais on interpréterait
mal les paroles de ce grand philosophe, si l'on en con-
cluait qu'elle doit se harasser de fatigues pendant la
grossesse ; un exercice modéré lui est utile et même
nécessaire ; elle doit éviter l'oisiveté et la vie inactive :
aussi bien que le mouvement excessif ; que faut-il
donc penser de celles qui ne quittent point leur appartement, ou qui se tiennent presque toujours au lit,

après la conception? Que penser encore de celles qui
montent à cheval, ou dans des voitures mal suspendues; de celles qui lèvent de lourds fardeaux, qui
haussent les bras, se guindent sur la pointe des pieds,
ou exposent tout leur corps aux plus violentes secousses?

Nous dirons aussi, avec le docteur Donné, qu'on
abuse aujourd'hui du repos auquel on condamne beaucoup de jeunes femmes grosses, à la moindre crainte,
au plus petit accident, comme s'il n'y avait aucun inconvénient pour la mère, et, par suite, pour l'enfant,
à se priver d'air et d'exercice pendant un temps plus
ou moins long. Un séjour de quelques mois, ou seulement de quinze jours dans l'appartement, dans un
lit, ou même sur une chaise longue, équivaut, pour
certains tempéraments, à une véritable maladie, et
produit le même résultat sur l'ensemble des forces et
de la constitution. Sans doute, ces précautions sont
nécessaires dans certaines circonstances, et c'est le seul
moyen, pour quelques femmes, d'amener un enfant
à bien, mais il ne faut pas croire que ce régime soit
absolument inoffensif, et qu'il puisse s'appliquer sans
réserve, dans tous les cas, et à tout le monde; ce n'est
pas une de ces précautions indifférentes, auxquelles on
puisse se soumettre sans réflexions, sans nécessité, et
dont il soit permis de dire que si elle ne fait pas de
bien, elle ne fait pas de mal; nous lui avons vu produire les résultats les plus déplorables, et il faut en
user, suivant nous, avec discrétion. L'exercice et la
marche, comme toutes les meilleures choses, peuvent

avoir des inconvénients, mais il n'y en a pas moins à s'amollir, à s'étioler, à paralyser l'action musculaire, et à se priver d'air et de soleil, lorsqu'on a tant d'intérêt à conserver et à entretenir ses forces. Comment l'enfant pourrait-il venir en bon état, ou, du moins, combien de chances ne met-on pas contre soi, quand la mère passe tout le temps de la gestation dans une sorte de convalescence et d'inertie?

L'exercice est utile et nécessaire; mais il doit être modéré; celui qui convient davantage, et qui influe d'une manière très-sensible sur la santé des femmes enceintes, a pour objet une profession, un métier, ou des occupations domestiques, qui occupent les muscles sans les fatiguer et sans exposer le corps à de violentes commotions. Lorsque la richesse rend l'emploi des forces physiques inutile à l'entretien de l'existence, on peut remplacer les exercices habituels par tous ceux que comprend la gymnastique de Tronchin; tels que les soins domestiques, et les mouvements nécessaires pour les remplir, ou par quelques jeux qui occupent le système musculaire, sans exposer à des chocs que l'état de grossesse rend plus dangereux. On doit regarder comme très-convenables les promenades qui ne sont ni trop longues ni trop fatigantes, et pendant lesquelles les sens et l'imagination reçoivent une foule d'impressions qui les occupent d'une manière douce et agréable. « L'exercice, dit l'auteur de l'*Hygiène des femmes nerveuses*, convient aux femmes enceintes; il peut même à lui seul prévenir ou dissiper une foule d'accidents ou de complications qui transforment trop souvent la grossesse en une sorte de maladie. Cependant il doit être modéré, et pris seulement dans des limites capables d'imprimer aux forces vitales une distribution régulière, et de soutenir l'énergie des organes sans la détruire. » C'est vers la fin de la grossesse que l'exercice bien ordonné peut devenir très-favorable ; toutefois, il ne faut pas oublier qu'il a pour objet essentiel d'entretenir les forces sans les user, et qu'il deviendrait préjudiciable si on le poussait jusqu'à la fatigue.

On doit donc proscrire les exercices violents, les promenades en traîneau, dans des voitures non suspendues et conduites sur un sol inégal ; l'équitation, la danse pourraient avoir aussi des inconvénients, au moins dans quelques circonstances ; mais si les jeux et les plaisirs ont leurs dangers, l'excès du travail, les mouvements pénibles auxquels plusieurs femmes des dernières classes de la société sont obligées de se livrer pendant leur grossesse, exposent à des accidents que la charité publique devrait prévenir ; et, sans doute, ce serait une loi sage et digne d'un peuple sensible et éclairé que celle qui ordonnerait, aux autorités chargées de la police des différents cantons, de prendre les mesures nécessaires pour empêcher les femmes, qui sont arrivées à une certaine époque de leur grossesse, d'être accablées par des travaux dont l'excès et la nature ne peuvent se concilier avec les ménagements et les égards qu'exige leur situation.

Vers la fin de la grossesse les femmes doivent plus

que jamais économiser leurs forces, et, les employant sans les fatiguer, ne pas se conduire suivant un préjugé dangereux qui les engage à s'agiter beaucoup, à danser, ou à faire des promenades forcées dans l'intention de rendre ainsi le travail de l'accouchement plus facile.

Pour rendre la marche moins pénible et prévenir les chutes et les secousses, les femmes enceintes useront avec avantage de souliers à talons larges et plats ; elles doivent en outre éviter de se tenir trop longtemps debout ou à genoux, et de chanter dans cette dernière attitude.

Voici encore comment s'explique à ce sujet l'auteur de l'*Hygiène de la femme* : « Les femmes enceintes doivent prendre de l'exercice, elles peuvent s'occuper des soins de leur ménage et varier leurs occupations entre les ouvrages départis à leur sexe et leurs promenades en plein air, surtout à la campagne. Les secousses inattendues et souvent répétées leur sont toujours nuisibles, et cependant, si l'exercice était tout à fait passif, il ne produirait aucun bon effet. Le meilleur de tous est celui qui fait mouvoir le plus de parties, toujours relativement à leurs forces respectives ; la promenade à pied remplit ce but mieux que tout autre, et c'est surtout quelques instants après le repas qu'elle peut produire un effet bien salutaire.

« Il devient presque inutile d'interdire aux femmes enceintes les exercices qui occasionnent des mouvements trop brusques, tels que l'équitation, les sauts, la danse; ces exercices peuvent être très-nuisibles à toutes les époques de la grossesse, et plus particulièrement vers la fin. En un mot, l'exercice est utile, même indispensable dans la grossesse; mais la femme étant alors dans un état de force peu considérable, toute disproportion d'action deviendrait fort préjudiciable. Enfin la femme pendant la grossesse, quoique certaines époques méritent exception, a plus de propension au sommeil, soit que la concentration des forces vitales sur la matrice lui fasse éprouver ce besoin comme nous l'éprouvons après un repas plus copieux qu'à l'ordinaire, soit que le calme qui s'établit alors dans toutes les fonctions résulte d'une disposition naturelle dont l'effet est de favoriser l'accroissement du fœtus. Elle aura donc soin de proportionner la veille au repos qui lui est devenu plus nécessaire dans cette circonstance. »

« Le sommeil, qui n'est autre chose que la suspension momentanée du mouvement et de la sensation, dit Moreau de la Sarthe, est d'une nécessité indispensable pendant le temps de la grossesse, et les femmes enceintes doivent regarder comme préjudiciables à leur état ces veilles immodérées, que des habitudes vicieuses leur font quelquefois consacrer à la vanité et au plaisir. Il faut d'ailleurs éviter les lits de plume, les couchers trop souples, cet édredon, dans lequel la mollesse aime à s'ensevelir, et dont la chaleur devient incommode et dangereuse. »

Écoutons encore l'auteur de l'*Hygiène des femmes nerveuses :* « Le sommeil est très-salutaire aux femmes enceintes; elles peuvent céder à ses douces avances; mais elles éviteront les lits trop mous, car ces nids de laine ou de duvet, si chers à la paresse, sont on ne peut plus contraires à la santé, par la chaleur étouffante qu'ils appellent et qu'ils retiennent autour du corps, pendant une époque à laquelle la sensibilité est augmentée et presque toujours exaltée. »

Le lit, en effet, destiné au repos et à la réparation des forces, doit être de nature à céder modérément au poids du corps; et ce n'est point ici un précepte banal, une formule obligée et insignifiante, car les lits trop mous ont le double inconvénient de provoquer des sueurs affaiblissantes et de disposer aux hémorrhagies. En général, le lit doit être placé dans une chambre vaste et aérée et non dans un lieu étroit et enfermé, comme dans une alcove, où l'air ne se renouvelle que difficilement.

Les femmes enceintes doivent aussi se condamner à un repos absolu après le repas, et ne se livrer à des exercices ou à des études qu'après le temps de la première digestion.

Quant à l'état de la sensibilité, il exige beaucoup de ménagements et d'égards pendant la grossesse. « Les soins que les femmes réclament de nous, pendant la grossesse, dit un auteur, se rapportent en grande partie au commerce du cœur, de l'intelligence et de la pensée. Elles demandent à être traitées avec bonté, et même avec douceur; il faut craindre de les alarmer, de les inquiéter ou de les effrayer, car, à cette époque, toutes les impressions se font sentir chez elles d'une manière plus profonde et plus douloureuse que jamais. »

Une femme enceinte doit donc être, pour les personnes qui l'entourent, l'objet d'une attention particulière, quelquefois même minutieuse, relativement
à tout ce qui est du domaine des fonctions cérébrales.
Sa susceptibilité est accrue par sa position, et toutes
les impressions qu'elle reçoit sont plus fortes. Son
jugement est moins sûr, elle a moins de force dans sa
volonté et moins de constance dans ses goûts. L'aver-
sion, les antipathies exagérées, la colère même, ne
sont point inaccessibles, dans ce moment, à ce sexe
dont les penchants naturels sont la bonté, la com-
passion, l'attendrissement et le besoin de soulager
tout ce qui souffre. Bien plus, on a vu l'état de grossesse être accompagné d'une véritable aliénation mentale.

Cette excitation, ou le trouble des fonctions senso-
riales et intellectuelles est, dit-on, le résultat de la
réaction sympathique que l'utérus exerce sur le cerveau, plus particulièrement encore pendant la grossesse
que dans aucune autre circonstance. On peut admettre
cette explication ; mais il est naturel de penser aussi que
les inquiétudes continuelles, dans lesquelles la placent
les incommodités toujours renaissantes de sa position,
les privations que la raison lui impose, l'incertitude
de l'issue de sa grossesse, l'attente de la douleur, les
tourments de la maternité, en un mot, ne sont point
étrangers à cette excitation cérébrale. Au reste, quelle
qu'en soit la cause, il est de la plus haute importance
de prévenir ou d'éloigner tout ce qui pourrait l'aug-

menter; toutes les émotions pénibles, tristes et concentrées, la colère, une joie excessive ou la frayeur,
des sujets de haine ou de jalousie, peuvent produire
chez elles les accidents les plus affreux. Nous dirons
donc avec l'auteur de l'*Hygiène des femmes nerveuses,*
que les femmes enceintes ont des ennemis à craindre
et à éviter. Ce sont les passions tristes ou les passions
ardentes, les émotions fortes ou convulsives, et même
les impressions agréables, mais trop vives; en effet,
l'état de mère développe en elles comme de nouveaux
sens, qui ont des appétits ou des goûts si bizarres que
les choses les plus innocentes peuvent devenir momentanément très-nuisibles et très-redoutables.

Pendant leur grossesse, les femmes fuiront avec un
égal soin toutes les tristesses et toutes les joies de la
nature; elles craindront jusqu'aux bruits mystérieux
du soir, si pleins d'émotions et de douces rêveries;
pour elles tout est dangereux; il leur faut le calme
des sens, et celui de l'esprit et du cœur.... Mais si le
murmure d'une eau pure qui serpente ou qui coule
lentement, si le chant des oiseaux, l'épi qui jaunit ou
la feuille qui tombe, si le silence ou le bruit d'alen-
tour sont autant de causes de souffrance pour leur âme
inquiète et attendrie, à plus forte raison le glas funèbre, le son monotone de la cloche qui gémit grave-
ment dans le lointain, la rencontre fortuite d'un modeste convoi, une croix dans le désert ou sur le bord
d'un chemin, deviendront pour elles des éléments capables de troubler leurs sens, de tourmenter leur
sensibilité, et d'effrayer leur raison autant que les

impressions que ces images font naître, par l'association des idées mélancoliques ou déchirantes qu'elles favorisent ou entretiennent.

Ainsi donc, les femmes enceintes, et parmi elles les plus impressionnables et les plus nerveuses, auront grand soin d'éviter les spectacles douloureusement attachants, les scènes trop attendrissantes ou tragiques, et tous les mouvements qui saisissent ou qui captivent fortement l'imagination ou le cœur. Elles craindront également de s'abandonner aux transports violents d'une joie immodérée, et elles se garderont bien non-seulement d'ajouter foi, mais même de prêter l'oreille aux récits aventureux des sages-femmes ou des gardes-malades, surtout si de pareils contes, presque toujours faits à plaisir ou enjolivés, étaient de nature à faire naître quelques craintes sur les événements dont la grossesse ou l'accouchement sont parfois accompagnés.

« On doit autant que possible, dit aussi Lachaise, soustraire aux regards des femmes enceintes tous les objets capables d'affecter leur imagination, tels que les morts, les convois funèbres, les scènes affreuses et tragiques, et le spectacle toujours affligeant des personnes mutilées ou affectées de maladies dégoûtantes; on doit avoir pour elles tous les égards qu'exige l'état dans lequel elles se trouvent, et qui commande, sous tous les rapports, la douceur, le respect et la plus grande indulgence pour leurs caprices ou leurs bizarreries involontaires, qui semblent être inhérents à leur position; non pas qu'il faille ajouter la moindre foi à ce préjugé ridicule, et si généralement répandu, que les raisonnements les plus spécieux et les preuves les plus positives ne parviennent point à détruire ; ce préjugé, dis-je, qui consiste à croire que l'imagination d'une femme grosse peut avoir une telle influence sur l'enfant qu'elle porte que lorsqu'elle désire ardemment quelque chose, ou qu'elle est effrayée par un objet quelconque, il se forme une difformité semblable à l'objet de ses désirs ou de sa frayeur, sur la partie de son enfant qui correspond au point de son corps, vers lequel elle porte sa main immédiatement après la vive sensation qu'elle vient de recevoir. S'il est important de ménager son moral et d'éviter tout ce qui peut produire une impression fâcheuse sur le cerveau, ce n'est donc nullement par la crainte chimérique de ces difformités ; car, comme on l'a dit mille fois après Buffon, que de singulières figures ne verrait-on pas, si les vains désirs de la mère étaient marqués sur la peau des enfants ? Mais le fœtus, jouissant pour ainsi dire d'une vie commune avec la mère, il est impossible que les agitations violentes qu'elle éprouve n'exercent pas sur lui une influence défavorable. »

Que les femmes enceintes craignent donc plus que jamais et préviennent alors les émotions pénibles, concentrées ou convulsives, ainsi que les passions tristes et orageuses ; qu'elles fuient surtout les occasions de se livrer à la colère ou aux transports d'une joie immodérée, qu'elles éloignent encore toutes les occasions dangereuses, notamment les chagrins, la jalousie, la haine, la crainte, etc.

Malheureusement l'état de grossesse développe quelquefois un tempérament particulier, et des dispositions physiques qui commandent au moral, et qui occasionnent plusieurs affections très-dangereuses. On peut dire aussi qu'en général, chez les femmes enceintes, le jugement est moins sûr, l'imagination plus active, plus mobile, plus disposée à s'alarmer et à se livrer aux associations d'idées les plus tristes ; ce qu'il faut éviter autant que possible, et, dans ce dessein, appliquer à l'esprit faible et malade une sorte de traitement moral, qui consiste principalement à le distraire, à le préoccuper par des idées agréables ; enfin à éloigner, soit dans les discours, soit dans le spectacle, tout ce qui serait capable de conduire à des émotions de tristesse ou de crainte, sur les événements dont la grossesse ou l'accouchement peuvent être accompagnés.

Quelquefois les femmes enceintes se frappent et se persuadent que leur accouchement aura les suites les plus funestes. L'amitié seule, et l'amitié la plus adroite, la plus éloquente, peut alors changer une telle disposition. Le moral de la femme enceinte commande d'ailleurs, comme un devoir, la douceur, les égards et surtout la plus grande indulgence pour une foule de caprices et de bizarreries involontaires, qu'il faut attribuer à l'état des organes, et qui ne doivent inspirer d'autres sentiments que ceux de la plus tendre et de la plus affectueuse commisération. Remarquons aussi que cette bienveillance, ces égards exigés par l'état de grossesse, devraient peut-être occuper les gouvernements, et si une des lois de Lycurgue ordonnait aux femmes enceintes d'avoir constamment sous les yeux les images de Castor et de Pollux, des lois plus utiles, plus dignes d'un peuple arrivé à un haut degré de civilisation, devraient 1° faire regarder comme sacrée la personne des femmes pendant tout le temps de leur grossesse, et punir sévèrement le barbare qui les traiterait avec violence; 2° éloigner de tous les lieux publics les objets capables d'affecter l'imagination, alors si susceptible d'être alarmée; 3° condamner au silence la cloche funèbre qui, dans plusieurs villes et villages, annonce la mort ou les convois, et renvoyer aux ouvrages de sciences ces récits d'avortement ou de monstruosité, que les journaux publient si souvent avec une coupable indiscrétion ; 4° enfin, avoir égard, dans plusieurs jugements criminels, à l'influence que l'état de grossesse peut exercer, dans quelques circonstances, sur des déterminations que la barbarie et l'ignorance ont trop souvent punies sans s'arrêter à cette importante considération.

Au nombre des excitations cérébrales qui peuvent porter atteinte à la santé d'une femme enceinte et à celle de son enfant, nous devons signaler les jouissances vénériennes fréquemment répétées. Dès l'instant qu'une femme a acquis la certitude de sa grossesse, elle devrait, pour sa propre conservation et pour celle du fruit qu'elle porte, modérer ses désirs et ses passions, et ne pas oublier que, le but de la nature étant rempli, de nouvelles approches peuvent, dans bien des circonstances, devenir funestes par les mou-

vements tumultueux auxquels elles entraînent. Pourrait-on croire raisonnablement que le fœtus, dont
l'existence est si frêle, puisse supporter, sans danger,
le désordre que produit souvent dans toute l'économie
l'extase de la volupté? D'ailleurs, cet acte est toujours
accompagné d'une irritation des parties génitales, qui,
attirant le sang vers l'utérus, peut déterminer un écoulement sanguin, susceptible d'entraîner le produit de
la conception. Aussi Levret observe-t-il que la plupart des fausses couches qui surviennent spontanément, ou du moins sans cause apparente, proviennent
de l'abus des plaisirs vénériens.

Les accoucheurs modernes ont confirmé, par une
foule d'observations, cette remarque importante, qui
n'avait point échappé à l'attention des anciens, comme
on peut le voir par un passage du poëme latin de Scé-
vole de Sainte-Marthe. Voici les propres termes de
l'auteur latin :

« Vos venerem immodicum, o matres! si cura salutis,
« Vos venerem vitate, sibi nocet ipsa suumque
« Sæpe retexit opus. »

Pour conserver le fruit de vos premiers plaisirs,
Réprimez désormais vos amoureux désirs.
Au feu qui vit en vous, un nouveau feu peut nuire,
Et ce qu'amour a fait, amour peut le détruire.

Il importe donc de modérer les désirs vénériens et
de jouir rarement des plaisirs de l'amour. Dans cet
état, où l'homme naturel n'est dépravé ni par les
biens ni par les maux de la société, la femme en-

ceinte le recherche aussi peu qu'il la recherche. Les peuples d'Amérique, à demi civilisés, ne connaissaient jamais les femmes durant la gestation, et c'est vraisemblablement, dit Paw, une des raisons pourquoi il y naissait si peu d'enfants difformes et contrefaits, dont la multiplication tient plus qu'on ne pense à une incontinence brutale. Telle est sans doute une des causes qui font que la mortalité des femmes en couche, chez les nations sauvages, est bien moindre qu'en Europe. En prenant les pays de l'Europe, ajoute Paw, l'un portant l'autre, on trouve que sur cent femmes en couche, il en meurt plus d'une ; et en Amérique, sur mille femmes en couche, il en meurt à peu près une.

N'est-ce donc pas accuser la nature de contradiction que d'admettre que l'état de grossesse excite les désirs vénériens ? On doit le penser ; aussi personne ne peut douter que, dans une semblable position, une excitation amoureuse est plus apparente que réelle, et qu'elle imprime moins de véritables désirs que la crainte d'un long interrègne. Prévenons donc cette ardeur factice, en redoublant nos soins et en effaçant toute ombre de froideur, ou en prévenant tout soupçon d'indifférence. Si pourtant les désirs existaient réellement de part et d'autre, il pourrait y avoir autant d'inconvénients à les maîtriser qu'il y aurait de danger à les satisfaire sans réserve et sans précautions.

« L'appétit vénérien, dit un médecin, demande à être surveillé chez les femmes enceintes ; mais ici, comme dans beaucoup d'autres circonstances, il n'y a pas de règles absolues à établir : chacun a sa nature et sa mesure, et ce qui convient à telle ou telle personne est nuisible à une autre. Ainsi, il est prudent de ne pas pencher, ni du côté de ceux qui, comme disait Montaigne, abominent la conjonction, ni du côté de ceux qui prétendent que les secousses réitérées de l'amour et l'agitation voluptueuse des sens ne peuvent qu'ajouter au travail salutaire d'une grossesse, en rendant l'accouchement plus prompt et moins laborieux. La sagesse exige qu'on adopte un terme moyen entre ces deux extrêmes. »

Personne n'ignore que quelques peuples séquestrent et isolent les femmes pendant tout le temps de leur grossesse, ou repoussent leurs faveurs; c'est même un homicide, à la mode de Platon, de rechercher alors les embrassements de son épouse, et un grand nombre de casuistes, de philosophes et de médecins se sont accordés pour regarder la même action, les uns comme criminelle, les autres comme nuisible et capable de troubler le travail de la gestation.

En effet, les secousses et l'agitation de l'union conjugale peuvent déranger le développement du fœtus, et on cite des exemples de femmes qui ne sont parvenues à accoucher à terme qu'en s'abstenant des plaisirs de l'amour pendant tout le temps de leur grossesse. La loi, qui commande alors la continence, doit avoir cependant de nombreuses exceptions; et si la santé de la mère est la condition la plus indispensable pour le développement du fœtus, les plaisirs de l'amour et les rapports entre les époux ne

doivent pas être suspendus dans toutes les circonstances où l'habitude et un tempérament amoureux
les font vivement désirer.

Le mouvement imprimé par une voluptueuse impression pourra convenir aux constitutions lymphatiques et lorsque l'utérus jouit à peine de la vitalité
nécessaire au travail de la gestation.

Remarquons, en outre, que le temps où les plaisirs
de l'amour auraient le plus d'inconvénient, pendant
la grossesse, est celui où les règles paraissaient avant
la gestation, et que l'époque habituelle de la menstruation est d'ailleurs le moment où les plaisirs de l'amour
ne doivent jamais avoir lieu. Pendant la grossesse,
vers le quatrième ou le cinquième mois surtout, la
religion permet et l'hygiène prescrit aux époux de
choisir, dans leurs embrassements, l'attitude la moins
défavorable au fœtus.

Du régime alimentaire de la femme enceinte.

Si la tempérance fut rigoureuse, c'est pour la femme
qui a conçu. Des aliments d'une digestion facile,
nourrissants et peu épicés, pris en quantité modérée,
et non d'une manière excessive comme s'imaginent
devoir le faire la plupart des mères; des boissons peu
stimulantes doivent composer son régime alimentaire.

Pendant le temps de la grossesse une femme doit,
sinon se restreindre à sa nourriture habituelle, du
moins la régler sur un nouveau plan, ou lui faire

subir quelques modifications rigoureuses et nécessitées par son nouvel état. Ses besoins, dont l'intempérance exagère trop souvent ou dénature le sentiment, doivent être, pendant la grossesse, resserrés dans les limites tracées par la sagesse et la modération. Le régime alimentaire, en effet, est une des choses les plus importantes à surveiller chez les femmes enceintes, et nous devons sentir d'autant plus l'importance de tracer ici des règles sages, qu'il n'y a point de sottises et même d'absurdités qui n'aient été débitées à ce sujet. Les uns prétendent que les femmes enceintes doivent choisir avec soin leurs aliments et les compter; les autres prétendent qu'elles peuvent manger de tout indistinctement parce que l'enfant fait tout digérer. Ceux-ci recommandent des choses qui ont toujours des propriétés merveilleuses; ceux-là vantent d'autres choses qui seront encore bien plus extraordinaires!

Que reste-t-il aux femmes à faire en pareille circonstance? quel parti prendront-elles entre tant d'avis opposés? Elles s'en remettront à la raison, à l'instinct, au bon sens. Elles mangeront à leur appétit, peu à la fois et souvent, et de façon que les digestions se fassent complétement et sans fatigue; elles choisiront parmi les aliments ceux qui leur plairont davantage, quelle que soit d'ailleurs l'opinion courante sur la vertu de ces aliments. « En fait d'aliments, dit le docteur Capuron, que la femme grosse consulte son goût, son appétit, son habitude; ici point de jeûne ni d'abstinence; qu'on bannisse de sa table, autant qu'on pourra, les substances rances, salées, fumées ou fortement assaisonnées, qui sont trop échauffantes; les boissons à la glace, qui peuvent causer des coliques et l'avortement; la salade, les fruits verts, et en général les crudités, qui donnent des aigreurs d'estomac. Un pain léger, des viandes nourrissantes, telles que celles de bœuf, de mouton, de veau, d'agneau, de volaille, de poulet, de poule, de chapon, de perdrix, de pigeon, rôties ou bouillies, des potages avec de bons légumes, des œufs frais, des poissons de rivière ou d'eau courante, pourvu qu'ils ne soient pas salés ni trop anciens, un bon vin vieux, mais suffisamment étendu d'eau, voilà ce qui doit faire la principale nourriture pendant la grossesse. »

Enfin, les femmes céderont, jusqu'à un certain point, à leurs envies et à leurs goûts extraordinaires ou bizarres, pourvu cependant que les aliments ou les boissons désirés ne possèdent d'ailleurs aucune propriété véritablement malfaisante. Elles ne courront ainsi aucun danger, parce que l'état de grossesse imprime à la sensibilité de l'estomac une modification telle, qu'il arrive souvent que les substances ou les mets les plus indigestes ordinairement passent à cette époque sans inconvénient, et produisent même, jusqu'à un certain point, une action salutaire; tandis que, par une sorte de renversement physiologique, les mets les plus sains deviennent nuisibles et agissent quelquefois comme des poisons.

L'eau pure est presque toujours la boisson qui convient le mieux aux femmes enceintes; le vin, les

liqueurs, et en général toutes les boissons qui pourraient augmenter la susceptibilité et la mobilité nerveuses, auxquelles elles sont déjà si exposées pendant
la grossesse, leur conviennent peu ; elles n'en useront,
par conséquent, qu'avec une très-grande sobriété ;
mais elles seront encore plus sévères sur l'usage du
thé et du café, à moins pourtant que ces boissons ne
soient demandées par l'habitude, ou indiquées par
une disposition particulière de l'estomac.

« L'eau pure ou l'eau mêlée avec le vin, dit Moreau
de la Sarthe, est en général la boisson la plus convenable aux femmes enceintes ; si l'irritabilité est
extrême, on doit se tenir constamment à l'eau pure,
éviter le thé et le café, à moins que l'expérience
n'ait appris qu'un mode particulier de sensibilité
permet d'en user sans inconvénient. Les stimulants
n'agissent pas toujours en raison de la force que
nous leur supposons, et les propriétés dont ils sont
respectivement doués paraissent influer beaucoup
moins sur la différence de leurs effets que le mode de
sensibilité propre à chaque constitution : ainsi le
vin et les spiritueux, en général, ébranlent à peine
certaines fibres qu'un peu de thé ou de café livre
au spasme et à la convulsion. Ces boissons laissent
également dans un état de tranquillité absolue une
sensibilité que le vin exciterait d'une manière pénible et fatigante, et j'ai donné des soins à plusieurs
femmes chez lesquelles une infusion légère de camomille, ou une décoction très-faible de quinquina,
développait une affection nerveuse, tandis qu'elles

supportaient impunément l'action d'un autre tonique, que des essais et des tâtonnements me firent
regarder comme plus propre à leur mode d'organisation. Ces irrégularités ont souvent lieu pendant
la grossesse; il faut donc, en général, se garder de
ne rien prescrire ou permettre d'une manière absolue, avant d'avoir bien interrogé l'état de l'action
nerveuse et de la sensibilité, dont les écarts et les caprices si multipliés se joueraient du médecin qui voudrait leur appliquer des formules générales et des lois
sans exception. »

« Quant aux boissons, dit le docteur Lachaise, l'habitude et la constitution auront encore quelque part à
leur choix; ainsi il y aurait de l'inconvénient pour
celle qui est habituée à quelques boissons excitantes,
de s'en priver tout à coup; mais si celle-ci peut en continuer un usage modéré, à combien de dangers ne
s'exposerait pas celle qui, joignant à un défaut d'habitude une constitution nerveuse, aurait l'imprudence de s'y adonner non-seulement sans mesure,
mais même avec quelque réserve. L'eau mêlée avec
un tiers de vin environ est la boisson la plus convenable. On ne retirera pas moins de grands avantages
des boissons légèrement acidules qui, prises en petite
quantité, ne surchargent pas l'estomac, et tempèrent
une soif qu'une grande quantité de liquide ne saurait
étancher, comme il arrive dans certaines circonstances
telles que l'été et l'intervalle des repas. »

L'usage du café, du thé, et de cette foule de liqueurs prétendues stomachiques, dont la plupart des

femmes aisées croient indispensable de faire suivre
tous leurs repas, doit être abandonné durant la grossesse; mais je ne vois guère pourquoi les accoucheurs
n'ont pas établi une exception en faveur du café et du
thé au lait, qui forment le déjeuner habituel d'un
très-grand nombre de femmes. Cette nourriture peut
être excitante, à parler rigoureusement, mais l'interdire à celles chez lesquelles l'habitude en a rendu
les effets absolument nuls, ne serait-ce pas attacher
de l'importance à des choses insignifiantes par elles-
mêmes, ne serait-ce pas même imposer une privation aussi pénible pour celle qui l'éprouve, que ridicule de la part de celui qui l'ordonne.

Des précautions que les femmes enceintes doivent apporter dans le choix et
l'ajustement de leurs vêtements.

Si le médecin sensible a souvent à gémir en secret
de rencontrer des femmes jeunes qui sacrifient immo-
ralement leur propre santé à la coquetterie et à tous
les travers de la frivolité; si la plupart de ces femmes
se montrent sourdes à ses conseils ou n'en tiennent
aucun compte; si, sans cesse entraînées par le tourbillon des plaisirs, elles ont rarement le courage de
s'imposer les sacrifices légers que commande l'état de
grossesse, et, comme pour se dédommager des douleurs et des privations que bientôt elles auront
inévitablement à souffrir, elles se livrent d'abord à
toutes les jouissances qu'elles ont le talent de faire
naître et de multiplier autour d'elles, il en est heu-

reusement un très-grand nombre si bien pénétrées des devoirs sacrés qu'elles ont à remplir dès l'instant même de la conception, qu'elles abandonnent, sans peine, les douceurs d'une frivolité passagère, pour ne pas oublier un seul instant l'importance de leur position, et ne jamais perdre de vue l'être auquel elles vont donner le jour; c'est pour elles que nous dirons que la grossesse, même la plus heureuse, pouvant être regardée comme un état de faiblesse relative et d'indisposition, les femmes doivent nécessairement alors s'exposer moins que jamais aux intempéries atmosphériques; que leur température, à la vérité, est augmentée; mais leur puissance de réaction n'étant plus la même, et sa diminution les rendant beaucoup plus sensibles au froid, et surtout au froid humide, elles doivent s'en défendre avec soin, et elles devront lui opposer des vêtements convenables et analogues à la saison. Cette précaution, ces soins seront d'ailleurs d'autant plus indispensables que les habitudes de la richesse auront rendu l'organisation plus délicate; et ce ne serait pas impunément que les femmes qui sont dans ce cas cèderaient alors aux caprices de la mode, et refuseraient de renoncer, au moins pendant leur grossesse, à ces habillements trop légers ou trop incomplets pour les défendre contre les rigueurs du froid et de l'humidité.

Une femme enceinte aura donc le soin de ne se servir que d'habillements dont la nature sera parfaitement en rapport avec sa manière d'être actuelle, et les vicissitudes de la température, pour lesquelles nous

savons qu'elle est fort impressionnable. Le mot *enceinte*, par lequel on désigne une femme qui a conçu,
veut dire uniquement *sans ceinture*, pris dans son
sens originaire. En effet, chez les Romains, les
femmes étaient dans l'habitude de se serrer fortement
le corps au-dessous des seins avec une ceinture que
non-seulement un usage consacré par l'habitude, mais
bien une loi positive, les obligeait de quitter dès le
moment qu'elles avaient acquis la certitude d'avoir
conçu. Lycurgue avait aussi porté une loi qui ordonnait aux femmes enceintes de porter des habillements
très-larges, c'est-à-dire susceptibles de ne porter aucun
préjudice au libre développement de l'objet précieux
dont la nature les a rendues momentanément dépositaires. « Quant aux vêtements, dit un médecin, les
femmes enceintes doivent avoir grand soin qu'ils
n'exercent aucune pression incommode ; il faut les
faire confectionner de manière qu'ils ne gênent en
rien l'exercice de la respiration et qu'ils laissent au
corps toute la liberté de ses mouvements. Le ventre
demande surtout à être respecté, et l'habitude absurde
qu'ont encore certaines personnes de se faire serrer
de haut en bas, dans l'espoir de faciliter ainsi l'expulsion de l'enfant, relève incontestablement d'un
préjugé ridicule que l'ignorance seule peut enfanter et
perpétuer. »

Je dois ajouter que des vêtements étroits qui
étreindraient la poitrine et l'abdomen, nuiraient à
l'accroissement des mamelles, augmenteraient la gêne
de la respiration, l'embarras de la circulation et la

compression de l'estomac, s'opposeraient au libre développement de l'utérus et à son ascension dans l'ab -
domen, et pourraient être une cause de déplacement
de cet organe, comme le remarque White. C'est à tort
que les femmes s'imaginent ou feignent de s'imaginer
qu'un busc est utile, en empêchant le fœtus de se
porter trop haut; cette machine est, au contraire,
extrêmement désavantageuse; car la pression qu'elle
exerce, agissant de haut en bas, retient l'utérus et le
force de se développer dans une situation déclive, ce
qui est pour la suite une cause puissante de descente
de cet organe. Il serait dangereux que les mamelles qui
commencent à entrer en action fussent, ainsi que les
parties voisines et les membres supérieurs, exposées à
l'action du froid. On a vu des femmes qui, pour une
semblable cause, eurent une inflammation très-éten-
due de ces deux organes suivie d'abcès. J'ajouterai
encore que la saillie de l'abdomen des femmes enceintes repousse en avant les jupes dont elles font
usage, les éloigne de la partie inférieure de l'abdomen
et de devant les cuisses, et laisse ces parties exposées à l'action du froid; les femmes doivent avoir
le soin de porter un caleçon de flanelle dans les saisons
froides.

Il est donc d'une indispensable nécessité qu'une
femme enceinte sacrifie, aux droits et aux devoirs de
mère, ces corsets baleinés que la mode rend malheureusement nécessaires. Indépendamment de tous les
autres désagréments, qu'ils ont de commun avec ceux
qu'ils entraînent dans toute autre époque de la vie,

ils ont encore durant la grossesse le dangereux inconvénient d'exercer une pression considérable sur les
seins, d'aplatir le mamelon, ou de nuire à son développement, de gêner la glande mammaire dans l'importante sécrétion qui lui est confiée, et d'augmenter
sa sensibilité déjà tellement accrue par le fait même
du gonflement naturel qui précède l'instant où elle est
appelée à remplir complétement la fonction qui lui
est propre, qu'elle devient ordinairement le siége
de vives douleurs. Leur effet est aussi nuisible au
développement de la matrice, qu'ils forcent souvent
de s'accroître dans une position vicieuse, et l'exemple
a prouvé plus d'une fois que, dans certaines circonstances, la mauvaise conformation ne pouvait raisonnablement être attribuée à aucune autre cause qu'à
cette compression intempestive. L'avortement a quelquefois même été le résultat de l'impossibilité dans
laquelle on a, par ce moyen, placé la nature de
vaincre la résistance qu'on s'est imprudemment obstiné
à lui opposer.

Enfin, il n'est pas moins dangereux, vers les derniers mois de la grossesse, de comprimer fortement
les membres abdominaux aux environs des articula-
tions; la pression qu'exerce alors l'utérus sur l'origine
des vaisseaux qui, du bassin, s'étendent aux parties
inférieures du corps, les expose aux engorgements
œdemateux et aux dilatations variqueuses. Les jarretières trop serrées favorisent inévitablement cette disposition nuisible. Les chaussures trop étroites ont
aussi de très-grands inconvénients, non-seulement en

rendant la marche peu sûre, mais encore en formant
un obstacle à l'ascension du sang veineux et à l'action
naturelle des vaisseaux lymphatiques.

De l'attention qu'une femme enceinte doit apporter dans le choix de son
habitation, et des relations atmosphériques, des bains, des purgatifs et de
la saignée, considérés dans leurs rapports avec l'état de la femme enceinte.

Il n'est pas indifférent pour une femme enceinte
d'habiter tel ou tel lieu et de s'exposer sans précaution
à toutes les vicissitudes de l'atmosphère; elle doit en
recevoir les mauvaises influences avec d'autant plus de
facilité, qu'elle semble se trouver alors dans des circonstances favorables à leur impression. « Les femmes
enceintes, dit un célèbre accoucheur, sont beaucoup
plus sensibles au froid, et surtout au froid humide. »
Que celles qui veulent éviter une grossesse pénible ne
se tiennent pas constamment renfermées dans un en-
droit clos, où l'air est bientôt altéré sans pouvoir se
renouveler. La trop grande chaleur les incommode
également; elles doivent s'exposer le moins possible
aux intempéries des saisons et renoncer aux promenades du soir; elles craindront aussi d'habiter les maisons nouvellement bâties, parce qu'indépendamment
de l'humidité qu'elles renferment, elles sont encore
fort dangereuses, en raison du gaz sulfureux qui se
dégage continuellement du plâtre qui a servi à leur
construction. Les appartements récemment vernis,
ceux où se dégage de la vapeur de charbon, ceux
même qui sont embaumés par des essences doivent

être évités par elles, comme recelant des causes propres à affecter d'une manière pernicieuse leur système
nerveux, et pouvant occasionner des spasmes et des
syncopes, dont l'expérience a montré que l'avortement
pouvait être la suite.

Il n'est pas jusqu'aux odeurs les plus suaves dont
les femmes enceintes ne doivent, autant que possible,
redouter l'impression. On a vu les plus doux parfums
des fleurs, comme celui de la rose, du jasmin, du
muguet, produire pendant la grossesse, chez les femmes nerveuses, des céphalalgies violentes ou d'autres
accidents plus graves.

Elles doivent donc se soustraire à cette émanation
odorante un peu forte, capable d'affecter vivement la
sensibilité olfactive.

Ainsi donc, point de fleurs chez les femmes enceintes, si ce n'est pourtant quelques roses ou quelques
muguets et encore est-il prudent, d'après ce que nous
venons de faire observer, de s'en abstenir, tant la sensibilité est extraordinaire et bizarre chez certaines
femmes, tant l'état de grossesse ajoute encore à cette
grande susceptibilité, et prédispose extraordinaire-
ment à une foule d'accidents qui éclatent sous l'impression que produisent les odeurs les plus innocentes
à toute autre époque.

Les femmes enceintes doivent fuir aussi avec soin
tous les lieux destinés aux rassemblements nombreux
et particulièrement les salles de spectacle.

L'application de ces préceptes doit être générale,
ou du moins dans tous les cas où elle n'offre pas trop

de difficulté ; nous dirons de plus à l'homme sensible, et dont la situation est assez heureuse pour environner sa jeune épouse de toutes les circonstances les plus favorables à la grossesse, qu'il doit d'abord l'enlever au séjour des grandes villes, la transporter loin de tous les lieux où l'air et les mœurs ne sont point assez purs, lui choisir un asile champêtre, la fixer sur un sol pierreux, bien éclairé, et sous un climat dont la température soit douce et peu variable.

Il faudra d'ailleurs que l'habitation, disposée d'après des vues d'architecture médicale, soit située à l'est ou au sud-est, et que les appartements se trouvent distribués de manière que la femme, autour de laquelle l'amitié et l'active bienveillance s'empressent avec tant de sollicitude, ait, pendant l'été, chambre à coucher exposée au nord ou au nord-est, et que, pendant l'hiver, elle habite une autre chambre regardant le sud-est et même le sud. « Autant que possible, dit un auteur d'hygiène, les femmes enceintes rechercheront les maisons exposées à l'est; elle habiteront pendant l'été les chambres placées au nord ou au nord-est, et pendant l'hiver, celles qui regardent le sud. »

Plusieurs cosmétiques étant nuisibles dans tous les temps, les femmes enceintes doivent nécessairement renoncer à leur usage, et se préparer ainsi à sacrifier les intérêts d'une coquetterie, souvent mal entendue, aux soins plus importants qui vont bientôt les occuper; c'est la moindre chose, en effet, que les droits de la prudence l'emportent sur ceux de la coquetterie,

au moins pendant le temps où les femmes se trouvent
dépositaires du gage le plus précieux à l'humanité.

On a remarqué que de tout temps les bains, et surtout les bains un peu frais, conviennent parfaitement
aux femmes enceintes. Il est bon de dire cependant
que, chez les femmes d'une constitution molle, lymphatique, les bains tièdes ne pourraient qu'accroître
les inconvénients attachés à leur constitution et les
rendre même maladives; elles pourront en prendre cependant par propreté; il serait toujours plus prudent
qu'elles fissent des ablutions légèrement aromatiques
pour déterger la peau, ayant la sage précaution de
s'essuyer et de se frictionner légèrement avec un tissu
de laine, et surtout d'éviter un changement brusque
de température. On est quelquefois même parvenu à
conduire heureusement au terme de leur grossesse des
femmes faibles et languissantes, au moyen de bains
fréquemment répétés, mais pris à une température
très-peu élevée, comme à douze, quatorze degrés
(Réaumur), par exemple, et suivis immédiatement
d'un exercice actif et modéré.

Lorsqu'une femme, au contraire, est d'un tempérament nerveux, comme la grossesse augmente toujours son irritabilité, les bains tièdes lui conviennent
parfaitement, et sont devenus, dans bien des cas, les
meilleurs antispasmodiques. En général, le temps qui
indique le mieux l'usage des bains tièdes est le premier
et le dernier mois de la grossesse.

Une femme enceinte peut et doit faire usage de lavements aussitôt que les circonstances l'exigent; ceux

qui sont préparés avec des substances émollientes sont les seuls dont elle doive se permettre l'emploi; composés avec ces substances ou quelques corps mucilagineux, ils sont toujours les meilleurs antispasmodiques qu'on puisse administrer par cette voie. Les lavements purgatifs sont le plus constamment nuisibles; il en est de même de ces médecines de précaution, dont certains médecins trop complaisants ont la faiblesse de tolérer l'usage. Les vomitifs doivent aussi être rigoureusement proscrits.

Nous dirons, avec un auteur, qu'il existe une routine aveugle, qui fait beaucoup de victimes, et qui moissonne encore tous les jours beaucoup de femmes qui, à en juger d'après leur bonne constitution, sembleraient vraiment destinées à un meilleur sort; nous voulons parler de la dangereuse manie de saigner quand même, à quatre mois et demi, et sans exception, toutes les femmes grosses, sous le vain prétexte de prévenir ainsi une foule de maux.

Cette pratique, malheureusement fort répandue dans toutes les classes, doit être blâmée et condamnée: d'abord, parce qu'elle est souvent dirigée contre des accidents qui n'existent que dans la tête de certaines commères ou de demi-savants; ensuite, parce qu'elle produit souvent un effet tout opposé à celui qu'on se proposait d'obtenir; enfin, parce qu'elle peut occasionner de fausses couches, et causer même la mort de l'enfant et celle de la mère, particulièrement chez les femmes nerveuses et lymphatiques.

Toutefois, comme il y a aussi des circonstances dans

lesquelles il est nécessaire et quelquefois urgent de saigner, il est bon de les signaler.

La saignée est indiquée si, vers le troisième ou le quatrième mois de la grossesse, la femme éprouve des maux de tête, des éblouissements, des vertiges, si elle se plaint de bourdonnements ou de tintements dans les oreilles, de palpitations ou d'étouffements, si elle accuse en même temps un goût de sang dans la bouche, si le pouls est plein et dur à la fois et rebondissant. En pareil cas, on ne saurait balancer un seul instant, seulement, il faut avoir la précaution de faire pratiquer la saignée à peu près à l'époque à laquelle l'éruption des règles avait lieu avant la grossesse, en proportionnant la quantité de sang à l'âge, à la force, et surtout au tempérament de la femme. De cette manière, elle se trouvera débarrassée de toutes ses indispositions deux ou trois jours après la saignée.

Un savant médecin conseille, avec tous les praticiens éclairés, de faire encore usage de la saignée du bras, pour favoriser l'accouchement, dans quelques circonstances difficiles. Ces circonstances sont : 1° quand l'orifice de la matrice ne paraît pas assez souple pour se prêter à une dilatation convenable ; 2° lorsqu'après l'écoulement des eaux le ventre reste tendu et douloureux ; 3° si l'exaltation du système sanguin fait craindre les convulsions ; 4° enfin, dans le cas où la femme a une perte dès le commencement du travail.

Pour nous résumer, nous dirons encore, avec un illustre auteur, que c'est à l'époque de la conception que commencent les devoirs maternels ; que, dès que la femme pense être enceinte, elle doit, pour sa propre conservation et pour celle du fruit qu'elle porte, modérer ses désirs et ses passions, prendre un exercice proportionné à ses forces et s'assujettir à un régime conforme à son âge, à sa constitution et à son état.

Il est un plan général de conduite à toutes les femmes grosses, et qui consiste : 1° à vivre dans un air pur, serein, tempéré, non humide, ni chargé de vapeurs fétides ou malfaisantes; 2° à user sobrement d'aliments faciles à digérer, et à s'interdire les viandes salées et assaisonnées, les pâtisseries, en un mot, toutes les substances tenaces, lourdes et compactes; dans la grossesse, les femmes doivent être plus sobres et plus tempérantes que dans tout autre état, elles doivent modérer les désirs vénériens, et jouir rarement des plaisirs de l'amour; la modération en toutes choses est le plus sûr moyen de les dispenser de recourir aux remèdes, en prévenant les causes qui les rendent nécessaires; 3° elles doivent boire peu de vin, et rarement sans eau, s'abstenir entièrement des liqueurs fortes, et ne prendre de café que très-rarement, car l'usage habituel de cette boisson a quelquefois occasionné l'avortement; 4° l'exercice à cheval, en voiture, la danse, les travaux pénibles et violents, ont été souvent funestes; les promenades à pied, l'exercice doux, modéré, sont non-seulement utiles mais encore indispensables; 5° les vêtements des femmes enceintes doivent être lâches et ne doivent point comprimer; elles ne doivent point prolonger les veilles; il faut au contraire qu'elles dorment davantage; 6° il leur est avantageux de conserver le calme et la tranquillité de l'âme, de se distraire agréablement par les jeux et les amusements; mais les désirs effrénés et les fortes passions ne doivent jamais trouver d'accès chez elles; 7° il est important qu'elles s'abstiennent de saignées, de purgatifs, des émétiques, que l'ignorance faisait regarder autrefois comme nécessaires dans la grossesse, et dont, on peut le dire, le charlatanisme intéressé tente encore aujourd'hui de perpétuer l'usage; ce n'est que dans un très-petit nombre de cas que ces moyens peuvent convenir. C'est donc dans la paix de l'âme, une vie simple et réglée, l'exercice des passions douces, d'affections avouées par la décence et le devoir, un régime sobre et sain, un travail particulier, que les femmes acquerront les honneurs d'une heureuse maternité.

Accouchement et régime des nouvelles accouchées.

Sans prêter à la nature des craintes frivoles, ou l'astreindre à des détails qu'elle dédaigne, on peut raisonnablement croire qu'après avoir fait prendre aux différents organes destinés à concourir à la génération les modifications les plus convenables à la conception de l'enfant et à sa conservation, pendant la grossesse, elle leur donne aussi celles qui peuvent le faire sortir, avec le moins d'inconvénient, du sein de la mère.

Aux approches du temps où doit se faire l'accouchement, il s'opère une révolution sensible dans l'état physique et moral de la femme. Le moment où cette douloureuse fonction doit s'exécuter est annoncé par

un changement qui paraît donner une nouvelle impulsion à toutes les puissances de la vie, et dont l'effet
est tel que, l'organisation se trouvant comme animée
d'une nouvelle énergie, les mouvements sont plus
libres, la pensée plus active, et toutes les fonctions
faciles et accompagnées dans leur développement général d'un sentiment de force intérieure et de plénitude d'existence, qui dissipe souvent les alarmes et les
inquiétudes dont l'âme des femmes avait d'abord été
préoccupée.

Le travail de l'enfantement ne tarde point alors à
commencer, les femmes en éprouvent les premières
douleurs; elles sont impatientes, et bientôt leurs efforts deviennent si violents, qu'un épuisement absolu
en serait la suite inévitable s'ils n'étaient pas séparés
par du repos, ou même quelquefois par des moments
de sommeil, pendant lesquels la nature accablée re-
prend des forces et se livre ensuite à de nouvelles
contractions.

Dans les premiers moments, les femmes doivent
devenir, sans doute, l'objet de la plus tendre sollicitude; et il importe de régler, d'éclairer la tendresse
qu'on leur prodigue, et dont l'excès et les craintes mal
dissimulées pourraient devenir préjudiciables.

Les premières règles de l'hygiène à observer, dans
cette circonstance, sont de ne point déconcerter ni
troubler la nature; d'éloigner dans ce dessein l'occasion de tous les sentiments capables de la distraire; de
prévenir, s'il est possible, les mouvements qui pourraient croiser ses mouvements; d'écarter les témoins

indifférents et étrangers, ou les amis trop faibles, pour exprimer leur attendrissement sans agitation.

Quelquefois des sages-femmes ou des accoucheurs, voulant prouver leur zèle ou l'importance de leurs soins, interrogent sans cesse les organes en travail, et multiplient leurs touchers indiscrets, sollicitant, provoquant une nature qui n'est pas encore prête à se donner, fatiguent et tourmentent des parties déjà trop irritées par une suite de douleurs et de contractions. On conçoit aisément combien une semblable conduite est inconvenante et dangereuse.

Le premier devoir du médecin, lorsqu'il est appelé auprès d'une femme qui se dit en travail d'un enfant, est, disent les Traités d'accouchement, de procéder à cette opération manuelle connue sous le nom du *toucher;* mais avant de recourir à cet examen, toujours pénible pour une femme, il est une précaution qu'il ne doit jamais négliger. Si la femme à laquelle il va donner ses soins le connaît à peine; si, par une timidité naturelle à son sexe, elle semble ne se soumettre à ses recherches qu'avec peine, il faut qu'il la prépare peu à peu en lui représentant qu'elles sont d'une utilité indispensable pour la diriger ultérieurement, et qu'il finisse par la convaincre : la douceur, la patience lèvent presque toujours cette difficulté. Puis si, comme il doit constamment le faire, il observe sévèrement les lois que la plus scrupuleuse décence lui prescrit, il déterminera la femme à lui accorder sa confiance, dans le cas où il ne l'aurait pas encore obtenue. Alors seulement il pourra procéder au toucher.

Par cette pratique, dont l'importance est générale-ment reconnue, et dont rien, aux yeux d'un esprit dégagé de préjugés, ne saurait contre balancer les avantages, il s'assure de l'existence de la grossesse ; il distingue si elle est utérine ou extra-utérine, vraie ou fausse, simple ou composée ; il discerne les vraies douleurs de celles qui sont étrangères à l'accouche-ment ; il juge de la position de l'enfant, de la partie qu'il présente, de la bonne ou mauvaise conformation du bassin, de l'état sain ou pathologique des parties de la génération ; enfin, par cette sage précaution, il prend connaissance de l'intégrité ou de la rupture des membranes et peut, d'après la disposition de l'orifice de l'utérus, assigner approximativement l'é-poque du travail. Ses soins ne doivent pas se borner à cette exploration, il est nécessaire qu'il interroge en même temps la constitution, les habitudes, le moral même de la femme, afin qu'il puisse diriger avec méthode les secours qu'exige son état pendant toute la durée du travail de l'enfantement.

Si l'accouchement s'opère, dans le plus grand nombre de cas, par les seules forces de la nature, il présente aussi assez souvent dans sa marche beau-coup d'irrégularités, que l'on doit s'attacher à com-battre ou du moins à prévenir. C'est ainsi que souvent par une manœuvre adroite et une application rai-sonnée des seuls moyens que nous offre l'hygiène, on peut parvenir à épargner bien des souffrances à la mère, et écarter d'elle et de l'enfant auquel elle va donner le jour, une multitude d'accidents redoutables.

Suivons les progrès du travail, pour faire en sorte de tracer avec exactitude la conduite de l'accoucheur, dans les différents temps qu'on a coutume de distinguer dans cette opération.

Aussitôt que les phénomènes du premier temps se développent, la femme doit être environnée de l'atmosphère la plus pure possible, et qui ne doit être ni trop élevée, ni trop basse, à peu près entre le douzième et le quinzième degré de Réaumur. Un air trop chaud pourrait déterminer une congestion cérébrale, des convulsions, accidents auxquels la prédisposent déjà sa position, le plus ordinairement horizontale, mais surtout les efforts considérables qu'elle est obligée de faire. Trop froid, l'air tendrait encore à entraver la marche naturelle du travail, en frappant les parties génitales d'une constriction qui s'opposerait à leur entier développement.

En même temps, on recommande à la femme de lâcher tous les cordons de ses vêtements et de se débarrasser de ceux de ces derniers qui seraient capables de l'incommoder. La moindre compression la plus légère, à laquelle l'habitude la rend insensible dans l'état ordinaire, devient insupportable et quelquefois dangereuse à cette époque.

Les aliments qu'on permettra à une femme dans le travail de l'enfantement méritent aussi de fixer l'attention de l'accoucheur. Si elle est d'une constitution forte, d'un tempérament sanguin, si le travail marche régulièrement et avec rapidité, il ne faut permettre aucune nourriture, à moins que n'en ayant pris de-

ET PHILOSOPHIQUE DE LA FEMME. 147

puis un temps assez considérable, elle n'en demande
avec beaucoup d'instances : alors un bouillon de
viande sera permis seulement. Sa boisson sera bornée
aux délayants, tels que l'eau sucrée, une décoction de
chiendent, d'orge, une légère limonade de citron, de
groseille; mais toutes ces boissons seront prises en
petite quantité, car, dans cet état, l'estomac a très-
peu d'aptitude à remplir ses fonctions, la plus grande
partie des forces vitales étant dirigée vers l'utérus.
On se gardera aussi d'ordonner, comme le font communément les personnes étrangères à la médecine, le
vin chaud sucré, dans lequel on fait infuser la canelle,
et auquel on ajoute l'eau-de-vie et certains élixirs,
moyens incendiaires, capables de déterminer une
perte, ou d'autres accidents presque aussi formi-
dables.

Mais si la femme est faible, d'un tempérament
lymphatique; si la misère ou d'autres circonstances
lui ont imposé beaucoup de privations pendant la
grossesse; si l'épuisement des forces fait redouter la
lenteur et l'insuffisance des contractions pour la ter-
minaison du travail; si enfin l'utérus tombe dans
l'inertie, il faut, au contraire, s'attacher à soutenir
ou à relever les forces, et, dans cette intention, donner un bon consommé, un ou deux œufs frais, ou
tout autre aliment, qui, sous un petit volume, con-
tiendra une assez grande quantité de substance nutritive. Quelques cuillerées de vieux vin de Malaga,
d'Alicante, de Madère sont encore parfaitement indiquées. On sait aussi que le repos est un des meilleurs

moyens de rétablir les forces; ainsi, lorsqu'il y a quelque penchant au sommeil, loin de le détruire, en cherchant à distraire la femme, il convient de le favoriser; mais il faut pour cela employer les moyens les plus simples, et n'user qu'avec une extrême circonspection des substances narcotiques, même celles qu'on désigne communément sous le nom de calmantes. Si on parvient à lui procurer du sommeil, il arrive souvent qu'à son réveil elle a recouvré une somme de forces suffisantes pour faire valoir avantageusement de nouvelles douleurs.

Une des causes assez fréquentes de l'épuisement des forces, ce sont les cris immodérés que jettent certaines femmes pendant les contractions de l'utérus. Exiger de l'être qui souffre un silence absolu, et, pour l'obtenir, employer des expressions dures ou peu choisies, semblent, à tout médecin qui connaît la dignité de sa profession, un procédé révoltant et cruel. Ce n'est pas, d'ailleurs, en méprisant l'expression de la douleur, qu'on doit espérer de la calmer. Il faut, au contraire, à force de propos doux et consolants, les engager à se contraindre, et leur représenter qu'en agissant de la sorte, elles ne font que reculer la fin du travail et compromettre les jours de leur enfant. J'ai vu une femme qui manifestait sa souffrance par les cris les plus aigus, se calmer d'une manière subite dans la crainte de ne pouvoir embrasser le fruit de son amour.

Il est encore une autre circonstance qui peut apporter quelque obstacle à la marche régulière des

douleurs et qui, pour cette raison, ne doit jamais
échapper à l'attention du médecin ; je veux parler de
l'impression désagréable que fait quelquefois sur le
moral d'une femme la présence de certaines personnes
qu'on a réunies dans sa chambre. Afin d'éviter toute
espèce de dérangement, il lui demandera de bonne
heure quelles sont celles qu'elle a choisies pour rester
auprès d'elle, et il écartera sans retard celles qui n'ont
point été désignées, en alléguant avec adresse un prétexte quelconque.

S'il y a quelque temps que la femme ne s'est présentée à la garde-robe, il est utile de délivrer les
intestins, et particulièrement le rectum, des matières
qui, par leur volume et leur dureté, rendraient l'accouchement plus difficile ; un ou deux lavements d'eau
simple ou d'une décoction de graine de lin, pourront
être employés à cet effet. La vessie doit aussi être
dans un état de vacuité. Si la femme n'a uriné depuis
longtemps et qu'elle ne puisse le faire, malgré le besoin
qu'elle en éprouve, parce que la compression qu'exerce
l'utérus sur le col de la vessie s'y oppose, il faut recourir au cathétérisme.

Malgré la force et la fréquence des douleurs, il arrive quelquefois que l'orifice, ayant beaucoup de rigidité, ne se dilate que très-lentement. Cette complication qui ralentit les progrès du travail, et que l'on
rencontre surtout chez les femmes parvenues à un
âge avancé sans avoir encore eu d'enfants, cède le
plus souvent à l'emploi de la saignée. Si la rigidité
persistait encore après cette évacuation, on pourrait

lui associer avec avantage les bains, les demi-bains, les
fumigations émollientes.

Si la force des douleurs augmente ainsi que leur
fréquence, le travail est bientôt dans toute sa force,
et tout annonce un changement prochain. C'est à cette
époque le plus ordinairement que les membranes se présentent à l'orifice de l'utérus. Leur densité peut quelquefois retarder l'accouchement, en résistant aux
efforts réitérés des contractions, et exiger leur rupture artificielle. On ne doit opérer cette rupture
qu'avec beaucoup de circonspection, et lorsque l'orifice est suffisamment dilaté, que son bord est assez
souple et assez mince pour ne pas s'opposer à la sortie
de l'enfant, si ce n'est cependant dans les cas de convulsions ou d'hémorrhagie. La manière d'ouvrir cette
poche est en général fort simple; le plus souvent, il
suffit de la presser légèrement avec l'extrémité du
doigt indicateur; et si on ne réussissait pas, on pourrait se servir de la pointe des ciseaux, guidés par ce
même doigt. On ne doit employer ce dernier moyen
qu'avec beaucoup de circonspection, éviter de blesser
l'utérus, quelquefois descendu avec la tête, dans l'excavation du bassin, ou la tête du fœtus, en confondant la poche des eaux avec les tumeurs sanguines
placées sous les téguments du crâne. Cette erreur ne
sera pas commise, si on se rappelle que la poche des
eaux est lisse pendant les contractions, et qu'au contraire la peau de la tête du fœtus est plus ou moins
froncée, couverte de cheveux, et sillonnée par les
sutures et les fontanelles. Quant à la méprise qu'on

pourrait commettre à l'égard de la matrice, les douleurs qu'éprouverait la femme aux premières pressions exercées sur cet organe la feraient éviter.

Après l'ouverture de la poche des eaux, l'accoucheur ne doit pas quitter la femme; car les douleurs
deviennent encore plus vives, plus longues et plus rap-
prochées. La tête s'engage dans l'orifice de l'utérus;
la tumeur qu'elle forme en poussant au-devant d'elle
les parties génitales externes, devient de plus en plus
saillante; elle franchit la vulve, le tronc paraît, et
l'accouchement va se terminer.

Jusqu'au moment de la rupture de la poche des
eaux, la femme a pu rester assise, en un mot, se placer comme elle le désirait; il n'en est point de même
après leur écoulement; sa position ne doit pas être
arbitraire. A cette époque du travail, il faut la placer
sur un lit destiné à la recevoir. Ce lit, comme tout le
monde le sait, est le plus communément en France
un lit de sangle, dont la largeur n'excède pas trois pieds,
garni de deux ou trois matelas, dont le supérieur est
plié sur sa longueur, orné de plusieurs oreillers propres à soutenir la tête, et recouvert suffisamment de
draps. Quand ce lit est ainsi disposé, on place la femme
de manière que ses lombes seulement reposent sur le
pli du matelas supérieur, et que le bassin soit dégagé
de toute compression, pour favoriser l'entier développement des parties molles. Il est alors indispensable
de procéder au toucher pour prendre une connaissance plus certaine de la partie que présente l'enfant
et de la position qu'elle affecte, dans la vue de changer

ou de modifier ce qui pourrait s'opposer à la marche régulière de l'accouchement.

Ces recherches faites, on se représentera le tableau du mécanisme de l'accouchement, afin que toutes les manœuvres ne tendent qu'à l'imiter dans sa dernière période. Mais il est une précaution qu'on ne doit pas omettre, surtout lorsque la tête et les épaules menacent d'entraîner l'utérus au-devant d'elles; elle consiste à soutenir les bords de l'orifice pendant les douleurs avec l'extrémité de quelques doigts.

Avant que la tête ait franchi le détroit supérieur du bassin, la femme éprouve presque toujours des douleurs quelquefois insupportables dans la partie antérieure et interne des cuisses, et vers la région des reins. Le courage, la patience, et cette sécurité donnée par la présence des personnes, que la femme en travail chérit davantage, et par celle d'un accoucheur sage et habile, sont les dispositions morales qui contribuent le mieux à soutenir les forces physiques. On cherche donc à les inspirer, autant qu'il est possible, on console, on excite doucement la femme en travail, on ranime ses efforts, ou même on cherche à les rendre moins pénibles et plus efficaces; on parvient même à diminuer l'intensité des douleurs, souvent même à les suspendre entièrement, en changeant la position de l'enfant, ou en soutenant les muscles des lombes à l'aide d'une serviette pliée en plusieurs doubles, dont on comprime et serre ces muscles au moment des contractions.

La tête, après être parvenue dans l'excavation du

bassin, arrive à la vulve, et là, pousse au-devant d'elle le périnée. Celui-ci est alors tellement distendu, qu'il court le plus grand risque de se déchirer. Pour parer à cet accident, qui est d'autant plus fâcheux, qu'outre les douleurs excessives qu'il occasionne on obtient très-difficilement la cicatrisation des bords de la plaie, on doit, lorsqu'il est imminent, engager la femme à modérer ses efforts et soutenir le périnée avec la paume de la main, placée transversalement, de manière que son bord radial regarde la commissure postérieure. On recommande en même temps à la femme de fléchir et d'écarter médiocrement les cuisses, afin que, moins violemment distendues, les parties que l'on soutient se moulent plus facilement sur la tête de l'enfant.

Lorsque la vulve est très-étroite, disposition que l'on rencontre chez la plupart des femmes qui accouchent pour la première fois, on pense, en général, qu'il vaut mieux lutter pendant plusieurs douleurs contre leurs efforts, en retenant la tête, pour donner à cet orifice le temps de se dilater, que de la laisser pénétrer dès qu'elle se présente, et de courir ainsi le risque de voir déchirer le périnée.

Aussitôt que la tête a franchi les parties génitales externes, la face se tourne vers l'une des cuisses de la mère, selon le point du bassin qu'elle occupait avant de s'engager dans l'excavation ; et bientôt paraissent les épaules, dont une nouvelle douleur achève l'expulsion, ainsi que celle du reste du corps. Si elles tardent trop à sortir, soit parce qu'elles offrent un volume trop considérable, soit parce que la vulve se resserre

avec force devant elles, il faut pour accélérer l'accouchement et s'opposer à l'étranglement de l'enfant, introduire le doigt indicateur de chaque main, et aller
saisir les aisselles.

Après l'expulsion de l'enfant, la femme ne doit pas
être abandonnée à elle-même, elle a encore besoin de
secours. L'accoucheur, après avoir donné les premiers
soins au nouveau-né, qui aura donné quelque signe de
vie, et après avoir coupé le cordon ombilical lié à
deux pouces de l'ombilic, doit s'occuper de la délivrance. Cette opération, qui consiste dans la sortie des
annexes hors de la cavité de l'utérus, est le plus souvent l'ouvrage de la nature, dont il suffit d'observer
l'intention, et de seconder les efforts. De légères douleurs, qui succèdent au repos dont a joui la femme immédiatement après la sortie de l'enfant, viennent annoncer à l'accoucheur le moment où la délivrance va
s'effectuer. Se rappelant alors que l'expulsion du placenta est opérée par les mêmes puissances que celles
qui ont servi à l'expulsion du fœtus, il aidera leur action par de légères frictions exercées sur la région hypogastrique; puis saisissant le cordon ombilical, il
exercera sur lui de légères tractions parallèles aux axes
des détroits du bassin, et lorsque le placenta aura franchi la vulve, il le recevra d'une main, ainsi que les
membranes, lorsqu'elles viennent à paraître, tandis
que de l'autre main il le tirera en le roulant sur lui-
même, afin que les membranes se détachent et sortent dans leur entier. A la suite de cette opération,
il doit examiner attentivement le placenta pour s'as-

surer s'il est expulsé en totalité, et saisir dans l'intérieur de l'utérus les portions de ce corps étranger, qui pourraient y être restées, et dont la présence pourrait occasionner des accidents.

Lorsque l'arrière-faix est sorti, la femme doit demeurer dans un repos absolu. Il faut même prévenir alors, s'il est possible, ses émotions, attendre quelques instants pour lui montrer son enfant ou pour lui annoncer son sexe, et craindre tout, à la suite d'une crise aussi violente, des accès de joie et des transports de plaisir.

Enfin l'accoucheur doit faire quelques frictions sur l'hypogastre pour favoriser le retour de l'utérus sur lui-même, recommander à l'accouchée de les continuer pendant quelque temps, et reconnaître par le toucher si la matrice n'offre pas d'autres indications à remplir. « Une légère pression, dit un auteur, sur l'abdomen, et des frictions longtemps continuées sur cette région ne sont pas incompatibles avec le repos, qui est si nécessaire à la nouvelle accouchée, elles favorisent la matrice dans son retour sur elle-même, et peuvent contribuer en outre à prévenir des rides profondes et des vestiges affligeants de la maternité. »

Soins à donner à la femme nouvellement accouchée.

Quelque facile qu'ait été l'accouchement, il a occasionné de violents efforts ; la femme est épuisée par les souffrances qu'elle vient d'éprouver ; sa sensibilité a été exaltée au point d'être momentanément anéantie ;

son visage est décoloré, son pouls moins fort et moins
fréquent; elle ne sent plus la même chaleur, et quelquefois tout son corps frissonne. Cependant cet état de
faiblesse n'est qu'instantané; délivrée de ses fatigues,
elle goûte bientôt les douceurs du repos. Ce bien-être
si nécessaire remonte les puissances de la vie; la chaleur se ranime, le pouls acquiert plus de régularité,
une légère moiteur se répand uniformément sur
toute la surface du corps, et elle éprouve un sentiment de douce tranquillité, une sorte d'agréable langueur qui contraste avec les douleurs aiguës de l'enfantement, qu'elle lui fait oublier.« La femme qui vient
d'accoucher, dit un auteur, se trouve ordinairement
dans cet état d'accablement et de faiblesse que l'on
éprouve toujours après un exercice immodéré ou une
violente agitation; mais bientôt, les puissances de la vie
se ranimant d'une manière très-sensible, le pouls
s'élève, une douce chaleur se répand dans tous les
membres, la peau devient humide et souple; enfin
toutes les fonctions se rétablissent, et le cœur maternel peut s'ouvrir sans danger aux douces émotions qui
viennent l'assaillir : c'est le calme après l'orage; elle
jouit enfin du bonheur d'être mère; la sérénité de la
joie qu'entraîne ce sentiment si pur et si doux succède
aux cruelles impressions des souffrances qu'elle vient
d'endurer, et qui laissent sur ses traits l'empreinte d'un
abattement que n'efface qu'à moitié l'expression du
plaisir qu'elle éprouve; enfin, un léger sourire vient
tout à coup effleurer ses lèvres à l'aspect de son enfant, dont le premier soupir dissipe jusqu'à l'ombre

de ses douleurs. Ah! il était naturel que l'idée délicieuse d'avoir donné la vie vînt dissiper le souvenir
même de la crainte qu'elle a eue de la perdre ; mais
ce qu'il y a d'admirable en elle, c'est que le plaisir
d'être mère et la fuite de la douleur n'excluent pas
de son cœur le sentiment de la reconnaissance. Quel
est le médecin qui, sachant interpréter le tendre
regard dont il est en ce moment l'objet, ne sent pas
toute la dignité de sa profession et n'oublie pas les
peines auxquelles elle le condamne.... Mais, délivrée de
ses plus fortes douleurs, elle n'est point encore pour
cela hors de tout danger : sa position exige alors plus
que jamais des soins et de la prudence, et les secours
de l'hygiène sont si nécessaires dans ce moment, où
l'on a si souvent à combattre des préjugés pernicieux,
qu'on ne saurait exposer avec trop de soin les règles
suivant lesquelles ils doivent être dirigés. »

Aussitôt que l'utérus est débarrassé du produit de
la conception, il se resserre, et prend peu à peu son
état antérieur. Le dégorgement sanguin qui suit la
sortie du placenta diminue et prend une couleur
moins foncée. Après vingt-quatre ou trente heures,
il ne coule qu'une sérosité roussâtre, qui ne tarde
pas à prendre une apparence puriforme, et subsiste
ainsi jusqu'au troisième jour où s'opère un nouvel
ordre de fonctions. Alors le pouls se développe et
prend de la fréquence, une douce chaleur se répand
dans tous les membres, la peau devient humide, et
un léger frisson annonce la réaction sympathique du
cœur et de tout le système circulatoire sanguin, dé-

signé sous le nom de *fièvre de lait*, qui dure le plus
ordinairement vingt-quatre heures. Les lochies sont
moins abondantes ou disparaissent en totalité; les
seins se gonflent, le lait s'y amasse et se fait jour par
le mamelon, si la femme prend elle-même le soin de
nourrir son enfant; si, au contraire, elle n'allaite pas,
le lait tuméfie les mamelles, les engorge, et cause souvent une vive douleur. Cet état d'excitation ne dure
guère au delà de vingt-quatre heures, au bout desquelles survient une détente générale; le gonflement
des seins s'apaise, les sueurs deviennent abondantes,
et les lochies reprennent leur cours, acquièrent une
couleur blanchâtre, prennent la place des autres évacuations, diminuent peu à peu, et se terminent plus
ou moins promptement, suivant la constitution de la
femme, et une foule d'autres circonstances.

Les choses ne se passent pas toujours ainsi, il survient souvent quelques légers accidents qui cèdent à
des moyens appropriés à leur nature, mais que nous
aurons soin de faire remarquer dans la troisième partie
de cet ouvrage, en traitant des maladies des nouvelles
accouchées.

D'après ce court exposé des principaux phénomènes
qui accompagnent l'accouchement, il est facile de saisir les indications hygiéniques que présente l'état de
la nouvelle accouchée; elles consistent à faire disparaître la fatigue par le repos le plus absolu, diminuer
l'exaltation nerveuse par l'éloignement des objets qui
pourraient produire l'excitation, favoriser la marche
régulière des fonctions et des sécrétions nouvelles.

La santé de la nouvelle accouchée veut que tant que le sang coule liquide et abondant, on la laisse sur le lit où elle vient d'accoucher; cependant on ne doit pas trop tarder à la transporter dans celui où elle doit passer le temps de ses couches, à moins qu'il ne survienne une hémorrhagie ou que l'état de l'utérus ne porte à la redouter. Le transport agite moins la femme quand il a lieu dans les premiers moments, mais on ne doit jamais lui permettre de marcher. On ne saurait trop instruire la nouvelle accouchée que l'on peut toujours changer son linge sans inconvénient, pourvu que celui qu'on lui substitue soit bien sec et modérément chaud; rien n'est plus contraire aux lois de l'hygiène que le préjugé ridicule, qui ne permet souvent de le faire qu'après le septième, quelquefois même le neuvième jour. La voix de tous les hommes instruits s'élève contre cet usage, que la routine seule a fait adopter, et prescrit de changer beaucoup plus tôt ou même chaque fois que la propreté l'exige. Cette voix recommande aussi d'éviter l'habillement trop chaud, et condamne surtout cette précaution avec laquelle, couvrant la tête ou le sein avec excès, on détermine quelquefois sur ces parties des fluxions ou des engorgements. La précaution que quelques femmes prennent de se faire peigner avant d'accoucher, leur est toujours utile; car, par ce moyen, elles favorisent la transpiration de la tête, et, en rapprochant autant que possible le moment où elles soignent leur chevelure, elles éviteront le sacrifice pénible que la négligence pourrait quelquefois les obliger à en faire.

Lorsque la femme est disposée convenablement dans son lit on place sur les seins un tissu doux et léger pour les préserver de l'action de l'air extérieur, et favoriser la tendance qu'ils ont à exécuter la sécrétion qui leur est confiée. On entoure le ventre d'un bandage simplement contentif; mais une ceinture composée de substances élastiques et souples serait infiniment préférable; elle comprimerait plus légèrement et d'une manière plus continue, et ne serait pas aussi susceptible de se déranger. Quelles que soient la forme et la nature de ce bandage, il est utile pour soutenir les parois de l'abdomen, empêcher la formation des hernies, prévenir la tuméfaction des viscères et diminuer en même temps la violence des tranchées utérines, c'est-à-dire les douleurs qui accompagnent ordinairement la sortie des caillots de sang qui s'écoulent après la délivrance. Il est important que ce bandage ne soit que médiocrement serré, car autrement il pourrait gêner les viscères abdominaux qui tendent à reprendre leur position ordinaire, les refouler trop fortement sur la matrice et déterminer l'inflammation de ces différents organes, ou celle de la membrane séreuse qui les réunit tous. Mais on ne peut jamais sans danger comprimer les seins, et encore moins y appliquer des topiques astringents et répercussifs pour s'opposer à leur développement et prévenir l'abord du lait. Elle se tromperait d'une manière bien étrange et souvent bien fâcheuse la femme qui croirait par ces moyens conserver ses appas; car l'expérience journalière prouve que la suppression forcée du lait flétrit beaucoup plus les seins que si cette humeur avait un libre cours. « Dans tous les cas, dit Moreau de la Sarthe, le sein doit être respecté, et le serrer avec force, ou même le couvrir de substances astringentes avec l'intention d'en conserver la forme et de l'empêcher de se gonfler dans le moment de la révolution laiteuse, c'est une de ces pratiques dont la destruction est aussi utile que la découverte ou la propagation d'une vérité. »

Enfin, comme les parties génitales souffrent surtout d'un premier accouchement, on doit les bassiner avec quelques décoctions émollientes qui calment les douleurs et préviennent le gonflement.

Dans les premiers jours, les lotions astringentes auxquelles pour certain motif quelques femmes ont recours seraient très-dangereuses. Elles ont souvent suffi pour déterminer la péritonite dont tant de femmes sont atteintes pendant leurs couches.

Voici comment s'exprime sur cet important sujet, le professeur Moreau : « Dans les circonstances où se trouve la femme qui vient d'accoucher, tout est-sérieux et grave, tout mérite attention ; si les soins que son état réclame ne sont pas donnés par l'homme de l'art lui-même, c'est au moins lui qui les conseille, et qui en dirige l'application.

« Quand la femme est délivrée, que cette opération se soit faite spontanément ou non, on la laisse pendant quelque temps encore sur le lit où elle vient d'accoucher. On l'y tient couchée horizontalement, les membres pelviens allongés et rapprochés, après avoir rem-

placé par des serviettes sèches les linges mouillés qui
l'entouraient. On lui prescrit le repos et le silence, on
la couvre plus ou moins, pour la garantir du froid, on
lui procure de l'air frais, en ouvrant une fenêtre, on
écarte les visites importunes et on éloigne autant que
possible ce qui pourrait faire naître en elle des mouvements tumultueux de joie ou de tristesse.

« On la laisse quelques instants sur le petit lit pour
remplir deux indications; la première, de lui procurer un peu de repos, dont elle a grand besoin après
les violentes secousses qu'elle vient d'éprouver; la
seconde, d'éviter les défaillances dont elle pourrait
être prise si on la remuait ou changeait de place trop
promptement, et qui sont surtout à craindre quand
l'accouchement a été précédé ou suivi de syncopes ou
d'hémorrhagie.

« La situation horizontale est la plus avantageuse,
parce que, s'il survenait une hémorrhagie, elle permet-
trait plus aisément au chirurgien de porter les secours
propres à l'arrêter.

« Le rapprochement des cuisses a pour but de retenir
le sang dans le vagin, et d'y laisser produire un caillot
qui s'étende jusqu'au col utérin. L'écoulement du
sang qui a lieu demande effectivement à être surveillé,
surtout chez les femmes d'une complexion délicate, et
la formation d'un caillot dans le vagin est le meilleur
moyen de l'arrêter.

« Au bout de quinze à vingt minutes, on introduit
deux doigts dans la vulve, en même temps qu'on comprime l'utérus avec l'autre main appuyée sur l'hypo-

gastre et l'on débarrasse le vagin des caillots qu'il contient. Cette précaution est très-sage; car, en stimulant l'utérus, par les frictions que la main exerce sur le bas ventre, on favorise son retrait, et l'on prévient ou diminue les tranchées que déterminerait l'accumulation du sang dans sa cavité.

« Cela fait, on procède à la toilette de l'accouchée. Le premier soin doit être de laver les parties génitales et les cuisses. Si l'accouchement n'a rien présenté d'extraordinaire, on emploie pour cela de l'eau tiède ; mais il faudrait se servir d'eau froide si l'on avait lieu de craindre une hémorrhagie. Cette eau peut être pure ou mêlée d'un peu de vin lorsque les organes génitaux n'ont pas éprouvé de lésions graves; dans le cas contraire, on aurait recours à l'eau de guimauve. Dès que les parties sont nettoyées, on les essuie avec des linges bien secs et chauffés ; puis on enlève tous ceux des vêtements qui ont été souillés, et on les remplace par d'autres, en ayant soin surtout de bien garnir les bras et la poitrine. Un chauffoir est placé entre les cuisses et un bandage de corps autour du ventre. Ce bandage doit être médiocrement serré, et purement contentif; ainsi disposé, il a l'avantage de soutenir les viscères abdominaux, de suppléer à la pression que les parois relachées du bas-ventre n'exercent plus, de favoriser le retrait de l'utérus, de diminuer un peu les tranchées, et de prévenir les syncopes ; mais, si on le serrait trop, au lieu d'être utile, il deviendrait nuisible et pourrait déterminer des congestions dangereuses. Tous ces préparatifs étant terminés avec autant de célérité que possible, on transporte la femme dans son lit ordinaire qui a été préparé d'avance, garni d'alèzes suffisantes et chauffé; elle doit y être couverte autant qu'il le faut pour la préserver du froid.

« Après la délivrance, lorsque l'accouchement s'est terminé d'une manière heureuse, les femmes éprouvent une sorte d'accablement semblable à celui que détermine un exercice violent et immodéré. Fort souvent, à peine sont-elles replacées dans leur lit qu'elles sont prises d'horripilations, de frissons portés quelquefois jusqu'au tremblement et au claquement des dents. Lorsque ces frissons sont modérés, ils sont de bon augure; ils annoncent que l'action nerveuse et la circulation ne tarderont pas à reprendre leur rhythme normal. En effet, le pouls, jusqu'alors serré et fréquent, devient souple et développé; il se relève, la chaleur se ranime, la peau se couvre d'une moiteur halitueuse, toutes les fonctions reviennent à leur état ordinaire, et la femme s'endort dans un sommeil paisible, qu'on se garde bien de troubler, mais pendant lequel il faut la surveiller dans la crainte qu'il ne survienne une hémorrhagie. Des frissons trop prolongés doivent, au contraire, inspirer de l'inquiétude, car ils sont fréquemment l'avant-coureur des convulsions. De même, quand la femme conserve de l'agitation, de la loquacité et que sa peau reste sèche, on a lieu de craindre une hémorrhagie. »

Les rapports atmosphériques doivent être l'objet d'une sollicitude non moins active, et rien n'est plus important pour la femme qui vient d'accoucher que la

température convenable et la pureté du lieu dans lequel
on la tient renfermée. On doit apporter la plus grande
attention à ce que l'air qu'elle respire soit pur ;
il peut lui devenir très-nuisible par les émanations
qui s'y mêlent, ou par ses qualités physiques dépen-
dantes de son refroidissement, de sa chaleur et de ses
vicissitudes. Un changement brusque de température, une transition peu ménagée de la chaleur au froid
ou de la sécheresse à l'humidité, le gaz des marais,
tous les effluves putrides, et tous ces miasmes dont
l'action délétère semble opprimer ou détruire le principe de la vie, affectent bien davantage les nouvelles
accouchées, et forment des causes de maladie contre
lesquelles on ne peut les défendre avec trop de précaution. Pour éviter des dispositions aussi défavorables, il faut avoir le soin de choisir pour l'habitation
de la nouvelle accouchée un lieu éloigné de tout
foyer de contagion, de prendre de préférence une
chambre vaste, exposée selon la saison, au nord en
été, et au sud en hiver, d'y maintenir ensuite une
température uniforme, un air pur et souvent renouvelé, et d'ouvrir les fenêtres surtout le matin ; c'est le
moment du jour où l'air est le plus pur. On doit laisser les rideaux ouverts pour que les émanations qui
s'échappent inévitablement du lit puissent s'exhaler
dans la chambre et se perdre dans l'air ambiant. Mais
le moyen le plus sûr de prévenir les mauvaises odeurs
est de tenir le lit très-proprement, de renouveler les
linges qui servent à sa garniture, d'enlever sur-le-
champ toutes les excrétions, et de ne fermer les ri-

deaux du lit que pendant le temps qu'on est occupé à
renouveler l'air de l'appartement.

Écoutons le professeur Moreau à ce sujet : « L'air
doit être fréquemment renouvelé dans la chambre
qu'habite une femme récemment accouchée ; mais il
faut éviter que celui du dehors, toujours plus froid
que celui de l'intérieur, vienne la frapper d'une manière directe ; car il pourrait résulter de là des refroidissements, source d'accidents fâcheux. On veille aussi
à ce que la chambre ne renferme rien qui puisse altérer la pureté de l'air, en le chargeant d'émanations ;
il importe de n'y laisser séjourner ni les linges qui ont
été salis, ni les déjections de toute espèce, et de n'y
souffrir ni fleurs odorantes, ni aucun parfum.

« Une température trop basse et une température
trop élevée nuisent également toutes deux à la femme
qui vient d'accoucher. Douze à quinze degrés du thermomètre de Réaumur sont ce qui convient le mieux.
Il est bon d'entretenir un peu de feu dans la chambre,
même en été, et surtout pendant la nuit ; on évite par
là les changements brusques de température, qui sont
une cause si fréquente de péritonites, de pleurésies et
de phlébites. »

Les substances de nature à fournir une odeur, quelque suave même qu'elle soit, doivent être éloignées
d'une femme récemment accouchée avec plus de soin
encore que durant sa grossesse, et si l'on cite comme
une preuve d'héroïsme féminin le trait de mademoiselle de la Vallière qui, étant grosse, reçut la reine
avec des tubéreuses sur son lit, on peut assurer que la

même imprudence, pendant les suites de couches, serait encore plus étonnante et plus dangereuse. En effet, rien n'est peut-être plus nuisible, dans ce moment, que les odeurs fortes, les parfums, et toutes ces émanations pénétrantes qui affectent alors le système nerveux avec d'autant plus de facilité, qu'il manque d'aplomb, et qu'il est plus disposé à l'ébranlement et à la convulsion.

On doit donc entretenir dans la chambre de la nouvelle accouchée une température égale et modérée, et surtout un air frais et exempt de toute odeur; choisir les combustibles qui fournissent le moins de fumée, et éviter surtout ceux qui laissent échapper des émanations odorantes. Dans notre climat, le printemps et l'automne sont les saisons où une nouvelle accouchée a le plus de précautions à prendre, elle s'attachera d'autant plus à éviter toutes les circonstances défavorables, qu'elle n'est jamais plus disposée qu'à cette époque à contracter des affections cutanées, et une foule de maladies d'autant plus rebelles que les forces vitales sont elles-mêmes tombées dans une sorte d'accablement ou d'épuisement.

La sensibilité exige surtout des ménagements et des soins particuliers; les facultés intellectuelles sont alors exaltées ou troublées, par le seul fait même des douleurs que la femme vient d'éprouver, et des sensations trop vives ont presque toujours un résultat funeste. Le cerveau, dans cette circonstance, peut être affecté directement ou indirectement, c'est-à-dire que tantôt une violente émotion fait passer à l'état de folie réelle la susceptibilité extraordinaire dont il jouit dans ce moment; tantôt, au contraire, la suppression brusque d'un des actes par lesquels s'exécute cette fonction, déterminée par une cause physique, rend le cerveau le siége de la vitalité dont jouissait l'organe chargé de cette fonction, et de ce surcroît d'excitation résulte, pour l'instrument de la pensée, un accident semblable à celui qu'auraient occasionné des excitants purement moraux.

Exemples : Une femme récemment accouchée apprend brusquement une nouvelle fâcheuse, ses idées se troublent: cette excitation du cerveau agit à la manière de tous les dérivatifs sur les glandes mammaires et la matrice, supprime leurs fonctions, et s'accroît de cette suppression au point de constituer, dans les facultés intellectuelles, un trouble persistant qui prend presque toujours la teinte de l'impression fâcheuse ou de la disposition morale dominante au moment de l'accident. Deuxième cas: Une femme, pendant ses couches, applique sur ses seins ou sur les parties de la génération des liquides froids et astringents, dans l'intention de ramener ces organes à leur état ordinaire : la sécrétion du lait ou l'écoulement des lochies est immédiatement supprimé, et la vitalité dont jouissaient les seins ou la matrice menace les organes qui, dans ce moment, sont les plus susceptibles : or, comme le cerveau est alors un des plus irritables, il est tout naturel qu'il soit un de ceux dont les fonctions sont le plus lésées. Voilà, selon nous, la manière d'expliquer le mode d'action des causes qui déterminent la folie à la suite des couches.

On doit donc se faire un devoir scrupuleux d'avoir toute la condescendance possible pour les désirs, les caprices même d'une femme nouvellement accouchée, et redoubler de soins pour lui éviter les moindres contrariétés. On doit écarter d'elle la visite ennuyeuse des curieux et des indifférents, que la mode et l'étiquette ont si mal à propos consacrée, car lorsqu'on lui permet de recevoir beaucoup de personnes, il est rare qu'il ne s'en trouve pas quelques-unes qui l'entretiennent des choses qui lui déplaisent ou lui apprennent des nouvelles qu'elle n'aurait dû apprendre que plus tard. Ce n'est même qu'avec une extrême circonspection qu'un événement heureux, imprévu, doit lui être annoncé. Les difformités que son enfant pourrait apporter en naissant, sa mort, sont autant de circonstances dont il est utile de ne lui donner connaissance qu'avec cette réserve et cette prudence que la raison indique, et qui doivent lui être annoncées de préférence par les personnes qui lui sont le plus chères, qui ont le mieux étudié son caractère et qui savent l'entourer de toutes les attentions délicates, de tous les soins et de la bienveillance de la plus tendre amitié.

Il importe donc de défendre, autant que possible, les nouvelles accouchées des impressions trop vives, des émotions oppressives et débilitantes qui font éprouver la terreur, la tristesse et les regrets.

La séparation de l'enfant et de la mère, lorsque celle-ci ne peut nourrir, exige surtout les attentions les plus délicates et aussi toute l'adresse, tous les soins de l'amitié; car on a vu quelquefois une mère infortunée succomber et mourir de regrets d'avoir vu partir un enfant qu'elle avait été forcée d'abandonner à une nourrice étrangère.

Immédiatement après l'accouchement, les femmes doivent éviter aussi les effets d'une vive lumière, les yeux sont encore plus délicats et plus faibles que l'organe de l'odorat, on doit les ménager et renoncer, pendant quelque temps, à la lecture, à tous les exercices ou travaux capables de fatiguer la vue. La chambre des personnes en couches doit être peu éclairée, parce que rien n'invite au repos et au calme de l'esprit comme un demi-jour, comme une lumière doucement ménagée. Une lumière trop vive, les sons bruyants, tous les transports de la joie et de la tristesse, ainsi que les émotions vives, et un emploi des fonctions intellectuelles doivent être scrupuleusement évités. Ce que demande leur système nerveux, c'est de la tranquillité, c'est du repos. Ce qui leur convient, ce sont les petites causeries intimes, les paroles encourageantes et toutes les consolations que sait prodiguer une amitié tendre, éloquente, persuasive, intelligente, adroite.

Régime alimentaire de la nouvelle accouchée.

Le régime des femme en couche mérite encore une attention particulière; en général il convient de soutenir les forces sans irriter, de ne pas employer des boissons échauffantes ni les aliments dont la quantité et les qualités excitent trop vivement les organes qui les élaborent. Dans le plus grand nombre des cas, et lorsque les suites de l'accouchement ont une marche naturelle, on peut sans craindre accorder pendant les premiers jours, et surtout si la femme nourrit, un ou plusieurs potages suivant le besoin. Pendant les deux premiers jours si elle éprouve de l'appétit on lui donne de légers potages, des œufs frais, mais le bouillon suffit à celle qui n'éprouve aucune envie de prendre de la nourriture. Le jour dit *de la fièvre de lait,* si l'excitation générale est forte, on doit s'en tenir au bouillon, même pour celle qui allaite, et lorsque cet état est passé, on peut permettre l'usage des viandes blanches et rôties, des poissons frais, des végétaux herbacés. «Sous le point de vue du régime alimentaire, dit le docteur Moreau, on ne perdra pas de vue que la femme en couche n'est point une malade, mais seulement une convalescente. Si elle a de l'appétit il faut la nourrir, mais avec modération; n'étant point alimentée, elle tomberait dans un état de faiblesse qui la prédisposerait aux résorptions purulentes, et les maladies qui pourraient survenir en seraient et plus graves et plus dangereuses. C'est en modifiant les usages reçus à l'hospice de la Maternité, où avant nous on soumettait les accouchées à la diète absolue, que nous sommes parvenu à diminuer de beaucoup la mortalité de cet établissement. Durant les vingt-quatre heures qui suivent l'accouchement, nous accordons deux ou trois potages pendant le jour et quelques bouillons pendant la nuit, jamais plus. L'abstinence

doit être complète tant que dure la fièvre de lait;
lorsqu'elle est passée, nous permettons des viandes
légères, en graduant le régime de telle sorte qu'au
bout de douze à quinze jours la femme soit rentrée
dans le cercle de ses habitudes. » L'eau sucrée et édulcorée avec le sirop de guimauve, de capillaire forme
ordinairement la boisson habituelle d'une femme nouvellement accouchée. Au reste, on doit avoir égard à
sa manière de vivre ordinaire, et sacrifier quelquefois
même la raison à l'habitude.

« La plus convenable de toutes les boissons, dit le
professeur Moreau, est l'eau sucrée; si, pour varier,
ou pour d'autres motifs, on prescrit des tisanes, elles
doivent toujours être délayantes, peu chargées et
édulcorées avec du sucre, du sirop de gomme. Les
boissons ou potions échauffantes, de quelque nature
qu'elles soient, ne pourraient qu'entraîner des inconvénients; il faut les proscrire d'autant plus sévèrement,
qu'un préjugé trop généralement répandu encore dans
le monde les a fait considérer comme étant d'une nécessité absolue. Quelle que soit d'ailleurs la boisson
dont on fera choix, elle doit toujours être prise tiède,
et cela pendant trois semaines environ; ce n'est que
pendant la première heure qui suit l'accouchement
qu'on peut tolérer les boissons froides. »

Un peu plus tard, on lui permettra une alimentation plus abondante, plus substantielle, et même un
peu de vin; puis, de jour en jour, on augmentera encore ce régime jusqu'à ce qu'elle ait entièrement repris ses habitudes.

Le séjour au lit, surtout pendant les huit ou neuf premiers jours, a une grande importance. C'est le seul moyen de prévenir les chutes de l'utérus, accident si ordinaire, dit le docteur Moreau, chez les femmes qui négligent cette précaution par indocilité, ou chez celles auxquelles les circonstances ne permettent pas de l'observer. Le lit a d'ailleurs l'avantage d'entretenir une douce chaleur qui favorise l'exhalation cutanée. Jadis on obligeait la femme nouvellement accouchée de rester étendue sur le dos pendant les premières vingt-quatre heures. A moins qu'il n'y ait eu une grande hémorrhagie, ou qu'on n'ait quelque motif de craindre une perte, cette situation incommode n'a d'utilité réelle que pendant une heure au plus. Ce laps de temps écoulé, il doit être permis aux femmes de se tourner à leur gré, tantôt sur un côté, tantôt sur un autre, et même de se mettre un peu sur leur séant pour se délasser.

Les parties génitales, incessamment salies par l'écoulement lochial, doivent être entretenues dans un grand état de propreté par des lotions fréquentes. L'eau tiède ou une décoction émolliente est ce qui convient le mieux pour ces sortes d'ablutions. On se sert fréquemment de lait coupé avec une infusion de cerfeuil. L'infusion de roses rouges a été conseillée chez les femmes lymphatiques et disposées au prolapsus de l'utérus; il faut s'en abstenir pendant la durée des lochies sanguines, et n'y recourir que quand l'écoulement a pris le caractère puriforme. Les lotions n'ont pas seulement pour but la propreté, elles con-

tribuent encore à calmer l'irritation causée par les
contusions ou les déchirures que les organes génitaux
ont pu éprouver pendant le cours du travail.

Trois excrétions demandent à être surveillées attentivement chez les femmes en couche : la transpiration,
la sécrétion urinaire et les déjections alvines.

Quant à la transpiration, il suffit d'entretenir la
peau dans un état de moiteur, ce qu'on obtient sans
peine à l'aide du séjour au lit, des boissons tièdes et
d'une douce température. Dépasser ce terme nuirait
au lieu d'être utile, car des sueurs profuses ne pourraient que débiliter.

Quelques femmes en couches éprouvent, les unes
des difficultés d'uriner, les autres une incontinence
d'urine, soit que l'urètre ait été contus par la tête de
l'enfant pendant le travail, soit que la vessie ait été
frappée de paralysie. La rétention d'urine réclame
une attention spéciale, parce que les femmes ne s'en
plaignent pas toujours à son début. Le moyen d'y remédier est de pratiquer le cathétérisme deux ou trois
fois par jour, jusqu'à ce que la liberté de l'excrétion se
rétablisse, ce qui exige parfois un laps de temps assez
long. L'incontinence d'urine a généralement un caractère plus grave. Lorsqu'elle survient durant les
couches, on prescrit des lotions astringentes; après
les couches, on conseille les bains de mer, les douches
d'eau de Baréges, sur le pubis les eaux ferrugineuses
de Spa, de Balarue; mais, le plus souvent, c'est du
temps seul qu'on doit attendre la guérison.

La constipation a de graves inconvénients chez les

femmes qui viennent d'accoucher; elle peut entraîner des hémorrhagies, des congestions abdominales, des inflammations. Il faut donc s'attacher à la combattre, et à entretenir la liberté du ventre. Si les lavements ne suffisent pas, même après avoir été rendus légèrement laxatifs par l'addition du miel, on peut prescrire seize grammes d'huile de ricin, qui provoque certainement deux ou trois garde-robes.

La plupart des femmes veulent être purgées après leurs couches, et il s'en trouve qui, ne l'ayant pas été, attribuent à cette cause les maladies dont elles peuvent être atteintes quinze ou vingt ans plus tard. Il est même généralement reçu dans le monde que celles qui ne nourrissent pas ne peuvent être débarrassées de leur lait qu'au moyen des purgatifs. S'il n'existe pas de contre-indication formelle, on peut, sans nul inconvénient, céder à ce préjugé, pourvu qu'on fasse choix de purgatifs doux, tels que l'huile de ricin, le sulfate de soude, l'eau de Sedlitz. Mais il faut bien se garder de purger avant la fièvre de lait, et tant que dure l'écoulement lochial; ce serait détourner la nature d'un travail utile, et mettre obstacle au dégorgement qui s'accomplit du côté de la matrice.

Il faut savoir éviter les exercices violents, après l'accouchement, et il ne faut même revenir que graduellement à ses occupations ordinaires.

DE L'ALLAITEMENT, CONSIDÉRÉ SOUS LE RAPPORT DE L'HYGIÈNE.

> Le cœur d'une mère est le chef-d'œuvre
> de la nature.
>
> GRÉTRY.

La nature a spécialement confié les soins de la première éducation aux femmes; ces soins sont, pour les mères, une obligation sacrée dont elles ne peuvent s'affranchir sans crime, et c'est de l'observance ou de l'infraction de cette loi que dépend principalement le sort heureux ou malheureux des hommes. « Du soin des femmes, dit Jean-Jacques Rousseau, dépend la première éducation des hommes; des femmes dépendent encore les mœurs de l'homme, ses passions, ses goûts, ses plaisirs, son bonheur même.... Ainsi, élever les hommes tandis qu'ils sont jeunes, et les soigner quand ils sont grands, les conseiller, les consoler, leur rendre la vie agréable et douce, voilà les devoirs des femmes dans tous les temps. »

Le cercle des devoirs maternels s'agrandit et s'étend à l'époque de l'accouchement; c'est alors que l'enfant réclame impérieusement les secours de sa mère. Il est dans l'ordre qu'elle les lui donne elle-même, et qu'elle ne confie pas à des mains étrangères de si utiles soins; elle lui doit son sein, et elle ne peut impunément tromper le vœu de la nature qui lui en a imposé l'obligation, puisque, même avant le terme de la grossesse, elle a élaboré et préparé deux sources de lait pour servir à la nourriture des nouveaux-nés. Ce n'est que dans le cas où il y a impossibilité d'allaiter elle-même qu'elle doit se dispenser de le faire. Dans toute autre circonstance, c'est pour elle un devoir sacré ; bien plus, le lait qu'elle refuse à son enfant se transforme en un poison funeste, qui devient pour elle une source intarissable de douleurs et de tourments. Coupable envers l'être auquel elle a donné le jour, le cri de sa conscience vengera bientôt la nature outragée ; les souffrances du corps et les remords de son âme lui feront envisager, comme un bienfait pour elle, la mort qu'elle a donnée sans pitié.

Les marâtres qui s'affranchissent de ce devoir paient cher, pour l'ordinaire, ce délit de lèse-nature. Le lait, dont elles ont la cruauté de priver leur fruit, se porte indistinctement sur tous les organes et y exerce les plus terribles ravages. On a vu des femmes perdre la raison, l'ouïe, à la suite des dépôts laiteux dans quelques parties du cerveau... Les femmes qui échappent à ces maux n'en sont pas moins à plaindre, leurs grossesses se multiplient, et amènent une multitudes d'affections nerveuses. Aussi n'est-il pas rare de voir de jeunes femmes fraîches et pleines de santé perdre tous leurs avantages après quatre ou cinq ans de mariage ; et traîner jusqu'au tombeau une vie languissante et misérable.

Outre les maux physiques auxquels s'expose la femme qui repousse son enfant de son sein, combien de privations douloureuses et pénibles ne se prépare-t-elle pas pour l'avenir ? N'y eût-il que cette froide et triste indifférence qu'éprouvent mutuellement l'un pour l'autre deux êtres que la nature a destinés à être unis par les liens d'un amour réciproque (car ces liens sont rompus pour la mère qui ne l'est qu'à demi), ce motif serait suffisant, sans en compter nombre d'autres, pour la rendre à ses devoirs; mais écoutons Phavorin sur ce sujet. Ce philosophe étant allé visiter un sénateur, dont l'épouse venait de le rendre père, lui parla en ces termes : « Votre épouse se propose sans doute de nourrir elle-même son enfant? — Eh! s'écrie sa mère, qui était présente, ce serait lui donner la mort si, après les douleurs de l'enfantement, elle avait à supporter encore les fatigues et les ennuis de l'allaitement. — Ah! de grâce, Manlia, reprit Phavorin, permettez que votre fille soit entièrement la mère de son enfant; c'est un partage odieux et maudit par la nature, ce n'est qu'une demi-maternité que de donner le jour à un être innocent et de le rejeter ensuite loin de soi; cet être encore informe, que vous avez nourri du plus pur de votre sang, lorsqu'il était encore enfermé dans vos flancs, quelle inconséquence funeste de lui refuser votre sein, maintenant qu'il est sous vos yeux, maintenant que ses caresses et ses cris réclament la tendresse et les droits inviolables de la maternité! Croyez-vous, Manlia, que ces globes séduisants qui parent votre sexe aient été arrondis par la main des Grâces pour servir seulement d'ornement? Ne savez-vous pas que la nature les y a placés pour nourrir les nouveaux-nés? Me préservent les dieux de vous appliquer ce que j'ajoute! mais, enfin, n'a-t-on pas vu des femmes exécrables, des monstres affreux qui, dans la crainte que l'abondance du lait ne nuisît à la beauté de leur gorge, mettaient tout en usage pour tarir et dessécher jusqu'à la dernière goutte de cette source sacrée, le premier aliment du genre humain, au risque de périr elles-mêmes ! Parlerai-je de l'abominable raffinement de coquetterie qui fait recourir à certaines drogues pour provoquer l'avortement, afin d'épargner à une jolie femme les incommodités de la grossesse, les douleurs de la délivrance, et surtout le désagrément des formes que pourrait prendre, en s'affaissant, un flanc élevé pendant quelques mois?

« Mais si c'est un attentat odieux et digne de l'exécration de toute la terre, de faire périr un innocent dans les premiers instants de la vie, de l'étouffer, pour ainsi dire, entre les bras de la nature qui l'ébauche et qui commence à le former, croyez-vous que c'en soit un bien moindre lorsqu'il a acquis sa perfection, lorsque vous l'avez mis au monde, lorsqu'il est votre enfant, de lui refuser avec dureté cette nourriture qui lui est destinée, et à laquelle il est accoutumé depuis si longtemps? Eh! qu'importe, répondra-t-on, quelle espèce de lait il suce? Que n'ajoutes-tu donc aussi, père dénaturé : que m'importe de quel sang mon fils soit issu et dans quel sein il prenne la vie! car, enfin, cette liqueur précieuse, que l'abondance des esprits et la fermentation intérieure ont blanchie, n'est-elle pas, dans les mamelles, ce même sang qui a servi à former l'enfant dans les entrailles de la mère? N'est-ce pas ce sang qui, après avoir animé l'homme

dans le sein maternel, remonte à la poitrine au moment de la délivrance, par une économie admirable.
de la nature, et s'y fixe pour étayer les faibles débuts
d'une existence fragile, pour fournir au nouveau-né
un aliment doux et familier?

« Aussi la philosophie a-t-elle prouvé que si la qualité
du sang influe sur l'organisation du corps et sur la
trempe de l'âme, la vertu du lait et ses qualités produisent absolument les mêmes effets, comme on le
voit, non-seulement parmi les hommes, mais encore
parmi les animaux, et même chez les végétaux. Faites
teter une brebis par un chevreau, et une chèvre par
un agneau, la toison de l'un sera plus forte et le poil
de l'autre beaucoup plus fin. Voyez deux plantes,
deux arbres sortis des mêmes graines, quelle différence dans la saveur et dans la qualité du fruit, si on
en a mis dans le choix de la terre et de l'eau qui les
nourrissent! Cet arbre qui, plein de vie et de gaieté,
faisait l'ornement d'un coteau, ne le voit-on pas se
dessécher et périr, après le transport, faute d'une
nourriture convenable !

« Quelle manie donc et quel abus de livrer, pour ainsi
dire, au sein d'une vile mercenaire, et la noblesse
d'âme de l'enfant qui vient de naître et la vigueur de
son tempérament, au risque de voir l'une se corrompre, et l'autre s'énerver dans un lait ignoble et étranger, surtout si la nourrice qui remplace la mère est
esclave ou de race servile, si elle sort d'un peuple
barbare, si elle est méchante, contrefaite, li-
bertine?

« Souffrirons-nous donc, Manlia, que ce cher fils qui vous appartient par les droits du sang, et que j'ose appeler le mien par la vive tendresse que j'ai conservée pour son père, mon illustre disciple et ami, souffrirons-nous que ce cher enfant soit victime d'un sang si pernicieux? Vous verrai-je le présenter à la mamelle d'une étrangère malsaine et corrompue, pour puiser dans son sang les vices du caractère et le germe des maladies? Chastes matrones, vous êtes désolées de voir des enfants qui dégénèrent! Souffrez qu'on vous le dise, c'est votre faute; il fallait leur transmettre, avec votre lait, la pureté de vos mœurs et la force de votre constitution. C'est avec raison que Virgile, non-seulement fait reprocher à Énée sa naissance, comme Homère l'avait fait à l'égard d'Achille, mais encore parle du monstre qui l'a nourri, lorsqu'il dit : « Oui, barbare, tu suças le lait d'une tigresse d'Hyrcanie, » car il savait que le caractère de la nourrice, et la qualité du lait déterminent presque seuls les penchants et les goûts du nourrisson.

« Jeunes épouses, si tous ces dangers ne font sur vous qu'une légère impression, qu'au moins l'intérêt le plus cher de votre cœur vous réveille et vous touche. Faites bien attention que la mère qui abandonne son fruit et le livre à une étrangère, rompt ce lien si doux d'affection et d'amour, avec lequel la nature attache l'âme des enfants à celle des parents, ou du moins qu'elle s'affaiblit et se relâche extrêmement; car, dès que vos yeux ne rencontreront plus ce fils que vous avez exilé, vous sentirez s'amortir peu à peu, et enfin s'éteindre cette flamme sacrée de l'amour maternel, dont rien ne peut ôter dans le cœur des véritables mères l'impétuosité et l'énergie ; vous n'entendrez plus ces murmures toujours renaissants d'inquiétude et de tendresse, et le souvenir d'un enfant donné à la nourrice s'effacera presque aussi vite que si la mort l'avait arraché de vos bras.

« Mais la nature ne tarde pas à venger son outrage. L'enfant de son côté ne connaît que le sein qui l'allaite ; sentiments, affections, caresses, tout est pour la nourrice. La véritable mère ne recueille que l'indifférence et l'oubli, en sorte que toutes les impressions du sang, tous les germes de l'amour filial ayant été étouffés, dans son cœur, dès l'aurore de la vie, si par la suite on le voit témoigner quelque attachement aux auteurs de ses jours, il n'est point guidé par le cri de la nature, c'est une démonstration de pure civilité. Elle dépend presque totalement de l'opinion qui lui assigne telles personnes pour ses parents. »

Quand on médite sur les maux physiques et moraux qui sont les suites de l'allaitement mercenaire, on se persuade aisément que c'est un des grands fléaux qu'une génération puisse exercer sur la suivante.

Le chancelier de l'Hopital a dit à ce sujet : « Nos beautés élevées dans les délices d'une vie voluptueuse, uniquement occupées de leurs charmes, refusent leur lait à leurs enfants, comme des marâtres, elles dissipent les beaux dons des immortels, en détournant la source de cette liqueur pure. La conservation de leurs grâces, de leurs attraits, les intéresse davantage que la santé et

la vie de ces infortunés, que cet usage barbare prive
de la vue de ceux qui les ont fait naître.

« Que de maux résultent de là ! Jeunes encore, ils
sucent, avec un lait étranger, le germe de la corruption. Ce genre de nourriture est un adultère, qui dénature le sang de nos aïeux; rarement aussi le fils res-
semble-t-il au père, et quand la couche nuptiale serait
sans tache, ce lait mercenaire n'en dégrade pas moins
la nature et le cœur. »

L'allaitement maternel exerce la plus puissante influence sur les mœurs et par conséquent sur l'ordre social; les enfants, comme l'ont remarqué tous les observateurs, contractent, dès l'âge le plus tendre, un
attachement extrêmement vif pour les personnes qui
pourvoient à leurs besoins les plus pressants; cet attachement, fondé sur la reconnaissance, s'accroît à mesure que la raison fait des progrès, et forme enfin le
lien le plus indissoluble qui puisse unir le fils à la mère.
C'est bien moins, en effet, l'acte de la conception et
la conservation du fœtus pendant neuf mois dans le
sein maternel, qui fondent le droit des femmes à la tendresse de leurs enfants, que les soins multipliés qu'elles
leur prodiguent, avec leur lait, après la naissance.

> Quæ lactat, mater magis quam quæ genuit.
>
> PHÈDRE.

L'attrait du plaisir et la loi immuable de la nature
ont présidé aux deux premières fonctions; ce n'est
qu'après la naissance que se développe cette tendresse
maternelle si touchante, si féconde, et qui semble s'ac-

croître avec les sollicitudes dont les enfants sont l'objet, et avec les soins que la mère leur prodigue. L'amour maternel et les devoirs qu'il impose sont si profondément gravés chez tous les animaux dont l'organisation se rapproche de celle de l'homme, qu'après avoir vu avec quelle fureur les femelles défendent leurs petits; lorsqu'on sait combien, dans l'état le plus voisin de la nature, les femmes souffriraient impatiemment de se voir séparées de leurs enfants, on est étonné du pouvoir immense qu'exercent les habitudes sociales et l'étendue des modifications qu'elles ont fait subir à toutes nos facultés, à toutes nos affections.

Quels avantages la société ne retirerait-elle pas cependant du retour à des usages plus simples et plus heureux que les nôtres ! « L'amour de la patrie conduit à la bonté des mœurs, et la bonté des mœurs mène à l'amour de la patrie,» dit Montesquieu; or ce sont là les bases de l'édifice social, il peut s'écrouler lorsqu'elles sont méconnues. « Mais, voulez-vous, dit Rousseau, rendre chacun à ses premiers devoirs? commencez par les mères; vous serez étonné des changements que vous produirez. Tout vient successivement de cette première dépravation : tout l'ordre social s'altère, le naturel s'éteint dans tous les cœurs, l'intérieur des maisons prend un air moins vivant; le spectacle touchant d'une famille naissante n'attache plus les maris, n'impose plus d'égards aux étrangers. On respecte moins la mère dont on ne voit pas les enfants, il n'y a point de résidence dans les familles; l'habitude ne renforce plus les liens du sang ; il n'y a plus ni pères, ni mères, ni enfants, ni frères, ni sœurs ; tous se connaissent à peine, comment s'aimeraient-ils ? Chacun ne songe qu'à soi : quand la maison n'est qu'une triste solitude, il faut bien aller s'égayer ailleurs.

« Mais que les mères daignent nourrir leurs enfants, les mœurs vont se réformer d'elles-mêmes, les sentiments de la nature se réveiller dans tous les cœurs ; l'état va se repeupler. Ce premier point, ce point seul va tout réunir. L'attrait de la vie domestique est le meilleur contre-poison des mauvaises mœurs. Le tracas des enfants, qu'on croit importun, devient agréable ; il rend le père et la mère plus nécessaires, plus chers l'un à l'autre ; il resserre entre eux le lien conjugal. Quand la famille est vivante et animée, les soins domestiques font la plus chère occupation de la femme, et le plus doux amusement du mari. Ainsi, de ce seul abus corrigé résulterait bientôt une réforme générale ; bientôt la nature aurait repris tous ses droits. Qu'une fois les femmes redeviennent mères, bientôt les hommes redeviendront pères et maris. »

Écoutons encore un auteur sur ce sujet : « Une mode nouvelle s'élève, c'est d'affranchir les femmes de donner le sein à l'enfant qu'elles n'ont pu se dispenser de porter. Un philosophe, heureux novateur, joignant le charme de l'éloquence à l'ascendant du raisonnement, le sentiment à la conviction, avait, dans le siècle passé, su persuader aux femmes de nourrir elles-mêmes leurs enfants, au nom de leur gloire, de leur bonheur et de leur santé. Presque toutes, entraînées par cet ir-

résistible orateur des droits sacrés de la nature, se firent nourrices. Quelques-unes, qui avaient plus consulté leur zèle que leurs forces, la mode que leurs ressources, ou qui, pour remplir ce saint ministère, n'a-
vaient point renoncé aux bals, aux festins, à la nudité
surtout des costumes de ce jour, périrent victimes de
leurs imprudences, plutôt que de leur exactitude à
remplir ce premier des devoirs. Soudain la cohorte
des médecins galants s'est empressée d'élever la ban-
nière de l'opposition contre l'allaitement, et les femmes
s'y sont d'autant plus volontiers ralliées, qu'en renonçant à cet usage elles étaient rendues au tourbillon du
monde et des plaisirs; mais cet oubli du plus saint des
préceptes n'est pas resté longtemps impuni, sans compter ces maladies trop sensibles et trop graves pour
n'en pas apercevoir la cause, auxquelles les femmes qui
ne nourrissent point sont les plus sujettes; elles tombent quelquefois, même longtemps après leurs couches, dans un état de langueur ou de découragement,
qui annonce que quelque humeur hétérogène trouble
en elles l'exercice ordinaire de la sensibilité, et qui, leur
enlevant leur fraîcheur, leur éclat, et les autres agréments qu'elles voulaient conserver, les prive du fruit
même de leur faute.

« Le lait stagnant, en effet, dans ses réservoirs, s'est
changé en un poison mortel; il infecte les sources
mêmes de la vie, et la mère barbare ne survit quelquefois à son fils unique, qui lui tend vainement ses innocentes mains, que pour souffrir de plus longues douleurs, qu'aigrit encore le sentiment tardif du repentir. »

Ainsi donc, à l'exception des circonstances que nous avons indiquées dans la première partie de cet ouvrage, une femme devra toujours nourrir son enfant ; tous les avantages seront pour elle ; ses soins assidus lui conserveront un fils qu'elle aurait perdu peut-être en nourrice, ou même en le confiant sur lieu à des mains mercenaires ; elle aura encore, pour prix de son dévouement, la douce récompense et la satisfaction de voir son enfant profiter sous ses yeux, de recevoir ses caresses et son premier sourire ; enfin de lui épargner une foule d'affections trop souvent affligeantes et terribles.

Nous dirons cependant aux femmes qui manquent de lait, ou, ce qui est encore plus commun dans les grandes villes, qui l'ont mauvais, qu'elles ne sauraient mieux faire que d'envoyer leurs enfants à la campagne ; ils y trouveront peut-être, dans un lait assaisonné par la tempérance et la frugalité qu'une paysanne robuste leur fournira, un remède à des maux produits par les vices opposés à ces vertus ; ils se dépouilleront dans cette source pure des levains infects qu'on leur a transmis avec la vie. Ils y recevront une existence plus solide que celle qu'ils doivent à des parents énervés et à peine en état de soutenir la leur ; il peut même résulter de là des effets moraux capables de tempérer un peu celui de l'inégalité des conditions. Le riche, nourri chez des paysans, sera moins disposé à en mépriser l'honorable pauvreté lorsqu'il se sera livré aux prestiges et aux plaisirs de l'opulence, et que tout conspirera à lui faire oublier qu'il est homme. Dans un de ces moments où l'âme est plus facile à émouvoir, et où la nature rappelle même l'homme vicieux à ses semblables, en voyant l'humble chaumière du villageois, il se dira avec attendrissement : voilà mon premier séjour, voilà mon berceau. La frivole dissipation et le tracas brillant qui remplissent ma vie, ne valent pas les jeux innocents que j'y goûtais dans mon enfance; ceux qui l'habitent ne me devaient que des soins, et ils me prodiguaient cette tendresse que la nature ou l'innocence des mœurs peut seule inspirer. C'est là que se forment ces hommes vigoureux, dont la sueur fait germer les substances qui me nourrissent, et dont les bras défendent les foyers où je m'endors dans la mollesse. Que dis-je? S'il coule dans mes veines une goutte de sang qui soit exempt de corruption, s'il reste encore dans mon âme un sentiment honnête, je l'ai peut-être sucé avec le lait qu'ils m'ont donné.

Du régime convenable aux femmes qui allaitent.

Si l'allaitement maternel prévient une foule de maux, il peut aussi en occasionner chez la femme qui refuserait de subir le joug de toutes les obligations qu'il entraîne nécessairement à sa suite; il faut donc que le médecin prête aux femmes qui nourrissent l'appui de ses lumières et que, par ses salutaires conseils, il les mette dans le cas d'échapper aux dangers, dont l'omission des devoirs qu'elles veulent remplir menacerait leurs charmes, leur santé et même

leur existence; car s'il est des femmes qui, déjà fatiguées du fardeau de leur grossesse, regardent l'allaitement comme une tâche trop pénible, il en est d'autres, au contraire, à qui des mœurs pures n'ont jamais
offert que des plaisirs honnêtes et de faciles devoirs,
et chez qui le sentiment de mère commande si impérieusement que, malgré leur santé délicate et d'autres obstacles difficiles à vaincre, elles ne peuvent se
décider à confier leurs enfants à des mains étrangères;
l'idée de se séparer de ce qu'elles ont de plus cher est
si désespérante pour elles, qu'il faut bien céder à un
attachement aussi marqué. Dans cette nécessité, c'est
participer au mérite de ces mères estimables que de
chercher les moyens d'éloigner d'elles les difficultés
qui peuvent entraver l'accomplissement d'un devoir
si doux, mais en même temps si fatigant pour elles.
Nous allons donc tracer l'ensemble du régime approprié à la position d'une femme qui nourrit.

1° Une femme qui nourrit doit éviter avec soin l'air
trop froid, aussi bien que celui qui serait trop chaud;
l'un et l'autre lui seraient également dangereux; l'impression subite d'un air froid peut arrêter la transpiration, faire cesser la sécrétion laiteuse, et, par suite,
occasionner un engorgement des seins, ou bien transporter sur quelque organe important la vitalité, dont
ils sont le siège. « Les rapports atmosphériques, dit
un auteur, ayant sur le lait une influence d'autant
plus marquée que l'on s'y expose sans défense et sans
précaution, les nourrices ne peuvent éviter avec trop
de vigilance l'humidité, le froid, et tous les change-

ments brusques et rapides de température; un coup
de vent sur le sein, une impression subite du froid
ont quelquefois occasionné l'engorgement du sein; et
les médecins qui se sont occupés d'une manière spéciale de la santé des femmes leur donnent le conseil
d'user de vêtements plus chauds et moins légers pendant l'allaitement, ou même de ne découvrir leur
sein, lorsqu'elles donnent à teter, qu'autant qu'il est
nécessaire pour cette action. » Cette précaution est
surtout applicable aux femmes qui, avant leur accouchement, se seraient aperçues que quelque partie
jouit, chez elles, d'une excessive irritabilité; car ce
serait toujours au préjudice de cette partie que se
ferait le déplacement d'une excitation naturelle. L'air
trop chaud fait éprouver un état de gêne, détermine
des transpirations abondantes qui nuisent à la sécrétion du lait et diminuent nécessairement sa quantité.
Une nourrice robuste, qui a le choix de son habitation, doit occuper de préférence un lieu élevé, bien
aéré; car l'expérience prouve que, dans cette position, les forces digestives augmentent et que la sécrétion du lait est plus abondante. Les femmes délicates,
et surtout les femmes chez lesquelles prédomine la
susceptibilité nerveuse, devraient respirer l'air pur
et tempéré des plaines, des vallées. Disons même, avec
l'auteur de l'hygiène, qu'il n'y a point de séjour plus
favorable aux nourrices que celui de la campagne;
aussi les femmes, que des intérêts majeurs ou des
devoirs impérieux ne retiennent pas à la ville, feront
bien de l'abandonner momentanément pour le calme

des champs. C'est là la véritable retraite de ceux qui souffrent ou qui ont beaucoup souffert physiquement ou moralement ; c'est aussi le refuge des constitutions chancelantes, débiles, dégénérées ou malades. Là, sous la douce haleine des vents, le sang se rafraîchit et s'épure ; la constitution se refait et s'affermit, et l'âme elle-même revient à des sentiments plus doux, lorsque, délicieusement partagée entre l'admiration et l'espérance, elle peut, loin du tumulte et du souci des grandes villes, s'abandonner aux tendres rêveries, aux fugitives illusions et à ce concert d'idées que font si bien naître les sciences admirables et tous les mouvements de la nature.

Puis toutes ces impressions se fortifient et se développent encore à la vue des hautes montagnes bien menaçantes et des petits bois tout émaillés de fleurs suaves et modestes ; enfin, elles se révèlent dans toute leur puissance à ceux qui aiment la solitude ; ils découvrent des régions nouvelles dont l'horizon ne se mesure pas, et, après quelques moments de contemplation et d'extase, ils se trouvent plus légers, mieux portants et meilleurs. C'est que, voyez-vous, il y a tout une science dans le touchant commerce du cœur et de la nature, une science toute sublime, et partant bien différente de celle que nous poursuivons avec nos microscopes, que nous voulons atteindre avec nos compas, et que nous surprenons avec nos chiffres.

Dans les saisons chaudes qui présentent peu de vicissitudes, les femmes qui nourrissent doivent se couvrir légèrement dans la crainte de provoquer des sueurs affaiblissantes. Dans tous les temps elles éviteront, après avoir été suffisamment couvertes, de diminuer sans précaution le nombre de leurs vêtements et d'exposer directement aux influences de l'air certaines parties que la mode, en dépit des lois de l'hygiène et sans doute aussi de la décence, veut qu'on expose aux injures du temps : telles que le cou, le dos, les bras, et la moitié supérieure de la poitrine. Ce sont les seins surtout qui ont particulièrement besoin d'être garantis même pendant l'acte de la lactation.

L'observation journalière prouve que la bonne ou mauvaise qualité du lait peut, dans le plus grand nombre des cas, dépendre du régime qu'une femme observe en nourrissant et de la nature des aliments dont elle fait usage. C'est une vérité incontestable reconnue par tous les praticiens qu'un enfant porte la peine des erreurs que sa nourrice commet dans le régime. Le lait sécrété dans les mamelles présente des propriétés analogues à la nature des substances dont une femme a fait usage : si elle prend des matières purgatives, l'enfant se trouve aussi purgé ; si elle boit une préparation d'absinthe, le lait devient amer ; le mercure administré à une nourrice porte ses effets jusque sur l'enfant qui se guérit de l'affection syphilitique ; le parfum de certaines fleurs lui donne une saveur et une odeur aromatiques, tandis que la semence d'anis, suivant la remarque de Cullen, le rend propre à remédier aux coliques dont les enfants sont tourmentés. Ces faits devenus irrécusables prouvent que l'on doit être très-scrupuleux sur l'administration des médicaments chez les femmes qui nourrissent, et qu'on ne saurait trop surveiller leur régime alimentaire; d'une part, parce qu'il est bien démontré que les aliments communiquent au lait des qualités particulières; et de l'autre, parce qu'il est reconnu qu'on peut, à l'aide de l'alimentation qu'on prescrit à la nourrice, guérir chez les enfants beaucoup d'affections, en rendant le lait tour à tour calmant, purgatif et tonique selon les diverses indications. Le docteur Verdé de l'Isle raconte qu'il est parvenu bien souvent à guérir radicalement les affections syphilitiques chez des enfants encore à la mamelle, en soumettant les chèvres qui les nourrissent à un traitement mercuriel. Cela se comprendra facilement pourvu qu'on veuille bien se rappeler que chez les animaux le lait prend l'odeur et la saveur des pâturages dont ils se sont nourris.

Les femmes qui nourrissent doivent éviter les aliments salés, âcres et astringents, leur nourriture en général doit être succulente, mais facile à digérer; un pain bien fermenté et cuit à propos, des viandes bouillies ou rôties, des crèmes faites avec le lait, les jaunes d'œufs, le sucre et la farine d'orge de préférence; des poissons délicats comme la sole, le merlan, la raie, la carpe; les fruits de la saison bien mûrs, les légumes frais sont à peu près les aliments les plus convenables à la position des femmes qui allaitent. L'usage du vin et des liqueurs spiritueuses leur est également nuisible. « Les nourrices, dit un médecin, devront être sobres, et elles choisiront avec soin leurs

aliments; elles adopteront une nourriture douce,
plutôt végétale qu'animale; elles boiront peu de vin,
elles feront usage au contraire d'une boisson abondante d'eau d'orge ou de gruau, d'eau de poulet ou de
veau; enfin, elles se rappelleront que le vin pur et les
liqueurs fortes pris habituellement donnent au lait
une certaine âcreté qui nuit à l'enfant : que les hari-
cots et les choux lui communiquent des qualités malfaisantes, que les viandes salées altèrent tout à fait sa
qualité. »

Enfin, une nourrice ne doit jamais changer brusquement sa nourriture habituelle, et prendre une
grande quantité d'aliments dans un seul repas, afin
d'éviter les irritations d'estomac qui seraient toujours
préjudiciables à la sécrétion du lait; elle doit aussi
se faire autant que possible une loi de ne pas donner son
sein à son enfant immédiatement après avoir mangé,
et surtout ne point transiger avec le précepte après
un repas copieux.

Une femme qui veut conserver son lait et le maintenir dans un état favorable doit fuir l'oisiveté et
le repos; un exercice modéré et sans fatigue, des promenades agréables et salutaires, et en général un
emploi des muscles capable de s'opposer à un trop
grand développement de sensibilité, forment un ensemble de circonstances qui contribuent au succès de
l'allaitement, et qui assurent le libre exercice de cette
importante fonction.

Les passions, les émotions et tous les sentiments
dont les nourrices peuvent être affectées d'une ma-

nière trop vive sont contraires à l'allaitement; on a même remarqué ces effets de l'état moral sur la sécrétion laiteuse chez les femelles des animaux. Bordeu parle d'une chèvre chez laquelle les rapports du moral avec la sécrétion laiteuse étaient très-sensibles, car elle ne donnait son lait qu'au moment où quelqu'un entrait dans sa loge pour la mettre en liberté. Le même auteur dit avoir vu le lait s'épaissir et comme se coaguler chez une nourrice qui vit tomber son enfant. En général, une grande terreur occasionne un engorgement subit des mamelles; une tristesse profonde, un violent chagrin flétrissent les mêmes organes; la joie excessive, la colère, la haine, la jalousie altèrent leur sécrétion, et plusieurs autres sentiments déterminent, dans la nature du lait, une foule de variétés et de différences qu'il est impossible de calculer, mais qui nous font un devoir d'assurer qu'une âme calme et paisible, ou même soustraite entièrement à une foule d'impressions factices, qui se vendent et s'achètent sous le nom de plaisirs est une des conditions qui contribuent davantage au succès de l'allaitement.

Le sommeil est un état dont les nourrices ont besoin dans toutes les circonstances. Elles doivent dormir longtemps et paisiblement. Il est même reconnu par les meilleurs observateurs que le sommeil, uni à la bonne habitude d'accoutumer les enfants à ne teter que deux ou trois fois par nuit, ont suffi pour arrêter et faire cesser complétement des accidents qu'on avait regardés comme de simples résultats de l'allaitement, comme des conditions inséparables de cette importante fonction. Disons même, avec le docteur Donné, que le sommeil, et un sommeil calme, profond, suffisamment prolongé, est encore plus nécessaire à la réparation des forces que la nourriture elle-même; on voit quelques femmes ayant peu d'appétit, mangeant peu pendant tout le temps de l'allaitement, et qui sont cependant assez bonnes nourrices, dont les enfants profitent et s'élèvent assez bien; mais je ne crains pas d'affirmer que le défaut de sommeil, qu'un sommeil imparfait entraîne inévitablement et rapidement la perte des forces et du lait, surtout chez les femmes du monde, d'une constitution plus ou moins nerveuse; c'est là, il n'en faut pas douter, l'une des causes les plus fréquentes des accidents qui forcent un grand nombre de jeunes femmes à renoncer à la nourriture de leur enfant.

Dans leur ardeur et poussées par une sorte de vanité maternelle, les jeunes mères veulent donner à teter à chaque instant, le jour et la nuit, à toute heure, et se font éveiller, dans la crainte de laisser pâtir leur enfant : ce zèle indiscret ne peut manquer d'être fatal et il ne tarde pas à porter ses fruits.

La première règle, pour les femmes du monde qui veulent nourrir, est de renoncer à allaiter pendant la nuit; nous écrivons pour le plus grand nombre et non pour quelques exceptions fort rares dans les villes, où il se trouve quelquefois des femmes douées de toute la force et de toute la vigueur de santé des plus robustes paysannes; cette précaution est essen-

tielle, non-seulement pour la mère, qui ne demande-
rait souvent pas mieux que de se sacrifier, mais aussi
pour l'enfant; car le sacrifice de la mère retombe
tout entier sur le nourrisson, tandis qu'il profite de
tout ce qui profite à la mère elle-même. C'est donc
dans l'intérêt de l'enfant que je recommande généralement de suspendre l'allaitement pendant la
nuit.

On se tromperait si on pensait que les enfants souffrent de ce régime et qu'ils profitent moins bien ;
loin de là, le sommeil ne leur est pas moins nécessaire qu'à la mère, et c'est, dans tous les cas, une
très-bonne habitude à leur faire prendre que de leur
apprendre à dormir de suite, pendant un certain
temps, et sans se réveiller à de trop courts intervalles.

Ce que la mère doit désirer, c'est qu'elle ait au
moins six à sept heures de sommeil suivi, non interrompu, depuis onze heures du soir ou minuit, par
exemple, jusqu'à six ou sept heures du matin; la
mère pourra donc donner une dernière fois à teter
un peu plus ou un peu moins de temps avant de s'endormir, et recommencer le lendemain de bonne heure,
sans renoncer, bien entendu, à prendre ensuite un
supplément de sommeil, si cela est dans ses habitudes
ou si elle en sent le besoin.

La fatigue des yeux, à la suite d'ouvrages trop
délicats, une lecture trop longtemps prolongée. les
odeurs fortes, les sons bruyants, le tumulte et une
musique qui affecte trop vivement les nerfs, nous

offrent une autre manière d'exister et d'employer la
vie, avec laquelle l'état de nourrice ne peut se concilier. Il en est ainsi d'un exercice forcé des fonctions
intellectuelles, de l'étude, des travaux littéraires, auxquels l'allaitement doit faire renoncer ; et, nous adres-
sant aux femmes qui croient pouvoir accorder le culte
des Muses et les devoirs de la maternité, nous pouvons
leur dire, avec le poëte Lebrun :

> L'enfance qui vous tend les bras
> Vous demande un lait pur, et non l'eau d'Hippocrène.
> Ah! tarisse à jamais la poétique veine,
> Plutôt qu'un sein pressé de ses doigts délicats.

Pour éviter ou pour prévenir de pareils résultats
et les dangers qui en découlent, toute nourrice attentive aura soin de ne jamais présenter le sein à son
enfant immédiatement après une contrariété violente,
un emportement ou un accès de colère; elle s'en abstiendra également, si elle a été vivement impres-
sionnée par un événement inattendu ; si elle vient
de travailler, de marcher un peu vite; si elle est encore en sueur.

Enfin, les plaisirs de l'amour doivent être interdits
chez les femmes qui nourrissent. Nous ferons observer, avec Roussel, que l'instinct, l'expérience ou le
hasard apprennent à l'enfant à chatouiller avec sa tête
ou avec ses mains la mamelle qu'il suce, pour en tirer
une plus grande abondance de lait. Les irritations
légères et même agréables produites par là sur cet
organe, se trouvant répétées plusieurs fois le jour,
y entretiennent et fixent, pendant tout le temps de

l'allaitement, un courant d'humeurs qui fait diversion, pour l'ordinaire, aux autres évacuations particulières à la femme. Cette diversion est nécessaire, et montre combien il serait préjudiciable au nourrisson que la mère écoutât des désirs capables de rappeler ailleurs une influence dont il ne peut pas se passer. Il est, d'ailleurs, contre la nature qu'elle puisse s'occuper avantageusement de plusieurs objets à la fois, et qu'elle entreprenne un nouvel ouvrage avant d'avoir mis la dernière main à celui qui captive actuellement son attention. « On ne redoute rien tant, dit le docteur Donné, que de voir une nourrice communiquer avec son mari, et il n'est pas de précaution qu'on ne prenne, de condition même qu'on n'impose, avec plus ou moins de succès, pour empêcher ces relations ; on a raison, il faut autant que possible éviter qu'une nourrice ne devienne grosse pendant l'allaitement. »

On cite, il est vrai, des femmes qui n'ont pas cessé de nourrir pendant toute la durée d'une grossesse survenue trop tôt, et qui même donnaient encore à teter en accouchant ; elles n'en ont pas moins fait de très-beaux nourrissons, mais c'est là une exception qu'on ne peut pas invoquer ; il est beaucoup plus ordinaire de voir la sécrétion du lait s'altérer et diminuer aussitôt qu'un autre organe devient le siége d'un travail comme celui qui se fait pendant la gestation.

Il est bon néanmoins que l'on sache qu'une continence absolue n'est pas entièrement indifférente pour toutes les femmes dans cette position. Une femme

forte et vigoureuse ne doit pas s'imposer une entière
privation; car la violence qu'elle serait obligée de se
faire pour éteindre ses désirs pourrait la jeter dans
un état de tristesse et de mélancolie, toujours nuisible à sa position. Mais ce qu'elle doit toujours observer, c'est d'user modérément des plaisirs de l'hymen
et de mettre un intervalle raisonnable entre le moment où elle s'y livrera et celui où elle présentera le
sein à son enfant.

Nous devons rappeler, en terminant cet article, que
la continence n'est pas la seule vertu convenable à une
nourrice; toutes les passions vives et tristes ont plus
ou moins de pouvoir sur l'élaboration du lait; pour en
éprouver moins l'activité, les femmes d'une certaine
classe qui veulent nourrir doivent donc apprendre,
pour ne jamais l'oublier, que le devoir qu'elles se disposent à remplir ne peut se concilier avec les goûts
frivoles, mais qu'il est exclusif, qu'il ne souffre ni
partage ni distraction. Celles qu'aucun motif digne
d'être respecté ne retient dans les grandes villes,
devraient même peut-être les abandonner, et nous
n'hésitons pas à leur dire que la tranquillité et le sommeil, qui leur sont nécessaires, fuient le tumulte et le
bruit des villes, et à leur donner le conseil de se retirer à la campagne où elles trouveront, avec le calme
qui leur est nécessaire, une atmosphère et des mœurs
pures, des promenades plus salutaires, et une nourriture plus fraîche et plus saine, qu'offrent à la campagne les végétaux de toute espèce. Il suffit que la
nourriture d'une nourrice soit abondante; il serait

inutile, et peut-être même nuisible, qu'elle fût recherchée. Ce qu'il y a de plus essentiel pour le nourrisson, c'est qu'elle ait un tempérament sain et une âme paisible.

Quant à la patience, qui doit lui faire supporter sans murmure les fréquentes importunités de l'enfant, la nature y a pourvu, dit Roussel, en lui donnant un fonds de tendresse qui ne se rebute jamais. Ici se manifestent d'une manière bien sensible le but et les effets de ce caractère mobile qu'on dit être particulier à la femme, et qui semble si peu fait pour admettre des sentiments exclusifs. Elle est destinée à produire plusieurs enfants, à les nourrir, et à les défendre contre toute atteinte. Chacun exige les mêmes soins, la même vigilance, la même sollicitude, parce qu'ils sont tous également faibles. Si la femme eût été trop susceptible de ces attachements durables qui ne permettent point à l'âme de perdre un instant leur objet de vue, qui se roidissent contre les obstacles, et que le temps même fortifie, cette disposition eût peut-être contrarié cet instinct, qui veut qu'après avoir prodigué la tendresse dont elle est capable à l'un de ses enfants, elle la transporte successivement sans partage à tous les autres, et qu'elle montre pour chacun cette sublime chaleur de sentiment qu'il semble qu'on ne puisse avoir qu'une fois.

Il ne faut pas croire que l'affection qu'on a pour ses enfants, lorsqu'ils sont grands, soit de la même nature que celle qu'une mère a pour l'enfant qu'elle nourrit.

La première est un sentiment factice fondé sur l'habitude, et surtout sur l'amour-propre qui nous fait envisager ceux qui doivent hériter de nos biens et de notre nom, comme une extension de notre être et une continuation de nous-mêmes qui semble, en quelque sorte, nous soustraire au trépas. La tendresse d'une mère pour son nourrisson ne doit rien à la réflexion, et porte dans sa sainte énergie les traits de ce délire qui caractérise toutes les impulsions naturelles. Cette tendresse, comme celle que les poules et d'autres animaux ont pour leurs petits, doit finir avec les besoins de l'enfant.

Le moyen que la nourrice emploie le plus souvent pour apaiser les cris de l'enfant qui pleure, c'est de lui présenter sa mamelle, parce qu'elle craint toujours que ce ne soit la faim qui le fait pleurer. A la vérité, il a souvent besoin de teter. Un corps qui se développe et qui tend à son accroissement, dont tous les émonctoires sont ouverts, et dont les excrétions sont peut-être relativement plus abondantes que celles des personnes adultes, demande une nourriture considérable. Mais ce n'est pas toujours la faim qui est le principe de ses pleurs, quelquefois il se tait lorsqu'il tient le mamelon, et ne le suce point. Comme l'existence d'un enfant nouvellement né est toute sensitive, s'il ne dort point, il veut sentir et être affecté; c'est le besoin de sensations qui lui fait souvent chercher la mamelle; le silence et l'obscurité semblent l'effrayer; il est dans le malaise, il semble craindre le néant, lorsque rien n'amuse ses yeux ou ne frappe ses oreilles. Le mamelon

est alors dans sa bouche un simple objet de distraction.
On pourrait souvent soulager la nourrice en substituant au mamelon des objets colorés ou sonores, capables de fixer quelque temps l'enfant. Les couleurs
vives attachent singulièrement sa vue ; il écoute avec
plaisir les chansons et le babil de sa nourrice et de toute
autre personne. Il y a cet avantage, en l'amusant ainsi,
que ses sens, qui sont les instruments de toutes les
connaissances qu'il doit acquérir, sont plus développ-
pés. Ces cris cèdent aussi à un balancement doux qui
remue son corps. C'est un des moyens de lui faire sentir son existence dont on abuse quelquefois, mais qui
n'est point nuisible quand on en fait un usage modéré.
En berçant avec précaution l'enfant, on lui procure
un exercice salutaire dont il n'était pas même tout à
fait privé dans le sein de sa mère. En distinguant donc
bien en lui la faim d'avec le besoin d'être distrait, on
parviendrait peut-être à régler le temps qu'il doit teter
chaque jour.

Qualités d'une bonne nourrice.

Le choix d'une nourrice n'est pas une chose indifférente, car la santé de cette femme peut exercer de
l'influence sur l'enfant qu'on va lui confier. Il faut
rejeter les nourrices issues de parents phthisiques,
celles dans les familles desquelles les dartres, les scrofules sont héréditaires, et à plus forte raison celles qui
portent elles-mêmes des traces évidentes de ces états
morbides. Une bonne nourrice doit avoir la poitrine

large, la respiration facile et un embonpoint médiocre. Trop grasse, elle ne fournit qu'un lait séreux,
l'organisme s'appropriant chez elle la presque totalité
des matériaux fournis par l'assimilation. Trop maigre,
elle peut, à la vérité, nourrir, et même très-bien,
mais toujours à son détriment. Il faut qu'elle ait de
bonnes dents, car une femme qui mâche bien, digère
bien aussi, et son lait a de bonnes qualités; d'ailleurs
de mauvaises dents communiquent à l'haleine une
odeur fétide qui peut nuire à l'enfant. Les seins doivent être volumineux, durs, mobiles et parsemés de
veines bleuâtres, les mamelons saillants, érectiles et
environnés de petits tubercules. En pressant avec le
doigt, le lait doit sortir par un grand nombre de
trous; s'il ne s'échappe que par quatre ou cinq, la
nourrice est mauvaise. Il faut que ce liquide soit abondant et d'un blanc mat ou d'une teinte légèrement
bleuâtre en masse. Une goutte de bon lait placée sur
l'ongle y adhère, et quand on incline le doigt, coule
en faisant queue; si elle tombe en nappe, c'est une
preuve que le lait n'a point assez de consistance.
Quant aux caractères qu'on a voulu tirer dans ces
derniers temps de l'inspection microscopique, nous
pensons avec le professeur Moreau qu'ils ne peuvent
être invoqués qu'à titre d'auxiliaire, et qu'on ne doit
pas leur accorder une confiance absolue.

HYGIÈNE DE LA FEMME PARVENUE A L'ÉPOQUE CRITIQUE.

> Les maux que les femmes redoutent alors
> dépendent presque toujours des causes
> qu'elles pourraient éviter.   GARDIEN.

Après avoir brillé de tout l'éclat de la jeunesse, de tout le charme de la beauté, la femme arrive, ainsi que l'homme, mais un peu plus tôt que lui, à l'époque du déclin; c'est ordinairement, comme nous l'avons fait observer dans la première partie de cet ouvrage, entre quarante-cinq et cinquante ans que cette grande révolution, que cet événement, si remarquable dans l'existence des femmes, a ordinairement lieu; que les premiers signes de l'âge de retour se manifestent chez elles par la diminution et l'irrégularité de l'hémorrhagie périodique, dont la première apparition avait ouvert la carrière de la fécondité, et dont la suppression définitive leur enlève la faculté de se reproduire, et les réduit à une existence individuelle.

Lorsqu'on a toujours mené une vie régulière, cette suppression s'opère ordinairement d'une manière lente et facile; quelques changements seulement, quelques irrégularités à peine sensibles la précèdent et l'annoncent. Chaque mois l'écoulement diminue de quantité, il revient à des époques toujours plus éloignées, puis il finit par cesser complétement sans que la santé ordinaire éprouve un dérangement ou du moins une altération notable. Il y a même des femmes qui, à

dater de ce moment, semblent remonter dans la vie,
et qui présentent vraiment toutes les apparences d'une
seconde jeunesse; toutefois ce phénomène est plus
commun dans les campagnes que dans les villes, ce
qui tient probablement à ce que les mœurs y sont plus
pures et les habitudes plus sages.

C'est donc à cette époque que la main du temps,
qui avait été jusque-là bien légère, commence à se
faire sentir, et que les femmes qui n'engraissent pas
outre mesure, perdent bientôt cet épanouissement et
cette fermeté du tissu cellulaire, auxquels leur corps
devait de si gracieux contours. La peau perd aussi sa
souplesse et sa douceur; les rides la sillonnent dans
quelques parties du visage et du cou, et la carnation
présente déjà quelques teintes d'un jaune pâle qui
s'étendent de plus en plus, et finissent par remplacer
les roses de la jeunesse.

Aussi la nature ayant atteint son but, et n'attendant plus rien de la femme pour la propagation de
l'espèce, néglige les attraits désormais inutiles dont
elle avait paré la compagne de l'homme, et pour lui
faire oublier en quelque sorte la perte de ses charmes,
elle lui inspire d'autres goûts, d'autres désirs. Celui
de plaire par les agréments de la figure et d'attirer
tous les regards, cède insensiblement au besoin du
bonheur domestique, qu'elle sait mieux apprécier et
sentir. La femme alors concentre toutes ses affections
dans sa famille, s'occupe avec un nouveau zèle de ses
enfants, de son époux, recherche les douceurs de
l'amitié, même parmi les personnes de son sexe, et

fait encore le charme de la société, quand, renonçant à toute prétention, et se résignant de bonne grâce à prendre l'esprit de son âge, elle porte dans le monde cette douce indulgence que donne l'expérience de la vie, et cette rectitude de jugement qui est le privilége de la maturité, et qui se perfectionne de plus en plus dans le silence des passions.

Les femmes qui veulent passer sans encombre, sans danger, cette période souvent dangereuse de la vie, ne doivent pas attendre le dérangement ou la suppression complète de la menstruation pour prendre quelques précautions.

Celles qui ont mené une vie régulière n'ont qu'à continuer ce qu'elles ont toujours fait; médicalement parlant elles ont fort peu de chose à ajouter à leur régime ordinaire. Quant à celles qui ont commis des abus ou des excès, elles doivent se rapprocher de la nature, et suivre les conseils de la prudence et de la raison. En pareille circonstance, tout le secret de la médecine consiste à ramener insensiblement les femmes à des habitudes plus sages et plus conformes à la position dans laquelle elles se trouvent momentanément placées : position que l'on doit toujours prendre en considération, attendu qu'il est impossible que l'appareil d'organes, qui, pendant une trentaine d'années environ, a tenu sous sa dépendance, et en quelque sorte enchaîné despotiquement tous les autres appareils, puisse tout à coup interrompre et suspendre ses mouvements sans que l'état des choses ne soit marqué par une perturbation momentanée sans doute, mais cependant très-vive, et par cela même capable de devenir dangereuse. Voici ce que les femmes doivent faire dès qu'elles sentent approcher ce moment si redouté, et pourtant si peu redoutable, lorsqu'elles savent se conformer à temps aux sages conseils de l'hygiène.

Une femme prudente, et soigneuse de sa santé, commencera aux approches de sa quarantième année, et même beaucoup plus tôt, si elle a été réglée de bonne heure, à s'observer davantage et à réformer, dans sa manière de vivre et dans sa nourriture, ce qu'il pourrait y avoir de défectueux. C'est alors qu'elle étudiera avec attention son tempérament, ses habitudes, et ses dispositions individuelles. Elle rappellera le souvenir des maladies auxquelles elle a été plus particulièrement sujette dans le cours de sa vie, et surtout à l'époque de la première menstruation, pour éclairer sur tous ces points le médecin chargé de la direction de sa santé. « Dès qu'une femme, dit un médecin, aura atteint quarante ans et même trente-huit, si elle a été réglée de jeune âge, elle s'attachera avec un soin particulier à se composer une existence paisible, uniforme, égale. Elle surveillera son régime alimentaire, et elle réformera parmi ses habitudes toutes celles qui pourraient contrarier directement ou indirectement l'importante révolution, que la nature, qui va lui demander des comptes, doit elle-même opérer chez elle, pour la conservation de sa santé, et pour l'affermissement des années qui lui restent encore à vivre. »

C'est à cette époque aussi qu'elle observera avec

plus de régularité que jamais les préceptes de l'hygiène, en ce qui concerne son sexe et sa constitution, et qu'elle aura soin de prévenir ou de combattre, sans délai, toute maladie à laquelle elle serait prédisposée, et dont elle éprouverait actuellement l'atteinte, afin d'arriver à l'époque de la cessation des règles sans y apporter de complication, et sans avoir à craindre l'exaspération de quelque affection antérieure, sous l'influence de cette révolution décisive.

Les femmes dont la vie a été toujours paisible, la santé excellente, qui n'ont eu que des accouchements faciles et peu répétés, dont l'époque critique ne s'annonce que par de légers symptômes, ont peu de chose à faire, la nature leur épargnera tout le mal et se chargera de la guérison.

Mais celles dont la première menstruation a été difficile, et précédée de cet état de langueur qu'on désigne vulgairement sous le nom de pâles couleurs; celles qui ont été sujettes à des spasmes ou à des douleurs à chaque époque menstruelle; celles qui ont eu des avortements, des accouchements nombreux, pénibles ou laborieux, des suites de couches graves, prolongées et fâcheuses; celles qui, pourvues de beaucoup de lait, n'ont pas eu le bonheur de nourrir leurs enfants, ou qui n'ont pu recevoir, pendant leurs couches, les soins nécessaires au rétablissement parfait de leur santé; celles qui ont depuis longtemps des fleurs blanches, ou dont les règles sont habituellement très-abondantes; celles qui sont fort ardentes pour les plaisirs des sens, ceux de l'amour en particulier, et qui vivent dans le tourbillon du monde, entourées sans cesse de tout ce qui peut exciter la sensibilité physique et morale; toutes les femmes placées dans de semblables circonstances doivent redoubler de soins et de précautions aux approches du dérangement de la menstruation, et se mettre de bonne heure sous la direction d'un médecin sage et expérimenté, pour traverser avec moins de péril une époque qui, dans de telles conjonctures, peut être fort orageuse.

Il en sera de même des personnes dont la première menstruation a été orageuse, qui ont eu des règles douloureuses, difficiles, irrégulières; chez lesquelles il y a eu de temps en temps des suppressions; de celles qui nourrissent une inflammation sourde, soit de l'utérus soit de quelque autre viscère : de celles qui sont menacées de congestions sanguines au cerveau, dans les poumons, ou dont le cœur très-développé, est doué d'une grande force de contraction : il en sera de même aussi pour les femmes qui sont sujettes au crachement ou au vomissement de sang, aux éruptions de la peau, aux douleurs rhumatismales, aux engorgements glanduleux, etc.

Les femmes qui ont fait des maladies à l'âge où elles ont été pour être réglées, qui ont toujours eu un organe délicat, doivent redoubler de précautions; car rien de plus ordinaire que de voir se reproduire à cette époque les affections de la jeunesse, et éclater des désordres que la force de la vie ou le mouvement fluxionnaire de l'utérus avait jusqu'alors comprimés. Que de fois n'avons-nous pas été triste spectateur de la marche rapide de la phthisie pulmonaire qui, pendant de longues années, était restée station-naire !

La période de la cessation menstruelle doit encore être un objet d'attention sérieuse pour les femmes dont les mères ont eu des accidents à leur temps critique.

Quant aux femmes qui, plus heureuses, ont joui toujours d'une santé parfaite, et n'éprouvent l'influence d'aucune des circonstances dont je viens de faire l'énumération, leur attention doit se borner, aux approches de l'époque qui nous occupe, à éviter tout excès de nourriture, toute boisson stimulante, comme le vin généreux, le café, les liqueurs alcoolisées, tout dérangement de la transpiration, l'impression du froid, mais particulièrement celle du froid humide, etc.

« Je conseille, dit le docteur Lachaise, à toutes les femmes qui approchent de l'âge critique de se soumettre à un régime assez sévère, de rejeter les viandes fortes, excitantes, les ragoûts indigestes, les mets fortement épicés, pour leur préférer les chairs blanches, et par conséquent peu excitantes de certains animaux. »

Les femmes, dont le sommeil est troublé par des agitations, des rêves affreux, et qui éprouvent quelques-unes de ces irritations incertaines désignées sous le nom vague de *paroxysmes fébriles,* se trouveront très-bien de ne pas charger leur estomac avant de se mettre au lit; mais toutes doivent fuir l'usage habituel, et à plus forte raison, l'abus des vins stimulants, des liqueurs et du café, quelque habitude qu'elles en puissent avoir.

L'exercice est tout à fait indispensable aux femmes qui entrent dans la période critique; c'est un moyen propre de disséminer sur tous les organes l'excitabilité qui abandonne ceux qui formaient les instruments de la reproduction. Le plus favorable est celui qu'elles prennent à pied ou en voiture avec des personnes dont la conversation et les manières leur sont agréables. « Les femmes auront grand soin de continuer les exercices du corps, dit un auteur, si elles s'y adonnaient déjà, ou d'en contracter par degrés l'habitude si elles étaient livrées à une vie trop sédentaire, et ne craindront même pas de pousser ces exercices jusqu'à un commencement de lassitude, surtout si elles sont chargées d'embonpoint ou douées d'un tempérament plus lymphatique que sanguin, mais l'exercice à cheval et celui de la danse sont ceux qui leur conviennent le moins dans cette circonstance. »

Pendant le printemps et l'été, rien ne leur serait plus avantageux que d'aller respirer, dans la campagne, la fraîcheur bienfaisante de l'air du matin. Elles feront bien d'éviter les lieux bas et humides; les spectacles, les sociétés bruyantes, les assemblées nombreuses, quelles qu'elles soient, où l'on respire un air étouffé; les appartements chauds, et cela principalement vers l'époque accoutumée de l'éruption menstruelle. Dans la saison froide elles préféreront les feux de cheminée à la chaleur des poêles et n'auront pas recours aux chaufferettes, dont les émanations, en favorisant la congestion de l'utérus et le relâchement des parties génitales externes, disposent aux pertes de sang et aux fleurs blanches.

« Les femmes de quarante-cinq à cinquante ans, dit un auteur, éviteront autant que possible les appartements trop chauds, et aussi tous les endroits où l'on respire un air épais, étouffé ou corrompu, elles préféreront la chaleur d'une bonne cheminée à celle d'un poêle ; elles banniront toutes les chaufferettes que l'imprudence a inventées, et dont le moindre inconvénient est de les prédisposer aux pertes de sang, aux fleurs blanches, et à des congestions de la matrice. »

Elles ne doivent pas non plus se livrer au sommeil au delà de sept à huit heures, car un sommeil trop prolongé favorise la pléthore sanguine et dispose aux hémorrhagies utérines. Elles éviteront aussi les lits de plume : un coucher trop mou, trop chaud, fait affluer le sang vers les organes génitaux, excite des désirs qu'il serait imprudent de satisfaire sans une grande réserve, et qu'il convient plutôt de calmer ; dispose enfin les femmes à prendre trop d'embonpoint et à contracter une susceptibilité nerveuse qui est l'occasion de beaucoup de maux.

Les veilles excessives leur seront également nuisibles ; elles se trouveront bien alors de renoncer aux plaisirs bruyants du monde, aux assemblées nombreuses, aux veilles prolongées, surtout si la fureur du jeu en aggrave encore les effets désastreux sur la santé, par l'exaltation continuelle de la crainte et de l'espérance et les déceptions cruelles de la cupidité.

On lit dans la *Clinique* du docteur Lisfranc : « A l'âge critique, on conseille d'éviter l'excitation des organes génitaux ; on prescrit l'usage des vêtements

chauds; les femmes faibles ne prennent pas des aliments excitants; celles qui sont douées d'une forte
constitution se soumettent à un régime spécialement
végétal; on prescrit l'exercice; l'excès de veille et de
sommeil est nuisible; on éloigne les affections morales; en général, le coït est dangereux; si les désirs
sont pressants, si les rêves sont très-fréquents, le rapprochement des sexes, pratiqué avec modération sous
tous les rapports, devient utile. Lors de la cessation
des règles, beaucoup de femmes sont singulièrement
portées à l'acte de génération; l'irritation produite par
la stase du sang, dont la matrice est le siége, me paraît
en être la cause. J'ai observé plusieurs personnes pour
lesquelles le coït n'avait beaucoup d'attrait que depuis
qu'elles étaient soumises à l'âge critique; j'en ai vu
d'autres chez lesquelles l'orgasme vénérien ne s'était
fait éprouver que depuis la cessation des règles. Les
antispasmodiques, les narcotiques et, chez les femmes
fortes, les saignées spoliatives conviennent parfaitement alors. »

Dans la vue de favoriser la transpiration insensible,
les femmes qui approchent de l'époque critique doivent entretenir la peau dans une grande propreté par
des bains agréablement tièdes et pris avec modération, par des lotions fréquentes et par des vêtements
convenables à l'état de la saison, qui aient la propriété
de conserver la chaleur du corps, de le garantir des
vicissitudes atmosphériques, des changements brusques de température et d'absorber promptement le
produit de la transpiration.

Il est bien important que, chez les femmes exposées à subir prochainement la révolution de l'âge, les vêtements, souvent trop serrés, n'apportent aucun obstacle à la circulation du sang et qu'ils ne laissent pas exposée à l'impression de l'air, dont la température est si variable dans nos climats, une grande partie de la poitrine et des épaules qui, couvertes ordinairement dans le simple négligé, n'en sont que plus sensibles à l'action du froid et de l'humidité, lorsque, pour satisfaire au caprice de la mode, et, sans égard à la saison, les femmes, dans leurs jours de parure, ont l'imprudence de mettre à nu toute la partie supérieure du corps.

Je sais que, pour beaucoup d'entre elles, il serait trop pénible de faire, aux exigences du moment et aux prévisions de l'avenir, le sacrifice entier de ce qu'impose au beau sexe un tyrannique usage ; mais les femmes montrent tant de goût dans l'arrangement de leur toilette qu'elles trouveront facilement le moyen de concilier l'aisance des mouvements et le besoin d'une douce chaleur que réclame la santé, avec la décence et la grâce qui président chez elles à l'art de voiler les formes sans les cacher. Elles éviteront surtout la compression outrée du ventre et de la poitrine qui, plus souvent qu'on ne pense, dispose aux engorgements de l'utérus et du sein, et prépare ces maladies cruelles qui font le désespoir de tant de femmes et qu'on ne saurait trop chercher à prévenir.

Il est nécessaire d'entretenir, à cette époque, la liberté du ventre et de prévenir la constipation, soit par un régime alimentaire approprié, soit par des lavements émollients, soit par l'usage de bouillons relâchants, du petit-lait, des laxatifs doux, etc.; mais il faut éviter soigneusement, dans ces cas, les purgatifs âcres et surtout les préparations aloétiques, qui, augmentant l'irritabilité de l'utérus et y faisant affluer le sang, produiraient un effet contraire à celui qu'on doit chercher à opérer.

Comme la susceptibilité nerveuse ne peut que s'accroître pendant la révolution qui se prépare, il faut travailler d'avance à la modérer, et, dans cette vue, les femmes qui approchent de l'âge de retour doivent éviter tout ce qui peut ébranler les sens, l'imagination, procurer des émotions trop vives, tenir l'esprit dans un état continuel de tension, comme certains spectacles, certaines lectures capables d'exciter ou de rappeler les passions. « Toute forte excitation cérébrale, dit le docteur Lachaise, doit être soigneusement évitée par les femmes qui arrivent au terme de l'écoulement périodique; aussi devons-nous les engager à fuir tout ce qui pourrait éveiller en elles de vives émotions, le souvenir de tendres sentiments, de pensées érotiques, et tout ce qui peut augmenter les regrets que leur inspirent naturellement les pertes qu'elles vont faire.» Nous leur recommanderons également d'éviter les émotions trop vives ou trop prolongées, toutes les passions haineuses ou convulsives, l'abus de certains plaisirs et aussi une continence excessive, car elle a également ses dangers et donne lieu parfois à des accidents graves. Les femmes qui penchent de ce

côté se plaignent d'étouffements, de chaleurs au visage, de vertiges, et particulièrement d'une exubérance de force qui leur rend l'existence insupportable.
Il faut savoir user et non abuser.

« Les rapports atmosphériques qui conviennent le
mieux à l'organisation de la femme dont le foyer
génital est sur le point de perdre son activité, dit
un professeur d'hygiène, consistent principalement
dans la pureté, la sécheresse et la douce température
de l'atmosphère; dispositions qui sont utiles et salutaires dans tous les temps, mais qui deviennent indispensables à une époque où le principe de la vie
ne jouit que d'une manière irrégulière et incomplète
de sa puissance de réaction.

« Il importe donc aux femmes qui entrent dans leur
quatrième saison de fuir les spectacles, les églises et
tous les lieux où un trop grand nombre de personnes
contribuent à échauffer et à corrompre l'atmosphère.
L'air humide étant encore plus dangereux, les femmes
qui sont sur le point de voir cesser leurs règles ne
peuvent se préserver des atteintes du froid avec trop
de précaution; et conserver dans cette circonstance
un costume plus élégant que salutaire serait une imprudence qu'elles ne commettraient pas sans en être les
victimes. »

Nous devons ajouter à ces réflexions, que l'affaiblissement et le déclin des organes de la génération, occa-
sionnant une altération remarquable des organes de la
voix, les femmes pour lesquelles la déclamation ou le
chant est un exercice habituel, une profession, voient

alors leurs moyens baisser sensiblement, et doivent
les ménager ou en resserrer même le développement,
lorsque l'action vivifiante du foyer utérin cesse de le
soutenir; mais si un pareil soin est indiqué, celui
dont la conduite particulière et la direction de la sensibilité sont l'objet, devient plus indispensable, au
moins pour les femmes auxquelles des mœurs simples et douces, un genre de vie paisible et le bonheur
de travailler habituellement n'ont pas donné cette
vigueur de constitution, sans laquelle la crise du quatrième âge est toujours douloureuse et difficile.

Nous conseillons donc à ces femmes de changer
leurs habitudes frivoles et dépravées, d'occuper davantage leurs muscles, et d'arrêter, de modérer, si
elles peuvent y parvenir, cette foule d'émotions et
de sentiments dont l'impression, trop souvent renouvelée, a déjà porté des atteintes si profondes à leur
constitution.

Les affections tristes et sombres, ces sentiments
que développe quelquefois une réaction physique qui
forme alors une des principales circonstances du tempérament, méritent de fixer l'attention d'une manière
plus particulière; et les femmes chez lesquelles on
les voit se manifester devraient être l'objet d'une
complaisance, d'une sollicitude dont l'ingratitude et
l'injustice ont fait trop souvent méconnaître l'obligation.

« Nous conseillons, en outre, aux femmes qui touchent à leur quatrième saison d'éviter, au moment où
elles en ouvrent le cercle, toutes les sensations trop

vives ou trop profondes, l'abus et presque l'usage des organes du plaisir, le jeu, les veilles, toutes les passions haineuses et convulsives; enfin, l'exercice forcé des facultés intellectuelles, une attention trop long-temps soutenue, ou l'emploi immodéré ou exclusif de l'imagination.

« Toutes ces agitations du cœur et ce travail de l'esprit ne conviennent pas aux femmes qui ont passé leur quarantième année, et nous croyons pouvoir assurer que celles qui sont assez heureuses ou assez sages pour les éviter, entreront dans leur quatrième âge sans éprouver aucun accident capable d'altérer sensiblement leur tempérament. »

La passion de l'amour qui s'éveille quelquefois chez les femmes sanguines ou nerveuses à l'âge de retour, et toujours au détriment de leur santé, doit être combattue par tous les moyens physiques et moraux dont l'expérience a fait reconnaître l'efficacité; il faudrait, s'il était possible, en éloigner chez elles jusqu'au souvenir, et que le cœur des femmes, pour qui le besoin d'aimer est de tous les âges, ne s'ouvrît plus désormais qu'à la douce amitié, à la bienfaisante commisération, et aux tendres sentiments d'épouse et de mère. « L'amour, dit un auteur, ce sentiment si doux et en même temps si naturel aux femmes pendant le terme moyen de leur vie, doit être banni à jamais du cœur de celle qui est parvenue à l'âge critique. Tout ce qui en rappellerait le souvenir doit être soigneusement évité. L'amitié, la douce amitié devra seule désormais avoir accès dans un cœur pour qui aimer est un besoin à toutes les époques de la vie. Par cette noble affection et les doux sentiments qu'elle suggère, les femmes peuvent conserver toute l'étendue de leur empire et faire encore le charme de notre existence, alors même que toute idée, tout souvenir d'amour sont éteints. »

Comme l'approche de l'âge critique occasionne souvent aux femmes les plus vives inquiétudes ; qu'elles se peignent l'avenir sous les couleurs les plus sombres ; qu'elles sont ordinairement tristes, moroses, irascibles, quelquefois emportées et méchantes ; que tout les inquiète, les irrite, les contrarie ou les fâche ; qu'elles voient des dangers de tous côtés et partout des écueils ; que l'idée chagrinante de devenir en quelque sorte inutiles les préoccupe, les accable et finit par aigrir leur caractère ; qu'elles deviennent injustes envers les personnes qui les entourent, qu'elles parlent avec humeur et qu'elles répondent avec dureté ; puis honteuses de leur emportement, elles se cachent et elles fuient le monde ; elles recherchent les endroits les plus solitaires, ou bien elles se retirent dans des boudoirs où elles s'enferment comme dans un tombeau, pleurant, sanglotant, s'écoutant vivre et souffrir tout à leur aise ; il est important de les rassurer sur leur position. On ne saurait trop le dire, l'époque critique n'est point dangereuse pour les femmes qui se portent bien ; elle n'exige de précaution que pour celles dont la santé est délicate, faible, altérée, etc. En présence des faits que nous avons établis dans la première partie de cet ouvrage d'une manière si

claire, pourquoi l'imagination irait-elle se créer des
chimères? pourquoi des regrets contre lesquels la
force des choses est irrésistible? La période brillante
de la vie est passée; mais elle va être remplacée par
une autre qui aura aussi ses jouissances. La mission
de la femme n'est pas seulement de plaire, ses devoirs
d'épouse, de mère ont une tout autre importance.
Sa vie, d'ailleurs, n'est-elle pas un sacrifice perpétuel,
et l'habitude de la résignation n'a-t-elle pas de bonne
heure façonné son esprit à toutes les privations?

La plupart des femmes s'imaginent que, par la suppression de leurs règles, le virus ou principe morbi-
fique, qu'elles supposaient s'écouler tous les mois,
va se concentrer en elles et devenir la source d'une
foule de maladies; qu'elles sachent que ce sang n'a
rien de malfaisant et d'impur; en un mot, que c'est
celui dont elles furent nourries pendant neuf mois.

Le médecin instruit de cette dernière vérité et bien
convaincu de l'exagération qu'on a apportée dans l'exposition des dangers attachés à l'âge critique, rassu-
rera toutes les femmes qui le consulteront et leur
peindra l'avenir sous les couleurs les plus riantes; il
ne leur dira que la vérité la plus exacte, en leur ex-
posant que, ce moment une fois passé, leur sexe acquiert des chances de longévité bien supérieures à
celles qui sont dévolues au nôtre; qu'elles n'offrent
plus dans leur existence aucun événement, aucune
fonction qui exigent une direction particulière des
facultés et des moyens de la vie; qu'elles peuvent
d'ailleurs arrêter le bonheur et l'empêcher de fuir

avec la jeunesse et la beauté, si, écartant les regrets
stériles, elles se livrent en paix aux affections durables,
aux vertus domestiques, à la consolante amitié, ou
même à un exercice plus suivi de leurs facultés intellectuelles, dont le développement et l'emploi sont dès
lors favorisés par une sensibilité moins délicate et plus
assurée; il les engagera à chercher des distractions dans
les soins de leur ménage, dans des conversations enjouées avec leurs véritables amis; à abandonner pour
quelque temps la fréquentation du monde, où elles
trouveront souvent des motifs de contrariété, de gêne
ou de contrainte, toujours préjudiciables à leur position; à ne s'occuper enfin que de matières gaies, frivoles même, qui n'exigent qu'une légère attention.

Affranchies des maux propres à leur sexe, elles
acquièrent la constitution de l'homme, sans être exposées aux infirmités qui l'accablent dans sa vieillesse;
on dirait qu'elles portent en elles un principe inépuisable de vie! Et quand ces avantages bien réels n'exis-
teraient pas, quand les liens d'une tendre amitié ne
pourraient remplacer les illusions de l'amour, quelle
est donc la mère qui, témoin du bonheur de ses
enfants, verserait sur le passé des larmes de regret?

Retirées dans le sein de leurs familles, où elles doivent concentrer toutes leurs affections, elles feront
en sorte d'y mener une vie occupée et d'y trouver des
distractions agréables au milieu d'une société choisie.
Elles se coucheront de bonne heure, n'abuseront pas
du sommeil, vaqueront aux soins domestiques, feront
de l'exercice en plein air, repousseront de leur esprit

toute crainte exagérée, maintiendront leur âme dans le calme qui convient à la raison comme à la santé, et, en observant, sans une précision trop minutieuse, les règles de conduite qui conviennent à leur nouvelle position, elles attendront sans inquiétude la révolution qui se prépare.

Il est donc non-seulement du devoir des femmes de ne pas se roidir contre des événements qui relèvent d'un ordre supérieur, mais elles doivent encore accepter sans murmure toutes les conditions que leur impose leur nouvel état; c'est ce que font toutes celles qui comprennent leur position et leur véritable intérêt.

Plus dociles et plus affectueuses, parce que l'impétuosité de la vie n'est plus là avec tous ses entraînements, elles recherchent les paisibles plaisirs du foyer, elles en apprécient les douceurs, et les goûtent, parce qu'elles commencent à sentir tout le prix d'une vie simple et modeste; puis elles voient le bonheur dans la paix du cœur et des sens, et elles le préfèrent à toutes les jouissances ardentes qu'on ne se procure qu'au prix des sacrifices et de tous les genres de fatigue. Enfin, résignées à tout, et acceptant tout, elles apportent dans le monde cette indulgence délicate et cette sollicitude attentive que donne l'expérience de la vie, et, ce qui vaut encore mieux, la sûreté du jugement et la force de pensée qui caractérisent la maturité, cet excellent fruit d'automne qui n'acquiert toute sa saveur qu'à l'ombre des passions, dans le silence et le recueillement.

Une femme d'esprit, qui avait beaucoup pensé, beaucoup vu, et qui osait tout dire, la célèbre Ninon de Lenclos disait un jour au philosophe Bernier, illustre disciple de Gassendi, et peut-être le plus éclairé : « Nous arrivons à une époque où nous avons fait une multitude d'observations; de ces observations sont nées des réflexions qui ont souvent de la vérité, elles forment en nous cette espèce de raison qui est utile à notre bonheur et à celui des autres; le plaisir vous attachait à nous, vos intérêts vous y attachent encore. Lorsque nous perdons le charme de la beauté, il nous reste celui d'une raison séduisante; elle nous suffit pour vous conduire; elle est pour nous, comme la beauté, un dédommagement de notre faiblesse; avec l'une nous vous commandons, nous vous gouvernons avec l'autre, et souvent, nous vous gouvernons fort bien. »

On peut ajouter que toutes les femmes qui n'ont pas reçu les impressions funestes des grandes sociétés, ou pour mieux dire, les femmes dont les facultés intellectuelles, et particulièrement celles qui portent aux voluptés, n'ont pas été exercées au delà de leurs limites naturelles, renoncent alors à tous les moyens que l'instinct et l'étude imaginèrent pour fixer nos regards et notre admiration, s'occupent presque exclusivement du soin de leur ménage, du bonheur de leurs enfants, se contentent d'une parure simple, se soumettent sans violence à leur nouvelle position, et cherchent moins à dissimuler les sentiments qui les agitent. Se mettant bientôt tout à fait au-dessus de

la perte inévitable de quelques charmes, elles se
préparent à faire une retraite honorable et à chercher
de nouveaux plaisirs dans les délices de l'intimité.
Les différents actes de leur entendement n'étant plus
dominés par l'influence, quelquefois tyrannique du
besoin des voluptés, se régularisent et s'accroissent de
l'énergie qui vient d'abandonner les organes qui pro-
duisaient ce besoin ; aussi jouissent-elles alors de cette
profondeur de vues, de cette facilité d'esprit et de
cette justesse de jugement qui leur assurent encore le
premier rang dans la société, et ne commandent pas
moins notre admiration que nos respects.

C'est une justice que nous nous plaisons à rendre à
cette plus belle partie de l'humanité ; la perte des
avantages extérieurs, les regrets d'une vie de plaisirs
ne se font pas sentir parmi les femmes véritablement
dignes de ce nom ; ou si quelques soupirs s'élèvent
du fond de leurs cœurs, elles les étouffent aussitôt ;
ces gémissements du passé sont surtout marqués chez
les personnes oisives ; et pour y échapper elles se précipitent alors dans les fêtes, les bals, les spectacles,
les intrigues de tous genres : c'est un dernier appel à
ce monde qui va leur échapper. Une pareille conduite
ne peut qu'aggraver leur position. Certes, il ne faut
pas aller d'une extrémité à l'autre et conseiller la retraite à des femmes habituées à tous les agréments de
la vie ; mais il faut leur dire : si vous avez des accidents, si vous éprouvez des symptômes de l'époque,
modérez-vous, ne passez pas les nuits entières dans les
salons brûlants qui ne peuvent qu'augmenter la

disposition pléthorique, alors si commune; mettez
un frein à cette vie d'agitation et de mouvement :
craignez d'échauffer votre sang et cherchez des plaisirs moins bruyants : la lecture, la conversation,
les réunions d'amis, les distractions sans fatigue vous
offrent d'agréables compensations. Lorsque tous les accidents seront dissipés, vous jugerez alors de ce qu'il
vous conviendra de faire. Comme Lamaze, nous
engageons les femmes qui sont nées avec un tempérament porté à la volupté, à fuir les personnes avec
lesquelles elles ont eu des liaisons tendres, à éviter les
peintures lascives, les livres, les conversations licencieuses, et l'oisiveté d'où l'amour tire souvent sa
source.

Ajoutons que les femmes qui sont rendues par l'âge
au calme de la vie individuelle, acquérant dès lors
une constitution moins différente du mode d'organisation propre au sexe opposé, celles qui ont des
loisirs et dont l'esprit fut cultivé, pourraient l'exercer
d'une manière plus suivie, et devoir à une nouvelle
direction de leurs facultés une existence morale bien
préférable à ces illusions religieuses auxquelles le soir
de leur vie est ordinairement consacré.

Et d'ailleurs pourquoi, comme l'a fait si bien observer Platon, pourquoi les femmes qui ont passé
l'âge critique ne profiteraient-elles pas du bénéfice
d'une révolution qui leur imprime une trempe plus
semblable à la nôtre, pour se livrer à leur tour au
commerce des lettres et aux travaux de l'esprit ?
Beaucoup pourraient le faire avec avantage et toutes y

gagneraient. En donnant une pareille direction à
leurs facultés, elles se créeraient de précieuses ressources, de grandes puissances, et elles s'épargneraient encore ces illusions ascétiques, et toutes
ces peurs du diable qui assombrissent trop souvent le soir ou le déclin de la vie chez des personnes
déjà prédisposées par leur caractère à la tristesse et
à la mélancolie.

Les lois de certains peuples ordonnaient aux malheureux qui avaient été mutilés et privés ainsi de leurs
facultés viriles, de prendre et de revêtir aussitôt les
habits de femme, et d'en adopter aussi les habitudes
et les occupations; pourquoi, et avec infiniment
plus de raison, les femmes que la saison de retour a
éprouvées et jugées ne prendraient-elles pas le costume et les allures des hommes? Pourquoi, pendant
cette seconde existence, ne jouiraient-elles pas de
toute leur liberté et n'entreprendraient-elles pas des
travaux scientifiques et littéraires? Elles trouveraient
de grandes compensations à un autre ordre de choses,
et la société elle-même en profiterait.

En effet, les femmes ne sont pas uniquement destinées à faire le charme des yeux; mais un rôle plus
élevé et plus noble les attend, et leur est souvent réservé. Nous plaindrions celui qui voudrait retrancher
de notre littérature tous les ouvrages sortis de leur
génie, de leur sensibilité, de leur perspicacité, de leur
amour : il faudrait rayer d'un trait ce qu'il y a de plus
gracieux et de plus constamment suave et délicat; j'en
atteste toutes les œuvres ingénieuses et souvent phi-

losophiques des Sévigné, des Graffigny, des Mont-
pensier, des Staël, des Givré, des Genlis, etc. Elles
vivront encore quand mille autres productions seront
oubliées; et les archives de l'Institut attesteront toujours que le premier prix d'éloquence, accordé par
cette célèbre académie, fut décerné à mademoiselle
Scudéri.

Si l'on nous reprochait de trop engager les femmes
à cultiver les lettres, et de les détourner ainsi de leurs
premiers devoirs d'épouses et de mères, nous répon-
drions que nous n'exigeons, en cette sorte de matière,
que ce qui est raisonnable et conciliable avec les intérêts de position. D'ailleurs, nous ne pensons pas que
les femmes soient plus détournées de leurs devoirs par
ce genre d'occupation qu'elles ne le sont par des plaisirs bien plus frivoles, vers lesquels on les entraîne
continuellement. On fera des pédantes en faisant des
femmes de lettres! s'écriera-t-on peut-être. Eh! mon
Dieu, n'y eut-il jamais de pédants que parmi les éru-
dits, et en trouve-t-on moins parmi ceux qui ne sont
rien, parce qu'ils ne font rien? Disons-le en passant,
les demi-savants et les ignorants sont les gens les plus
fatigants du monde, et, comme les tonneaux vides,
les corps de la nature qui raisonnent le plus.

Quels que soient les avantages d'une semblable
conduite, peu de femmes, parvenues au temps critique, pourraient s'en tenir à de tels moyens; la santé
de la plupart d'entre elles dépend encore de l'observation rigoureuse de plusieurs précautions qu'il est
nécessaire d'indiquer. C'est ainsi que non-seulement

elles doivent se mettre à l'abri des influences dangereuses d'une atmosphère froide et humide par des vêtements chauds et secs surtout, particulièrement ap-
préciables dans ce moment où le sang tend à se reporter
également dans chaque partie du corps; mais même
l'usage du caleçon est plus indispensable que jamais,
et la flanelle doit faire partie intégrante du vêtement
à l'époque de la cessation. En effet, on a remarqué
que l'âge du retour était beaucoup plus difficile et
même plus dangereux chez les blanchisseuses et chez
les femmes habituellement exposées au froid humide
et aux intempéries de l'air, que chez toutes les autres
personnes. Le refroidissement des pieds est à craindre,
car il retentit souvent vers l'utérus. Les habillements
trop serrés peuvent n'être pas sans danger; le cancer
des mamelles est alors assez fréquent : Dugès et madame
Boivin l'ont noté cinquante-six fois, et nous l'avons
nous-mêmes observé un grand nombre de fois.

Les lavements doux, les bains tièdes et frais, les
boissons acidules, le petit-lait, les infusions légères de
fleurs de tilleul, d'oranger, sont des moyens prophy-
lactiques dont les femmes de quarante-cinq à cinquante ans peuvent retirer de délicieux résultats. La
transpiration doit être entretenue et favorisée en pratiquant des frictions sèches sur les épaules et sur le
dos. La sécrétion de l'urine n'est pas moins utile; on
la provoquera en buvant aux repas du vin blanc coupé
avec une décoction de bourrache, de racine de fraisier
ou de chiendent, etc.

Il est un principe d'une application vraie pour toutes

les femmes arrivées à l'époque qui nous occupe, qui
va nous servir de guide pour examiner les conditions
individuelles dans lesquelles elles peuvent se trouver;
ce principe, le voici : l'organe le plus irritable ou le
plus souffrant est celui qui est le plus menacé à l'époque critique. Ainsi, chez la femme dont la poitrine
délicate reçoit l'atteinte de toutes les secousses portées à l'économie, on verra des crachements de sang,
des étouffements, de la toux; chez celle qui aura été
en proie à des inflammations fréquentes du bas-ventre, il y aura des pertes, des écoulements blancs, etc.
Et c'est ainsi qu'on voit encore la cessation des règles
rappeler des dartres de mauvais caractère qui som-
meillaient depuis longtemps; elle peut aussi favoriser
le développement de maladies dont le germe existait
intérieurement, comme une disposition vénérienne,
scrofuleuse, scorbutique, cancéreuse, etc.

Il est donc de la plus haute importance de se tenir
en garde, vers l'âge critique, contre la réapparition
des maux de l'enfance, surtout quand ils dépendent de
quelques-uns des virus connus. Souvent, on peut le
dire, avec des évacuants, quelques dépuratifs et un
cautère, on garantit les femmes des maladies les plus
fâcheuses.

L'observation démontre trop souvent que la cessation des règles éveille ou fait marcher activement la
phthisie pulmonaire.

Les conditions particulières dans lesquelles les femmes peuvent se trouver sont principalement relatives
au tempérament.

Le plus fréquent chez nos citadines est sans contredit celui où domine le système nerveux. La femme, a
dit quelque part un illustre médecin, est la partie nerveuse du genre humain; l'homme en est la partie
musculaire. C'est au tempérament nerveux que les
femmes doivent cette sensibilité exquise, cette impressionnabilité de caractère, ces sensations vives, multipliées, qui font de leur existence entière un concours
rapide d'émotions tristes et gaies, d'amour et de haine;
caractère remarquable surtout chez nos Françaises,
« sorties, ce semble, des mains de la nature, lorsqu'il
« n'était encore entré dans leur composition que l'air et
« le feu, » selon l'expression de madame de Graffigny.

Les femmes de ce tempérament sont celles que menacent les accidents, sinon les plus dangereux, du
moins les plus variés; c'est alors qu'elles sont assiégées
par cette nébuleuse cohorte de maux réels ou imaginaires qu'on désigne sous le nom de vapeurs, de migraines, de spasmes, de douleurs fugitives dans diverses
parties du corps; d'inégalité de caractère, d'accès de
mélancolie, de boutades, de chagrins sans motifs. Ce
qui peut être le plus utile alors, est d'éloigner toutes
les causes susceptibles d'augmenter l'excitabilité physique et morale à laquelle la femme est en proie; lui
éviter, autant que possible, les contrariétés, tout motif de chagrin; l'entourer de distractions. Il faut aussi
que, de son côté, elle use de tout l'ascendant de sa raison pour calmer le désordre de ses sensations tumul-
tueuses, se soustraire aux émotions fortes dont elle
se montre avide. Je ne saurais trop, en pareil cas, re-

commander l'exercice. Un médecin de Paris passa,
dans le siècle dernier, pour faire des cures presque mi-
raculeuses, en exigeant de nos petites maîtresses
qu'elles se livrassent aux occupations les plus rudes.

L'exercice convient aux femmes nerveuses à toutes
les époques de leur vie, mais il leur offre surtout une
puissante ressource à la période de la cessation des
règles, en contribuant d'une manière efficace au rétablissement de l'équilibre des forces vitales, dont la
direction vicieuse occasionne des maux de nerfs, et
ces vapeurs qui hypothèquent si facilement la plupart
des femmes du monde, et que l'on peut regarder
comme étant encore le résultat et le cortége ordinaire
du genre de vie adopté par elles.

En conséquence, à l'époque de retour, les femmes
nerveuses auront le plus grand soin de cultiver les
exercices du corps si elles s'y livraient déjà, et d'en
contracter l'habitude si elles n'avaient mené jusque-là
qu'une vie molle et sédentaire; de plus, elles ne craindront pas de pousser ces exercices jusqu'à la fatigue,
surtout si elles sont fortes et replètes. Toutefois, il y
a encore un choix à faire entre les différents genres
d'exercices.

La danse et l'équitation ne conviennent pas aux
femmes qui entrent dans l'âge critique : on doit les
leur défendre, parce qu'elles prédisposent extraordi-
nairement aux hémorrhagies, aux fleurs blanches,
aux hémorrhoïdes et même aux descentes de matrice.
De tous les genres d'exercices musculaires, le plus
salutaire est celui qui consiste dans cet ensemble d'oc-

cupations domestiques qu'on nomme encore la gymnastique de Tronchin, et qui comprend depuis les mouvements les plus simples, jusqu'à ceux qu'exigent le frottage des appartements et l'action de fendre ou de scier du bois.

Cette gymnastique a le triple avantage d'entretenir l'action des muscles, de régulariser le cours du fluide nerveux en l'appelant dans toutes les parties du corps, et de soutenir l'exercice de la volonté ; de plus, elle éteint les passions et elle règle cette mobilité nerveuse et cette aberration de la sensibilité qui constituent pour ainsi dire le cachet propre aux femmes qui vivent dans le luxe, dans l'inaction ou les plaisirs.

Une existence trop limitée, une vie en quelque sorte réduite à la satisfaction des premiers besoins, ne saurait suffire au bonheur d'un être dont le cœur et l'âme ne vieillissent pas, il lui faut des émotions, du mouvement et surtout des projets sur l'avenir. Sous ce rapport les agitations douces, certains désirs, et quelquefois même le plaisir de faire de loin des châteaux en Espagne, sont pour beaucoup de femmes des conditions aussi nécessaires à la plénitude de leur existence morale que l'air, la lumière et les aliments le sont eux-mêmes à l'entretien de la vie physique.

Les femmes nerveuses favoriseront encore l'action de tous les moyens que nous venons d'indiquer en contractant la bonne habitude de se coucher de bonne heure et de se lever matin, en prenant beaucoup de distractions et en acceptant sans murmure toutes les conditions de leur nouvel état. Le sommeil est dans les limites convenables lorsqu'on éprouve, en s'éveillant, un sentiment de bien-être. Chez les femmes délicates, nerveuses, il doit avoir une durée plus longue que chez les femmes pléthoriques. Le sommeil trop prolongé a pour inconvénient de fatiguer, d'énerver, de disposer à l'obésité. Il n'est pas moins dangereux de passer les nuits dans les veilles qui épuisent, échauffent, et sont souvent le germe de maladies aiguës.

Les femmes nerveuses s'attacheront avec encore plus de soin à entretenir la liberté du ventre. En conséquence, elles sauront surmonter une certaine honte mal placée, et elles contracteront, s'il le faut, l'habitude de prendre de temps en temps, et selon les circonstances, des demi-remèdes, tantôt frais et simples, tantôt tièdes et émollients; de cette manière elles détourneront bien des accidents, et elles ne se verront pas obligées d'avoir recours plus tard au séné, à la magnésie, à l'eau de Sedlitz et à une foule d'autres drogues très-précieuses sans doute dans quelques circonstances, mais dont il vaut encore mieux pouvoir se passer.

Les bains conviennent encore aux personnes douées d'une extrême susceptibilité nerveuse. Il arrive assez souvent que les femmes ne peuvent supporter les grands bains, et qu'elles se trouvent soulagées par les demi-bains. Leur usage demande une grande réserve, car ils pourraient occasionner un centre de fluxion vers l'utérus, et gêner les efforts de la nature.

Nous dirons encore avec le docteur Brière que la

tranquillité de l'âme serait l'auxiliaire le plus puissant ; mais de pareils conseils sont beaucoup plus faciles à donner qu'à suivre ; aussi les préceptes que nous traçons nous paraissent-ils d'une application peu facile. La conduite à tenir est celle qui nous a réussi plus d'une fois dans le traitement des maladies nerveuses. On cherche à obtenir la confiance, et lorsqu'on y est parvenu on étudie avec soin les cordes qui n'ont pas encore vibré, les parties qui sont encore vierges ; en un mot, le seul moyen qui nous paraisse convenable, c'est de substituer à une inclination, à un penchant, à une passion, d'autres inclinations, d'autres penchants, d'autres passions.

Une dame avait occupé pendant longtemps dans le monde une position brillante ; elle recevait dans ses salons l'élite de la bonne compagnie : renommée par son esprit et sa beauté, elle était devenue l'oracle du bon ton. Ses moindres paroles étaient des arrêts. Des signes trop certains viennent l'avertir au milieu de l'enivrement de ses triomphes que ce sceptre de la beauté va bientôt lui échapper. Elle tombe dans une mélancolie profonde dont personne ne peut deviner la cause. Nous l'avions suivie depuis quelques années ; son esprit et son caractère nous étaient connus. Nous pénétrâmes son secret, et sans lui laisser soupçonner que nous l'avions deviné, nous devînmes plus assidu auprès d'elle. Nos conversations roulaient souvent sur ses relations, sur les personnages célèbres qu'elle avait reçus dans son intimité. Pourquoi, lui dîmes-nous un jour, ne chercheriez-vous pas à faire une collec-

tion d'autographes? vous pourriez recueillir en ce
genre les lettres les plus curieuses, et qui devien-
draient un véritable monument historique. Cette idée
germa dans son esprit, s'en empara, et la mélancolie, qui pouvait conduire aux accidents les plus
graves, se dissipa entièrement.

Nous donnons dans ce moment nos soins à une
dame dont la surexcitabilité nerveuse habituelle, exas-
pérée par un grand chagrin, nous fait craindre une
période orageuse à son temps critique. Nous l'avons
engagée à s'occuper de l'éducation de la fille d'une de
ses amies, et nous avons déjà l'espérance que ce moyen
moral sera couronné d'un plein succès.

Les phénomènes nerveux qui accompagnent la cessation de la menstruation et qui tiennent à l'excitation
ou simplement à l'irritabilité nerveuse, demandent
d'autres moyens et d'autres secours. Ce ne sont plus
des remèdes qu'il faut employer, mais ce sont des distractions et des consolations, car c'est le cœur bien
plus que la matrice qui est malade ou affecté, et c'est
lui qu'il faut par-dessus tout chercher et traiter.

En conséquence, on conseillera aux femmes de fuir
les cercles où la médisance et la calomnie se montrent
sous toutes les formes, où les reparties dures s'exhalent de toutes parts, où les réticences perfides sont
accueillies ou encouragées. On les entretiendra au
contraire d'événements heureux et de récits touchants,
et l'on tâchera de les distraire sans les fatiguer. Sous
ce rapport, une voix amie, des attentions délicates,
le ton de l'aménité, la prévoyance des soins et les

tendres élans de la sollicitude, viendront opérer de salutaires révulsions, et quelquefois même des prodiges. On leur conseillera des voyages lointains. Les voyages nous paraissent un excellent moyen lorsqu'il existe des accidents nerveux, des désordres des voies digestives, une susceptibilité nerveuse caractérisée par de la tristesse, de la tendance à l'hypocondrie; les changements continuels de scène, la variété des objets, les conversations avec des étrangers sont autant de stimulants qui impriment à l'esprit une diversion utile en même temps qu'ils exercent une action puissante sur le corps. Enfin, on leur conseillera des changements de scène et toutes les distractions capables de provoquer avec énergie et d'entretenir pendant quelque temps les réactions du système nerveux sur lui-même. Or, nous ne connaissons pas de moyen plus précieux, pour obtenir ce résultat, que la musique. Par ses concerts elle établira le concert de la vie, et elle rendra la santé par enchantement à celles-là même, qui, faibles et languissantes quelques heures auparavant, semblaient vraiment avoir désappris à vivre.

Le tempérament sanguin est aussi l'apanage d'un grand nombre de femmes. C'est surtout chez elles que se montrent avec plus d'intensité ces phénomènes de pléthore, qui sont communs à l'époque critique; des maladies inflammatoires qui peuvent en être le résultat. Ce tempérament indique donc la dure nécessité de se conformer strictement aux lois de l'hygiène. Le régime alimentaire doit se composer de légumes, laitage, viandes blanches, poissons, et autres substances peu réparatrices. Il faut s'interdire les liqueurs, le café, le vin pur, les épices et toutes sortes d'excitants, les aliments farineux qui entretiennent des flatuosités. On peut recommander dans ce cas aussi l'exercice modéré, il diminue la masse du sang par les pertes qu'il occasionne, a de plus l'avantage de disséminer dans les muscles ce liquide qui se porte en trop grande abondance vers les organes intérieurs. Les engourdissements des membres, les tintements d'oreille, les étouffements disparaîtront le plus souvent sous l'influence de ce régime.

Cependant comme les femmes sanguines sont les plus exposées aux congestions, aux inflammations et aux hémorrhagies internes, elles auront besoin de recourir à la saignée dès que quelques époques leur auront manqué ou auront offert seulement une diminution notable dans la quantité de l'écoulement. Il n'est pas même nécessaire qu'elles éprouvent des signes bien caractérisés de pléthore sanguine pour y avoir recours si elles appartiennent à la classe des femmes du monde qui vivent dans l'oisiveté, ne prennent d'exercice qu'en voiture, et font habituellement bonne chère.

L'indication de la saignée sera plus pressante encore si elles sont alors sous l'influence du printemps, si elles étaient accoutumées à des règles très-abondantes, si le ventre est resserré, s'il existe des varices aux jambes, si la respiration est courte, laborieuse, embarrassée, gênée, s'il survient des étouffements, des palpitations, si les mouvements du cœur sont très-énergiques; si les femmes sont sujettes aux crachements ou aux vomissements de sang, aux hémorrhoïdes, aux maladies de la peau, aux douleurs articulaires, à l'inflammation des yeux, de la gorge, au gonflement des glandes du sein, etc.

Dans tous ces cas, il est prudent de recourir à la saignée, et c'est au bras qu'il convient de la pratiquer. Quant au nombre de saignées nécessaires, et à la quantité de sang qu'on doit tirer à chaque fois, il est impossible de le déterminer d'une manière précise, cela étant subordonné aux irrégularités de la menstruation, et aux circonstances de tempérament, d'habitudes, de régime, de saison et d'indisposition intercurrentes qu'un médecin judicieux peut seul apprécier. On peut dire seulement, d'une manière générale, pour mieux imiter la nature dans la marche qu'elle suit quand elle procède régulièrement aux grandes révolutions de l'organisme, qu'il est plus convenable de faire, par intervalles, plusieurs petites saignées que d'en pratiquer de très-fortes en moindre nombre, ce qui peut avoir des inconvénients. « Pour imiter la nature qui ne procède jamais qu'avec ordre et gradation, dit un médecin, il est prudent d'avoir recours d'abord à de petites saignées, qu'on pourra augmenter ensuite, si le cas l'exige. Or, tout le monde en conviendra, il vaut bien mieux agir de cette manière que de suivre l'exemple dangereux de quelques femmes qui se font pratiquer immédiatement, sans souci comme sans précaution, une large et abondante saignée sous l'admirable prétexte de se débarrasser d'une seule fois et tout à coup de la corvée et du chirurgien. »

Voici encore ce que dit un autre médecin sur ce même sujet : « L'usage de la saignée est surtout utile chez les femmes fortes, sanguines, sujettes à des évacuations abondantes. Elle doit être petite, mais répétée souvent dans les premiers temps ; tandis qu'on la pratique, au contraire, de loin en loin, à mesure qu'on s'éloigne de l'époque. Le lieu de l'élection est le bras, car, le plus ordinairement, la saignée du pied a pour résultat de faire affluer le sang vers les parties de la génération. C'est pour la même raison qu'on doit être réservé dans l'emploi des sangsues à la vulve et à l'anus ; dans quelques cas cependant, l'application des sangsues aux lombes et aux aines a dissipé les accidents. Une femme vint nous consulter pour des douleurs lancinantes excessivement violentes qu'elle éprouvait dans la région sacrée ; les injections, les bains ne l'avaient point calmée. Nous lui fîmes poser vingt sangsues à la partie souffrante ; elles enlevèrent les douleurs qui ne se reproduisirent plus. L'application des sangsues, combinée avec les saignées générales, nous a plusieurs fois réussi dans les cas d'hypertrophie. Il est réellement curieux d'observer comme certains engorgements se dissipent rapidement par l'usage direct des sangsues, mais nous n'avons point eu recours à ce moyen dans les engorgements de l'époque critique ; nous pensons qu'il pourrait être prescrit dans quelques cas où tous les autres ont échoué. »

La saignée nous paraît encore convenir dans ces retours de symptômes qui se montrent après la cessation et qui finissent quelquefois par amener une maladie de l'utérus. Elle est également avantageuse dans ces hémorrhagies déplétives qui dépendent d'un excès de forces.

Ce ne sont pas seulement les femmes à tempérament sanguin qui se trouvent bien de la saignée du bras lorsque les règles commencent à diminuer sensiblement, ou ne paraissent qu'à de longs intervalles, ce sont aussi les femmes de constitution nerveuse, et particulièrement celles qui sont disposées à l'hystérie et dont chaque époque menstruelle est marquée par des douleurs utérines plus ou moins vives. De petites saignées faites à propos, des calmants administrés pendant l'éréthisme nerveux, des bains tièdes et un régime approprié sont extrêmement utiles aux personnes de ce tempérament, qui, souvent par préjugé, se refusent à la saignée, sous prétexte qu'elles sont plus nerveuses que sanguines. Mais il faut leur apprendre que, dans ce cas, la pléthore réagit sur le système nerveux, et y produit une excitation susceptible de céder aux évacuations sanguines pratiquées avec mesure et qui doivent, en général, être toujours plus modérées que chez les femmes d'un tempérament sanguin.

« Et nous le dirons formellement, dit l'auteur de l'*Hygiène des femmes nerveuses*, le traitement par la saignée sera salutaire non-seulement aux femmes d'un tempérament sanguin, mais encore à beaucoup de femmes nerveuses, même à celles qui sont sujettes à l'hystérie.

« Toutefois si, eu égard à leur constitution essen-

tiellement nerveuse, et ayant d'ailleurs remarqué que
les saignées leur réussissaient mal, les femmes se sen-
taient peu disposées à se prêter à ce mode de traitement, en se basant encore sur un fait devenu aujour-
d'hui vulgaire, savoir que le fluide sanguin et le fluide
nerveux doivent toujours se faire équilibre, nous leur
ferons observer qu'il n'est pas rare de voir la pléthore
sanguine réagir assez fortement sur le système nerveux pour produire des phénomènes qui ne cèdent
qu'aux émissions sanguines pratiquées à propos et
suffisamment, et nous leur dirons qu'en pareille
circonstance elles doivent employer tous les moyens
capables de combattre la pléthore sanguine, de même
qu'elles devraient, dans d'autres cas, avoir recours aux
remèdes dont l'action réagit sur la pléthore nerveuse.
(Nous appelons ainsi un état particulier de l'économie
qui mérite essentiellement de fixer l'attention, bien
qu'on en dise fort peu de chose dans les livres ou
dans l'enseignement théorique ou pratique.) »

Nous avons observé que lorsque les femmes sanguines, et même toutes les femmes en général, viennent à perdre leurs règles trop brusquement, ou lorsque leurs époques menstruelles se trouvent réduites à
un flux trop modique, elles sont exposées aux vertiges,
à l'oppression, aux palpitations du cœur, à l'inflammation des yeux, de la gorge, aux hémorrhoïdes, à
l'érysipèle, au rhumatisme, à la goutte même; nous
devons dire aussi qu'elles sont sujettes à des pertes
quelquefois énormes, qui exigent une grande surveillance, et ne doivent en général être réprimées que

par degrés, et au moyen de simples précautions hygiéniques, comme le repos absolu du corps, le calme
de l'esprit, le silence, la situation horizontale dans un
lit frais et un peu dur, au milieu d'un appartement
vaste, où l'air soit fréquemment renouvelé, et d'où
l'on éloigne les personnes inutiles, la lumière, les substances odorantes, et tout ce qui peut altérer la pureté de l'air. « Quand la cessation des règles s'annonce
ou se manifeste par des écoulements de sang abondants
ou immodérés, relativement aux pertes ordinaires, dit
un médecin, les femmes n'hésiteront pas à employer
aussitôt certains moyens hygiéniques qui valent infiniment mieux, dans beaucoup de circonstances, que
les plus grands remèdes.

« Elles éviteront les agitations du cœur et de l'esprit, elles rechercheront le silence, elles n'admettront
auprès d'elles que les personnes qu'elles aiment et
dont le commerce est doux et facile ; elles éviteront
toute espèce d'exercice, ou mieux encore elles garderont la chambre, et elles se coucheront sur un lit frais
et un peu dur ; enfin elles auront soin de faire renouveler souvent l'air de leur appartement, et de bannir
toutes les odeurs et les parfums, et de ne s'exposer
qu'à l'action très-douce d'un demi-jour et d'une faible lumière. »

La nourriture exige aussi, dans cette circonstance,
une attention spéciale. On sait toute l'influence qu'elle
exerce sur notre organisation ; nous avons vu que les
femmes, à l'âge de retour, étaient sujettes à des éruptions cutanées, à des boutons, à des feux au vi-

sage, etc., etc. N'est-ce pas les avertir qu'elles doivent
éviter, dans leur régime alimentaire, tous les principes âcres? Les aliments seront donc de facile digestion, choisis parmi les fécules, les viandes blanches, etc.:
les viandes rôties seront préférables à celles qui sont
assaisonnées. Les ragoûts, les épices, les vins capiteux
seront proscrits pendant toute cette période, surtout
quand il existe des accidents. Nous avons connu des
dames très-sanguines qui avaient remplacé leur boisson habituelle par du lait, et chez lesquelles ce régime
avait les plus heureux résultats.

Il est un remède fort simple, et auquel cependant
beaucoup de femmes ont dû de franchir le temps critique sans encombre, nous voulons parler de l'usage
de l'eau simple; en se soumettant à ce régime quelques années avant la cessation, les femmes pléthoriques, celles qui ont la figure couperosée, ou d'autres
éruptions cutanées, en éprouvent des avantages bien
marqués.

Au moyen de ces petites précautions favorisées encore par la diète, ou au moins par un régime approprié à leur état, et consistant simplement en aliments
froids et en boissons légèrement rafraîchissantes et
légèrement acidules, également prises à froid, les
femmes verront cesser promptement la plupart des
accidents dont elles redoutaient les suites, et elles en
préviendront facilement le retour en renonçant à quelques habitudes réputées innocentes, et surtout en suivant avec confiance les conseils d'un médecin éclairé,
patient et prudent, qui n'aura recours à un traite-

ment plus actif qu'autant que l'indication lui en sera suffisamment et dûment démontrée.

« Les femmes exposées à des règles immodérées ou à de grandes pertes, dit un médecin, doivent observer soigneusement les préceptes de l'hygiène, s'abstenir d'aliments succulents ou aromatisés, de boissons spiritueuses, de café, de chocolat parfumé à la vanille. Elles éviteront les lits trop mous, les appartements trop chauds, les travaux fatigants, l'exercice du cheval, les secousses de voiture, la danse, les veilles prolongées, les émotions vives, la colère, les cris, le chant, tout ce qui peut accélérer la circulation et tout ce qui est capable d'en diriger l'effort vers l'utérus, comme la saignée du pied, les bains de jambes, une chaleur trop forte appliquée aux extrémités inférieures, les plaisirs de l'amour, et certains médicaments excitants tels que les préparations aloétiques, les substances aromatiques, etc. »

Quand les femmes sont bien remises de pertes considérables, de petites saignées du bras pratiquées par intervalles sont très-propres à en prévenir le retour ; mais elles doivent s'astreindre à un régime sévère pour échapper à l'inflammation lente et à l'ulcération de l'utérus.

De semblables pertes surviennent quelquefois aussi chez des femmes qui ne sont pas pléthoriques, mais qui sont maigres, colorées, irritables et d'un tempérament plus nerveux que sanguin. On doit être plus réservé, dans ce cas, sur l'emploi de la saignée qui pourrait augmenter la faiblesse et l'irritabilité déjà prédominantes, mais on insistera particulièrement sur le

repos absolu du corps, l'absence de toute sensation
vive, l'usage des calmants appropriés, une diète légère,
un peu nutritive, etc.

C'est dans ce cas que les bains entiers pris à une
température moyenne, dans les intervalles de la menstruation, peuvent rendre de grands services aux femmes irritables, en procurant une détente générale, et
en favorisant un mouvement excentrique, qui prévient les congestions utérines; mais il faut se garder
d'employer les bains tièdes aux époques de l'écoulement qui ne pourrait qu'être augmenté, ce qui aurait
les inconvénients reprochés avec juste raison aux
grandes évacuations sanguines chez les femmes nerveuses et délicates.

Quelquefois ces pertes immodérées dépendent d'une
inflammation lente de l'utérus ou même d'une ulcération commençante; l'évacuation sanguine est alors
accompagnée de douleur, de chaleur, et les femmes
sentent comme des traits de feu qui leur traversent le
bassin dans différentes directions, et vont aboutir au
milieu des cuisses ou vers la partie la plus saillante des
fesses. Dans ce cas, on pourra soupçonner des maladies
graves dont nous parlerons avec toute l'importance
qu'elles exigent dans la troisième partie de notre
ouvrage; mais nous devons seulement faire remarquer
ici que ces maladies réclament promptement un traitement actif et énergique, c'est-à-dire qu'en pareille
circonstance on ne saurait se dispenser, sous aucun
prétexte, de faire appeler un médecin et de suivre
ponctuellement ses avis.

Les principaux traits du tempérament lymphatique sont la mollesse des chairs, la blancheur terne et la finesse de la peau, les cheveux blonds, un embonpoint factice; au moral, l'apathie du caractère, le peu de vivacité des sensations. Ce tempérament, selon un grand nombre d'auteurs, existe rarement dans sa pureté chez les femmes. Presque toujours il s'y associe au tempérament nerveux et sanguin. Le régime à suivre est celui qui est tracé pour les autres tempéraments. Les personnes lymphatiques sont prédisposées aux fleurs blanches, aux hydropisies et aux autres maladies chroniques. L'habitation d'un lieu sec et aéré, une nourriture saine et substantielle, mais non stimulante, l'exercice, tel est le genre de vie qui leur convient. Au reste, ce sont de toutes les femmes celles qui ont le moins à redouter l'âge critique : l'enfance et la puberté sont les seules époques orageuses de leur vie.

Maladies antérieures. Les maladies dont un organe a été le siége à une époque quelconque de la vie, laissent le plus souvent cet organe disposé à en contracter de nouvelles, ou au moins elles indiquent qu'il est le plus irritable, le plus susceptible d'être impressionné par des causes nuisibles. Ainsi la femme qui a eu à plusieurs époques, notamment à la puberté, des crachements de sang, des fluxions de poitrine, pour lesquelles on a craint la phthisie pulmonaire, doit, à l'âge de retour, prendre toutes les précautions possibles pour que de semblables accidents ne se renouvellent plus; la récidive en serait inévitablement funeste. Le chant et l'exercice prolongé de la voix peuvent devenir, pour des poumons délicats, des causes d'irritation. Il sera prudent, quoi qu'il en doive coûter, d'en modérer l'usage. La danse portée jusqu'à l'essoufflement aurait aussi ses inconvénients; mais, grâce à la mode, c'est de tous le moins à craindre aujourd'hui ; l'air frais, où dans lequel se dégagent des vapeurs irritantes, est extrêmement nuisible aux femmes à poitrine délicate ; elles se tiendront chaudement en hiver, éviteront surtout les transitions brusques de température. Il y aurait de l'imprudence à abandonner à eux-mêmes les rhumes auxquels elles sont sujettes : la toux la plus légère en apparence peut être le symptôme de la maladie la plus redoutable.

Les femmes qui ont eu des accouchements laborieux et fréquents, des inflammations de matrice, des pertes, des écoulements blancs, chez lesquelles les règles étaient très-abondantes, douloureuses ou irrégulières, éviteront avec soin tout ce qui peut faire affluer le sang vers la matrice, feront sans retour le sacrifice des plaisirs qu'elles ne goûteraient pas sans danger.

Les fleurs recèlent, sous l'appât de leurs plus suaves parfums, de véritables dangers pour les femmes dont elles augmentent l'excitabilité nerveuse déjà trop grande à l'âge de retour; elles doivent être bannies surtout de la chambre où l'on goûte le repos.

Pour qui connaît l'intérieur du corps, il est difficile de comprendre comment les organes de la respiration peuvent se loger et se développer dans l'espèce d'étau qui étreint la fine taille de nos Parisiennes. Je suis persuadé que très-souvent une partie des poumons est imperméable à l'air chez elles, et que c'est là une des causes qui font, dans cette capitale, tant de victimes de la phthisie; mais je n'ai garde de tenter une réforme contre laquelle échoua l'éloquence de Jean-Jacques, quoiqu'il ne cessât de dire : « Que l'aisance des vêtements contribuait à laisser aux Grecques ces belles formes qu'on admire dans leurs statues. » Si cette raison ne fut pas goûtée de ses jolies contemporaines, que pourrai-je dire aujourd'hui? Je rappellerai seulement aux dames qui usent de toutes les ressources mécaniques pour soutenir ce que la nature ne soutient plus, que la constriction de la poitrine par les corsets a surtout des inconvénients graves à une époque où les poumons surchargés de sang ont besoin de pouvoir se dilater; de plus, que la compression des seins peut favoriser le développement de la maladie terrible qui s'y développe quelquefois à l'âge de retour.

Cosmétiques. Tous les cosmétiques, ces compositions mystérieuses que les parfumeurs ont le talent de produire sous mille formes différentes et de prôner sous des noms aussi pompeux que nouveaux à mesure que la crédulité trompée les repousse avec dédain, doivent être exclus des cabinets de toilette des femmes qui aspirent à conserver leur santé; mais principalement de celles qui sont arrivées à la fin de la révolution menstruelle.

Les seuls cosmétiques que l'hygiène approuve et que les femmes de cinquante ans doivent employer sont en petit nombre; le premier de tous et le plus parfait est l'eau pure employée en ablutions ou en bains. Les bains pris convenablement agissent avantageusement sur la peau, ils forment une atmosphère artificielle qui modifie la sensibilité et la température du corps; ils assouplissent toutes les parties; favorisent la transpiration et débarrassent de la matière onctueuse exhalée à sa surface. Ils doivent être pris à la température de vingt à vingt-quatre degrés (Réaumur).

Quand l'eau pure n'est pas suffisante pour rendre à la peau son éclat et sa souplesse ordinaires, on peut se servir avec avantage de quelques lotions douces, telles que les eaux distillées de roses, de fraises, de plantain, de fèves ou même de plusieurs liniments onctueux, tels que les pommades de cacao, d'amandes douces, de concombre, de baume de la Mecque, etc.

Ce sont là les seules considérations dans lesquelles nous puissions entrer à l'égard des cosmétiques; et nous devons reconnaître que la plus grande partie des ressources qu'ils fournissent ne sont que de faibles moyens auxiliaires pour entretenir la beauté, ou pour effacer les traces de l'âge; ils sont insuffisants et tout à fait inutiles toutes les fois que la santé est troublée. Une femme veut-elle donc être fraîche et vermeille et jouir longtemps d'un aussi précieux avantage? qu'elle suive les préceptes que nous avons émis dans cet ouvrage, et elle verra que le moyen de remplir heureusement et de prolonger le cours de la vie, consiste pour elle à s'écarter le moins possible de la destination que lui a fixée la nature, qui a décidé qu'une bonne constitution ne se trouverait que là où les organes, n'éprouvant ni privation ni épuisement, seraient dans une harmonie parfaite de développement et d'action.

Avouons cependant, à l'honneur de notre époque et à la louange du sexe dont la santé, ou mieux, le bonheur a été et sera toujours l'objet de nos vœux et de nos recherches, que les femmes, pour les avantages extérieurs, ont presque entièrement renoncé à tout cet attirail d'une ridicule supercherie dont l'étude les occupait exclusivement dans d'autres temps assez rapprochés de nous. Elles consentent aujourd'hui à paraître telles qu'elles sont. Jalouses de conserver le rang honorable que la raison et la justice leur ont accordé en les appelant à partager, en communauté parfaite avec nous, les plaisirs et les peines de cette vie, elles n'embitionnent que la gloire de rehausser l'éclat des noms si doux de mères et d'épouses. Abandonnant aux femmes que l'ignorance et la barbarie de quelques peuples condamnent encore à l'esclavage, le culte exclusif des voluptés, elles attachent plus de prix à entretenir le feu sacré des bonnes mœurs dont le siècle les a rendues dépositaires, qu'à mener une existence inutile sur le duvet d'un divan et dans des nuages de parfums. Et, lorsque l'âge vient les avertir qu'il faut enfin mettre un terme aux bruyants plaisirs du milieu de la vie, elles écoutent la voix de la nature et subissent avec un noble courage les changements qu'il lui plaît de leur imposer, se persuadant bien qu'en faisant succéder de nouvelles vertus aux charmes de la beauté, le temps a respecté leurs droits et n'a fait que changer la forme de leur empire auquel il ne saurait porter atteinte.

Pourquoi, malheureusement, laissons-nous à l'expérience le soin de leur apprendre que la disproportion
des qualités physiques et morales qui existe entre leur
sexe et le nôtre, loin d'être une injustice, n'est qu'un
effet de la prévoyance de la nature qui a tout disposé
pour le bien des deux!

Arrivées à l'âge des souvenirs, il ne leur reste souvent que le pénible et stérile regret de reconnaître que
les maux qui ont traversé le cours de leur vie sont
le résultat de la nécessité où nous les plaçons trop
souvent de rompre la chaîne de cet ordre admirable,
en cherchant le bonheur au delà de tant de moyens
qui sont à leur disposition pour l'obtenir!

Lorsque après avoir diminué graduellement, ou
avoir subi des variations et des interruptions plus ou
moins fréquentes pendant un certain temps, le flux
menstruel quitte enfin la femme pour ne plus reparaître, celle-ci ne doit pas se croire dispensée désormais
de toutes précautions. C'est le moment, au contraire,
où l'intérêt de sa santé exige qu'elle s'observe le plus,
surtout si les attributs de tempérament sanguin domi-
nent dans sa constitution, si elle était accoutumée à
des évacuations abondantes, si elle vit dans l'inaction
en usant d'une nourriture succulente.

Dans ce cas, il est nécessaire que les femmes soi-
gneuses de leur santé suivent avec plus d'exactitude
encore qu'à une autre époque le régime dont je viens
de tracer les règles, car la cessation de l'hémorrhagie
périodique à laquelle elles ont été soumises pendant
une trentaine d'années, arrive bien rarement d'une

manière assez graduelle pour que l'économie soit parfaitement préparée à cette suppression, et qu'aucun organe ne soit menacé de congestion.

L'art consistait, dans les premiers temps de la période qui nous occupe, à modérer par degrés l'activité vitale de l'utérus et sa réaction sur les autres viscères; maintenant il s'agit de réduire à l'inaction l'organe qui fut pendant tant d'années, chez la femme, le régulateur de la santé, l'un des principaux centres de la vitalité, et dont le réveil est terrible quand on n'est point parvenu à l'endormir pour toujours. « Les soins que réclame la cessation des règles, dit un médecin, ne se réduisent pas seulement à condamner la matrice à l'inaction, ils doivent encore avoir pour objet de rendre son réveil impossible, attendu qu'il arrive trop souvent qu'il est suivi d'accidents. »

Pour atteindre ce but, il faut, non-seulement, diminuer l'activité de la circulation, et rompre les efforts qu'elle affecte souvent encore vers l'utérus, mais il faut, en même temps, chercher à répartir le sang entre toutes les autres parties du corps, exciter doucement l'action des différentes sécrétions, et disséminer sur tous les autres points de l'économie l'action qui, jusque-là, avait été concentrée dans l'utérus.

On remplit la première indication en pratiquant de temps en temps la saignée du bras, et en la rendant plus ou moins copieuse, selon diverses circonstances dont le médecin peut être juge. « Il est prudent de surveiller pendant plusieurs années les femmes qui ont passé l'époque critique, dit un auteur, surtout si

cette révolution a été, chez elles, orageuse ou difficile. » Quelques praticiens prétendent que les femmes
demandent à être soignées encore pendant sept ou huit
années au moins après la cessation des règles; mais
ils ajoutent qu'une fois cette période de temps écoulée,
les femmes jouissent constamment d'une santé robuste
et inébranlable.

Quoi qu'il en soit, pour peu que les femmes soient
d'un tempérament sanguin, elles doivent se faire saigner cinq ou six fois pendant les deux premières années qui suivent l'époque de retour, et deux fois au
moins la troisième, au printemps et à l'automne. Dans
tous les cas, le médecin seul doit ordonner et diriger
un pareil traitement; car s'il était employé sans connaissance de cause, il pourrait entraîner les accidents
les plus graves.

C'est, dit un médecin, pendant la première année de
la cessation des règles que la saignée doit être plus
souvent répétée, surtout chez les femmes d'un tempérament sanguin, et qui vivent dans l'abondance.
Une certaine quantité de sang, tirée tous les trois ou
quatre mois, maintient la régularité des fonctions
principales, et prévient la congestion de l'utérus et
celle des autres organes.

Pendant la seconde année, la nécessité de la saignée
est déjà moins urgente, pour l'ordinaire, et souvent il
suffira de la pratiquer au printemps et en automne
pour entretenir un juste équilibre dans la circulation
dans les années subséquentes. Lorsque les femmes suivent un régime convenable, elle devient encore moins

urgente; mais il est quelquefois prudent de la répéter encore une ou deux fois l'an, sauf à tirer une petite quantité de sang à chaque fois.

La saignée, au reste, sera d'autant moins nécessaire que les femmes, arrivées à la cessation complète de leurs règles, seront moins disposées à la pléthore et aux congestions sanguines des principaux viscères; que cette époque n'aura pas réveillé chez elles d'anciennes maladies, et n'en aura pas fait naître de nouvelles; que l'utérus et ses dépendances seront dans l'état le plus naturel, et que les femmes suivront avec plus d'exactitude le régime tracé plus haut.

Après cette précaution, indispensable pour assurer le maintien de la santé, il faut ajouter un accroissement d'exercice qui favorise la répartition des forces entre tous les organes, à l'exception de celui qu'on doit réduire à la plus complète inaction. Elles éviteront donc, pour ce motif, l'exercice du cheval, la danse, les secousses trop fortes, etc. La promenade à pied, et surtout dans la matinée quand le temps le permet, les parties de campagne propres à récréer également le corps et l'esprit, les douces occupations du jardinage, les soins domestiques auxquels on peut se livrer sans ennui, et toute espèce de mouvement pris sans trop de fatigue, et, autant que possible, en plein air, seront d'autant plus utiles à la santé que ces divers genres d'exercices seront plus conformes aux habitudes et aux inclinations des femmes qui n'en feront pas l'objet d'un calcul trop scrupuleux, mais qui devront plutôt, comme le fait remarquer Roussel, suivre en tout cela leur goût actuel.

Les femmes, dit un médecin, se livreront à un exercice réglé et soutenu qui sera d'autant plus salutaire à cette époque qu'il établira une sorte d'équilibre entre les fonctions, en répartissant les forces de l'économie sur tous les organes. Dans ce but, elles s'adonneront aux molles fainéantises du jardinage, ou, mieux encore, elles se feront momentanément cultivateurs : elles s'imposeront aussi la tâche quotidienne de bêcher, de sarcler et d'arroser leur jardin ; puis elles feront des promenades en voiture ou sur l'eau, elles s'exerceront à conduire un petit bateau, ou bien, le matin, dès que l'alouette aura annoncé la naissance du jour, dès que la lumière du monde aura jeté sur la terre ses premiers regards, elles se lèveront soudain, et elles iront faire quelques bonnes lectures dans des jardins agréables, bien exposés, et comme parfumés d'un air tout balsamique.

Le régime alimentaire se composera de substances médiocrement nourrissantes, de facile digestion et de nature à ne point surexciter l'estomac et les organes qui sont sous sa dépendance. On préférera donc, pour cette raison, les viandes blanches, le jardinage rafraîchissant, les fruits fondants et le laitage avec les restrictions que demandent le tempérament, les dispositions particulières, l'habitude, la susceptibilité des organes digestifs.

On évitera, sous les mêmes réserves, les viandes noires, les ragoûts, les mets fortement assaisonnés, les aliments indigestes, les crudités, les vins généreux, les liqueurs à l'esprit-de-vin, le café à l'eau et autres choses excitantes.

Il est prudent, dans les premiers mois et même aussi dans les premières années de la cessation des règles, de supprimer le repas du soir ou de le faire très-léger.

L'eau pure est la boisson qui convient le mieux aux femmes aux approches de cette révolution et pendant les premières années qui la suivent; et j'en ai connu plusieurs, même au sein des villes, qui n'ont eu besoin d'autres secours, pour traverser sans orage leur époque critique, qu'un régime sobre et l'usage abondant de l'eau dont elles buvaient plusieurs verres dans la matinée, et quelques-uns encore dans la journée. L'infusion de feuilles de vigne blanche est recommandée, comme jouissant d'une propriété particulière, pour les femmes de quarante-cinq à cinquante ans; elles feront donc bien de prendre chaque jour deux tasses de cette infusion, édulcorée avec le miel.

Le petit-lait, les eaux minérales acidules, les émulsions, les bouillons rafraîchissants, peuvent rendre aussi de grands services en pareil cas; les tisanes légères, qu'on prépare avec les racines de fraisier, d'oseille, de chiendent, de réglisse, de chicorée, avec les feuilles de saponaire, de bourrache, sont très-propres à exciter d'une manière avantageuse la sécrétion de l'urine, et, sous ce rapport, sont d'un usage utile chez les femmes arrivées à la cessation du flux menstruel.

Elles doivent à cette époque, et longtemps après,
favoriser la transpiration insensible par des vêtements
chauds, des tissus de laine ou au moins de coton,
portés immédiatement sur la peau, par des chaussures
qui ne compriment pas trop étroitement les pieds et
qui les entretiennent dans une douce chaleur, condition presque toujours nécessaire à l'entretien de la
santé, dans les deux sexes, mais surtout chez les
femmes.

C'est sans doute à l'abondance et à la régularité de
la transpiration, dans les pays chauds, que l'on peut
attribuer la facilité avec laquelle les femmes y subissent la révolution de l'âge, qui est d'autant plus orageuse que le climat est plus froid et la température
plus variable.

Dans nos contrées, elles doivent donc être fort at-
tentives à se prémunir contre les vicissitudes atmosphériques qui y sont si fréquentes.

Des frictions sèches, pratiquées sur les différentes
parties du corps, et principalement sur les bras et les
épaules, contribueront, avec des bains tempérés pris
de temps en temps, à entretenir la peau dans un état
de perméabilité favorable à la transpiration insensible,
qui, à cette époque de la vie des femmes, acquiert
une nouvelle importance par le besoin qu'éprouve
l'organisme de trouver de nouvelles voies ouvertes
pour l'élimination des fluides détournés ou surabon-
dants.

Dans le but d'obtenir le même résultat, on provoquera aussi la sécrétion de l'urine ; on y parviendra

en buvant à ses repas du vin blanc coupé avec une décoction de bourrache, de fraisier ou de chiendent.

La liberté des évacuations du ventre est aussi une des circonstances salutaires sur lesquelles je dois appeler l'attention des femmes qui n'éprouvent plus le bienfait de la menstruation. Elles se trouveront bien de prendre de temps en temps de simples laxatifs ou des purgatifs doux, tels que la manne, la casse, le séné, la magnésie, la crème de tartre soluble, le sulfate de soude, de magnésie, l'eau de Sedlitz, etc.

On peut associer avec avantage ces substances, soit au petit-lait, soit aux bouillons qu'on prépare avec la chair des jeunes animaux, et les plantes chicoracées pour exciter de temps en temps quelques évacuations intestinales; et les simples lavements avec la décoction des plantes émollientes sont déjà fort utiles dans ces circonstances.

« La plupart des femmes, dit un médecin, contractent l'habitude de prendre des lavements. Leurs digestions sont souvent troublées, et la matrice elle-même devient quelquefois le siége de douleurs trop fréquentes; ils produisent des hémorrhoïdes, rendent le canal intestinal paresseux et exigent qu'on y ajoute des stimulants; mais lorsqu'on en fait un usage modéré, ils sont très-avantageux; les meilleurs sont ceux qui contiennent des principes émollients. Les lavements nuisibles sont ceux dans lesquels entrent les purgatifs, l'armoise, la matricaire, et d'autres emménagogues. »

Au nombre des sécrétions qui, prudemment pro-

voquées, peuvent concourir à rétablir dans l'économie animale l'équilibre que rompt trop souvent la
cessation du flux périodique, on doit placer la suppuration qu'on obtient des exutoires, dont le médecin
tire un si grand parti dans certains cas ; on peut considérer ces petits ulcères que l'on produit à son gré, et
qu'on entretient à volonté, comme une sorte d'organes
supplémentaires, ajoutés pour ainsi dire à notre
corps, et dans lesquels il s'établit un certain degré
d'inflammation et de sécrétion purulente qui exercent,
dans beaucoup de circonstances, une influence salutaire sur toute l'économie.

Ces points extérieurs d'irritation, ces surfaces sé-
crétoires deviennent bientôt en effet des centres d'action vers lesquels se dirigent les mouvements fluxion-
naires, qui jouent un si grand rôle dans la production
de la plupart des maladies ; et ils peuvent rendre de
grands services quand il s'agit de détourner d'un organe important une congestion qui le menace, de
remplacer une suppuration, une éruption, ou un
suintement dépuratoire, accidentellement ou volon-
tairement supprimé ; d'ouvrir une voie de décharge
à un excès de nutrition, à un état de pléthore sanguine ou lymphatique qui font craindre une explosion
funeste sur quelque viscère.

Parmi les divers genres d'exutoires qui sont en usage,
les plus employés sont le vésicatoire et le cautère. Le
premier attaque la surface de la peau, excite vivement
tout le système, stimule les nerfs, et porte souvent
une irritation vive dans les voies urinaires et les organes

génitaux. De semblables propriétés le rendent fréquemment nuisible aux femmes maigres, irritables,
nerveuses, et il convient mieux aux personnes grasses,
molles, lymphatiques. Le cautère pénètre dans le tissu
cellulaire placé au-dessous de la peau; il irrite moins,
fournit une suppuration moins abondante, mais plus
égale, et il convient généralement aux femmes à
l'époque critique, lorsqu'on a à craindre pour elles le
retour de certaines maladies dont elles étaient menacées dans leur jeunesse, et qui ont été comme suspendues pendant tout le temps qu'elles ont été réglées.
C'est ainsi qu'on voit la phthisie pulmonaire, l'asthme,
certaines affections du cœur, des inflammations ou
des congestions viscérales qui ne donnaient que des
signes équivoques de leur existence avant la cessation
des règles, se développer rapidement après cette
époque, et devenir souvent irrémédiables. Il en est de
même de l'inflammation lente de l'utérus lui-même,
des ovaires et des glandes du sein, chez certaines
femmes. Dans tous ces cas, il faut avoir promptement
recours aux cautères, et les établir même dès les premières irrégularités du flux menstruel.

« Les exutoires, parmi lesquels il faut placer, dit un
auteur, les sétons, les vésicatoires et les cautères, sont
journellement employés, surtout les deux derniers,
pour diriger vers la peau le mouvement fluxionnaire
général ou local. Le dégorgement souvent considérable
qu'ils opèrent nous paraît avoir une utilité réelle.
Nous voyons tous les jours dans le monde des
dames qui se sont soumises à leur application, et

dont la fraîcheur du teint est véritablement remarquable. »

Quoique ces remèdes semblent produire, en apparence, le même effet, il existe cependant des différences sensibles dans leur manière d'agir ; le vésicatoire a un effet stimulant en même temps qu'il
contribue à détourner la congestion. Il convient aux
femmes qui ont été sujettes à des ophthalmies, à des
éruptions cutanées, à des gonflements glanduleux.

Le cautère nous paraît préférable aux vésicatoires,
parce qu'il agit plus profondément, et qu'il détermine
moins d'irritation chez les femmes nerveuses ; nous
avons été plusieurs fois obligé de le substituer au vésicatoire ; nous l'avons employé avec le plus grand succès dans quelques cas de céphalalgie opiniâtre qui
avait résisté à tous les remèdes.

Une simple prédisposition à quelqu'une de ces maladies me paraît devoir être un motif suffisant pour
placer un cautère chez les femmes qui doivent bientôi
perdre leurs règles, sauf à le supprimer avec précaution, quelques années après la cessation complète du
flux menstruel, si la santé n'a pas été éprouvée par
cette révolution, et si d'ailleurs aucune considération
nouvelle ne réclame le maintien de l'exutoire.

Il est encore prudent de ne point attendre la suppression des règles pour établir des cautères chez les
femmes qui sont sujettes aux douleurs rhumatismales,
qui éprouvent les premières atteintes de la goutte,
qui portent des dartres, une inflammation aux yeux,
qui ont fréquemment des érésipèles, qui ont éprouvé

autrefois des crachements ou des vomissements de sang, qui ont été menacées d'apoplexie, qui ont eu quelque atteinte d'aliénation mentale, ou qui ont à craindre l'invasion de quelque maladie héréditaire lors de la cessation du flux menstruel.

On hésitera d'autant moins à établir des exutoires aux femmes dans ces circonstances, que leur tempérament se rapprochera davantage du sanguin ou du lymphatique, qu'elles auront plus d'embonpoint, des habitudes sédentaires, et qu'elles suivront un régime alimentaire plus abondant.

Quant aux femmes maigres, irritables, nerveuses, mal nourries, ou livrées à des professions laborieuses, il faut avoir de plus puissantes raisons pour les soumettre à un exutoire. Dans des cas semblables, j'ai trouvé quelquefois plus d'avantage à leur faire porter, pendant des années entières, sur diverses parties du corps, selon des indications particulières, un emplâtre de poix de Bourgogne, renouvelé de temps en temps, qui se bornait à produire des démangeaisons, et à développer de petites pustules sur le lieu de l'application. Le même moyen m'a servi souvent à suppléer un cautère chez les femmes dont je n'avais pu surmonter la répugnance invincible pour un exutoire suppurant.

Quant aux parties du corps où il convient de placer les cautères à l'époque du dérangement ou de la cessation du flux menstruel, on choisit ordinairement, pour plus de commodité, la face interne de la cuisse ou de la jambe, et de la partie extérieure du bras.

Nous devons cependant dire que le vésicatoire ou le

cautère sera appliqué ou au bras ou à la cuisse, selon l'opportunité et le besoin que le médecin pourra seul reconnaître ou indiquer, et les femmes se résigneront à se laisser appliquer cet exutoire sans se laisser arrêter par des considérations puériles, par des réserves de coquetterie, ou par des craintes chimériques, et d'avance, nous leur dirons pour les rassurer, et aussi parce que telle est la vérité : les soins de propreté triompheront toujours des inconvénients qu'elles redoutent, et l'établissement d'un cautère n'est nécessairement pas un bail à perpétuité, comme le vulgaire se l'imagine.

A la faveur de ces précautions et de ces soins entendus et bien dirigés, les femmes traverseront, sinon sans secousse, du moins sans orage, le temps difficile du retour; quelques-unes même acquerront plus de santé, surtout si elles veulent apporter toute la prudence que réclame l'accomplissement des fonctions qui leur restent encore à remplir, et dont l'exercice régulier exige de sages précautions, particulièrement au déclin de la vie.

Mais quelle expression nous échappe!... Les femmes qui ont cessé de payer le tribut menstruel ne sont pas parvenues pour cela au déclin de la vie : quelquefois, au contraire, elles en remontent le cours, et elles commencent à jouir paisiblement des économies de leur expérience.

Jusque-là elles avaient été assujetties aux plus douloureuses fonctions, elles avaient été tour à tour le jouet de la folie ou de l'amour, maintenant elles vont

dominer leurs désirs et commander en souveraines.
C'est de ce moment qu'il faut les voir et les entendre ;
il n'y a plus pour elles ni fausses joies, ni plaisirs factices, ni jouissances oppressives ; mais au contraire,
éclairées par les épreuves, mûries par le malheur,
fortifiées par la raison, elles dédaignent ou repoussent
les caprices irritants ; elles se targuent d'avoir appris
la vie et ses misères, et elles ne l'estiment plus que
pour ce qu'elle vaut, c'est-à-dire pour une saison de
douleur, ou plutôt pour un temps de combat ou de
guerre infligé aux êtres sensibles, autour desquels la
nature semble avoir accumulé les écueils, comme pour
éprouver elle-même ses propres ouvrages dans le but
de conserver les meilleurs et de briser les plus im-
parfaits.

Enfin, une fois affranchies du tribut menstruel, une
fois délivrées des soucis ou des peines de l'amour, des
tourments de la jalousie et des perfides atteintes des
passions ardentes, les femmes commencent à sentir
avec profondeur les véritables jouissances, celles qui
vont droit au cœur, où toutes les voluptés se retrou-
vent ; elles les recherchent, et à l'ombre du foyer elles
jouissent doucement des pieux hommages que quelques
amis fidèles viennent leur rendre en silence, attirés eux-
mêmes par la distinction et les charmes d'un commerce
dont la confiance et l'amabilité font les honneurs et
les délices.

Il est encore une conduite morale qui mérite quelque attention de la part des femmes, afin de prévenir
les sollicitudes auxquelles quelques-unes s'abandon-

nent à cet âge. Si les années amenaient avec elles la
raison, les femmes n'auraient pas besoin de conseils
pour éviter les désagréments auxquels elles vont être
assujetties. Quelques réflexions sur les changements
que subissent tous les êtres de la nature leur appren-
draient de bonne heure qu'elles sont destinées à souffrir cette commune loi; elles seraient donc plus per-
suadées de l'importance d'acquérir une amabilité qui
ne consistât point dans la beauté. Celles qui font dépendre le bonheur de la conservation de leurs charmes
ne peuvent pas se dissimuler que, chaque jour, diminue la foule des hommes frivoles que les agréments
de la jeunesse avaient fixés près d'elles.

Une femme qui fit autrefois l'ornement des cercles
par sa beauté interroge en vain les yeux de ceux qui
se rencontrent avec elle, ils sont dirigés vers d'autres
objets. Si les témoignages d'un froid respect lui sont
conservés par usage, elle peut s'apercevoir que les
cœurs entraînés par des beautés nouvelles ne lui ré-
servent que les égards d'une politesse forcée, aussi
mortifiante pour celle qui la reçoit qu'elle est gênante
pour celui qui en donne des marques.

Cependant, si dans une assemblée nombreuse, composée par une jeunesse qui brille des charmes du bel
âge, se présente une des femmes rares qui a pris plus
de soin de cultiver son esprit et sa raison qu'à prolonger la durée incertaine de quelques attraits passagers, une sorte d'admiration attache les yeux sur elle,
c'est celle d'une estime et d'une vénération senties. Ce
respect avait sa source dans un charme toujours égal

et tonjours permanent, sa jouissance a été constante comme lui ; elle était indépendante des caprices et de la fantaisie qui rend si souvent le prix de la beauté douteux entre la langueur d'une belle femme qui intéresse et la vivacité de celle qui séduit, prix presque toujours donné à celle qui est présente, après l'avoir ôté à celle qu'on ne voit plus ; prix dont la jouissance incertaine inquiète déjà celle qui le reçoit quand il lui est accordé, dans la crainte de le voir passer à l'instant même en des mains étrangères. Et sans parler ici des chagrins dévorants qui ont quelquefois fait couler ses larmes lorsque des hommes inconstants ont rompu les chaînes fragiles dont elle les avait enveloppés, ni de ces trahisons funestes qui ont dévoilé des secrets qui devaient rester ensevelis dans l'ombre du silence, secrets dont le mystère éclairci a rendu la beauté tributaire de la perfidie et de l'opprobre, et en a fait l'instrument d'un honteux plaisir momentané ; toutes ses jouissances ont été mêlées d'amertume. Cependant un temps arrive où, abandonnée à elle-même, tout l'avertit que ses plaisirs ont cessé pour toujours ; le souvenir cruel de leur perte entière laisse un trouble dans son esprit que rien ne peut plus calmer. Devenue étrangère à ses amis qui ont formé d'autres liaisons, elle n'en reçoit plus que des marques d'indifférence. Heureuse encore si parmi eux il ne se rencontre pas de ces hommes méchants qui lui rappellent leur bonheur passé pour lui reprocher sa faiblesse ; exposée sans cesse aux traits piquants de la méchanceté, elle est encore accablée par les reproches de celles qui se

préparent les mêmes regrets. Ne pouvant plus vivre
dans un monde qu'elle déteste, la solitude ne lui offre
point de ressource, parce qu'elle ne connaît pas la
tranquillité dont on peut jouir loin du fracas du
monde; abandonnée à une sombre mélancolie qui
l'épuise, ses jours s'écoulent dans les funestes accès
d'un chagrin qui la consume.

Celle qui a fait consister sa félicité dans des qualités
plus véritables, n'a pas connu de vicissitudes qui aient
pu altérer le repos de son cœur. Toujours aimée et
toujours plus digne de l'être, les liens qui attachaient
à sa personne se sont resserrés par le temps, et se sont
étendus sur un plus grand nombre d'amis. Le bonheur dont elle jouissait a été partagé par tout ce qui
l'entoure, et quand sa vieillesse ne lui permet plus de
l'étendre au loin, on vient encore s'instruire auprès
d'elle du chemin qui l'y a conduite. Jusque dans sa
caducité les hommages qu'on lui offre sont sincères et
flatteurs. Semblable à un grand peintre dont les productions ont fait l'admiration des connaisseurs, quand
ses mains tremblantes n'animent plus la toile sous son
pinceau, la jeunesse qui s'est élevée à l'aide de ses
ouvrages vient l'entretenir des monuments de sa
gloire. Les préceptes du vieillard enflamment encore
l'imagination de ses disciples; c'est un feu mourant
qui jette des étincelles capables de former un foyer
aussi ardent que le fut celui dont elles sont émanées.

HYGIÈNE GÉNÉRALE APPLIQUÉE A LA FEMME.

Société, luxe et mœurs chez les peuples anciens et modernes.

De toutes les lois de la nature la plus douce et la plus impérieuse est le penchant qui rassemble les deux sexes dans cette communauté de biens et de maux qu'on appelle société, qui les oblige à se rendre meilleurs ou plus aimables pour se plaire l'un à l'autre. La femme ne pouvant pas subsister seule, devient par sa faiblesse, ses grâces et les fonctions auxquelles son sexe la destine, le premier lien de la vie civile. Esclave condamnée à des travaux pénibles chez le sauvage, opprimée et renfermée sous le jaloux despotisme des Orientaux, elle n'exerce une influence active que sous les climats où, presque égale à l'homme et plus maîtresse d'elle-même, elle apprend à faire estimer son suffrage; et parce qu'elle est libre de se donner, elle veut qu'on la mérite. Bientôt elle substitue à la rudesse féroce de nos premières habitudes l'empire plus doux de l'amour et les lois de la politesse. En réduisant son vainqueur à lui plaire elle éveille l'industrie et les arts. Le chant, la danse, la peinture, les ornements poétiques du langage naissent de cette même source, ainsi que le goût de la parure et tout ce qui s'y rapporte. L'impuissance de la femme intéresse la générosité du sexe le plus robuste, et le prix qu'elle sait mettre à ses faveurs fait tout son pouvoir. De là est venu son prodigieux ascendant à

cette époque appelée le moyen âge, dans cette enfance de nos sociétés modernes, berceau de la chevalerie errante. Tels furent encore chez les Grecs et les
premiers Romains ce respect et cette déférence pour
les femmes qu'on retrouvait aussi parmi les Gaulois
et les Germains. Aux yeux de ces peuples simples et
vaillants la délicatesse de ce sexe paraissait un objet
sacré ; ses conseils souvent écoutés dans les délibéra-
tions publiques devenaient encore les arbitres de la
conduite des hommes.

Ce rapport d'égalité civile entre les sexes produit à
la longue des résultats importants dans les moeurs,
l'âme des sociétés. Tant que la femme, suivant sa
destination et ses goûts naturels, se tient au centre
de la famille comme dans son propre univers, et que
l'homme se livre au dehors à de plus grands ou de
plus forts travaux, la séparation habituelle des sexes
renforce le caractère de chacun d'eux. La femme devient plus femme, et l'homme plus homme, en vivant davantage avec leurs semblables. Tous deux
connaissent plus le véritable amour que la galanterie
parce qu'ils se voient rarement ; il y a moins de politesse que de franchise ; il y a moins de satisfaction
pour l'amour-propre et plus de cette haute estime de
soi-même qui nous exempte des vices bas, qui se paie
par l'orgueil des sacrifices de l'intérêt. Les vertus sont
dures, les passions féroces ; l'homme montre mieux
l'empreinte de son caractère et déploie cette énergie
originelle qui n'est que la conscience de sa force et de
sa dignité. Son langage et ses arts encore grossiers

conservent plus de vigueur que de grâce; une rustique simplicité tient lieu du bon goût qui n'est pas né. La femme, naturellement douce et sensible, est ornée des simples attraits de l'innocence que sa pudeur rend plus touchants. Sa parure et sa coquetterie s'embellissent de tout ce qui leur manque. Plus elle vit retirée, plus elle resserre le cercle de ses affections, les rend profondes et constantes. Parce qu'elle sait aimer, elle n'est pas débauchée. Elle garde longtemps son ascendant parce qu'elle ne se prodigue pas; on ne l'aborde point avec familiarité, mais avec respect comme ces objets qui, vus dans un demi-jour mystérieux, n'en paraissent que plus vénérables. Alors les mœurs sont austères; les amours ressemblent à un culte, et publiquement avouées, elles demeurent sous les yeux de l'honnêteté. En faisant acheter chèrement sa défaite, la femme rend la victoire plus glorieuse : l'on est charmé de la résistance et l'on méprise des triomphes trop faciles.

Lorsque les liaisons sociales deviennent plus intimes ou plus fréquentes entre les deux sexes, ils se communiquent leurs qualités. Le plus faible ne pouvant pas s'élever au niveau du plus fort, l'homme s'effémine et la femme aspire à se rendre homme. La vie molle, sédentaire, indolente, qui résulte de cet état de société, adoucit les mœurs, mais énerve la vigueur du corps et en aiguise la sensibilité. La finesse du tact et des sens ajoute aux sentiments de nouveaux degrés de subtilité. L'habitude des sensations délicates raffine encore leur délicatesse. De là naît cette sagacité mer-

veilleuse du goût, cette vivacité d'esprit et d'imagination si propres à l'étude des lettres et des arts; mais
à force de se polir l'empreinte du naturel s'efface;
tant de contrainte comprime la franchise et la liberté;
l'énergie des passions s'éteint sous les froides combi-
naisons de la politesse, la véhémence du caractère
sous une fausse affectation de modestie; la splendeur
du génie fait place aux lueurs brillantes du bel esprit,
et la fierté de l'âme aux raffinements de la galanterie.
L'amour, qui tient tant à l'héroïsme, et qui est si
capable d'allumer le vrai génie, s'éteint dans la fange
des jouissances, car la proximité des sexes irritant
continuellement les désirs, corrompt le cœur et substitue les plaisirs aux devoirs. Les sens épuisés par les
voluptés se blasent, deviennent difficiles à satisfaire.
La lassitude même de ce qui est bien porte le moral
comme le physique à la recherche du rare, du précieux, de l'inusité; et c'est ainsi que se déprave le
goût qui suit toujours l'état des mœurs.

Tant qu'obéissant aux lois de la nature les femmes
n'ont cherché dans leurs habillements que le moyen
de se défendre des intempéries des saisons, la pudeur
a présidé à leurs actions comme le bonheur à leurs
jours; mais ces jours fortunés se perdent dans la nuit
des temps, et le premier dépositaire des annales des
premiers-nés du genre humain l'est aussi des premières
erreurs de sa plus belle moitié.

L'épouse d'Abraham sort couverte de ses riches
habits en pays étranger, elle est vue d'Abimélech; le
roi s'enflamme, la ravit, et le bon patriarche ne la

recouvre qu'après que le monarque a levé sur sa légère compagne l'impôt que chaque homme sait obtenir de toute femme jolie qui désire le paraître. Cette imprudence était d'autant moins excusable que déjà en Égypte elle avait subi une pareille aventure qui s'était terminée de même...... Mais les leçons sont toutes perdues pour les femmes coquettes, excepté quand l'âge leur laisse le regret de n'avoir plus de risques à courir.

C'est après avoir quitté son triste habit de veuve et s'être parée de ses plus beaux atours, que Thamar, presque encore dans l'enfance du monde, va sur le grand chemin épier le moment de prouver à son beau-père son incestueux amour; tant se touchent de près le goût de la parure et l'oubli des premières lois de la pudeur !

C'est aussi sous les armes d'une toilette recherchée que la prude Judith se glisse dans la tente du crédule Holoferne, et qu'après l'avoir fait succomber aux charmes d'une double ivresse, elle a l'affreux courage de trancher la tête d'un malheureux qui, trop confiant, s'honorait de la perdre entre ses bras, puis proclame la délivrance de Béthulie en s'avouant à la fois courtisane et homicide.

Jézabel, cette femme dont le nom est devenu une sorte d'injure et le type de la prostitution, couvrait ses joues d'un fard honteux, d'abord pour cacher la rougeur dont au début de ses premiers débordements son teint s'animait encore, ensuite pour réparer le ravage du temps et de la débauche; elle affectait de

montrer à la fenêtre de son palais la nudité de ses
attraits surannés, quand le féroce Jéhu la fit impi-
toyablement précipiter du lieu même où elle calculait
les moyens de le séduire.

Qui décida le triomphe de la jeune et modeste
amante d'Assuérus sur ses orgueilleuses rivales, sinon
la simplicité? En vain celles-ci étalèrent la pompe des
plus riches parures, et comme le dit Racine :

> Pour se parer de superbes atours,
> Des plus habiles mains empruntaient les secours.
> Esther, pour toute brigue et pour tout artifice,
> De ses larmes au ciel offrait le sacrifice.

Mais c'est dans la Grèce surtout que nous trouverons l'influence la plus marquée du luxe sur les
mœurs. Cette influence fut si subite qu'elle date du
moment précis où les Perses, vaincus par les Grecs,
les vainquirent à leur tour par la mollesse de leur
luxe asiatique.

> Sævior armis
> Luxuria incubuit, victumque ulciscitur orbem.
> LUCAIN.

Les vieux soldats d'Alexandre s'indignaient que le
vainqueur d'Arbelles, que le conquérant du monde
affectât de porter la robe longue des Perses, et choisît
parmi les nations par lui vaincues sa garde personnelle.

C'est à la tunique de Néméa, à ses longs cheveux
noirs ornés de cigales d'or, qu'Alcibiade, Spartiate à
Lacédémone et vil esclave des modes dans Athènes,

dut les faiblesses d'une âme née pour les plus belles
destinées. Mais dans ce pays fortuné, trop ressemblant,
hélas ! à notre France, dont l'habitant était voluptueux avec courage, érudit avec paresse, libertin avec
philosophie, léger avec constance, brave surtout avec
enthousiasme, la mode réglait tout, décidait tout,
s'opposait à tout, tranchait sur tout; l'esprit paraly-
sait les élans du cœur, et les femmes, sous l'empire de
la mode, préféraient une belle ceinture à la plus belle
renommée. Les Grâces, armées de la marotte de Momus,
semblaient y rivaliser d'excès galants et avoir pris le
bandeau de l'Amour pour s'abandonner sans choix et
sans réserve à l'hommage du premier sacrificateur.
Ce siècle, fécond en brillantes erreurs de tout genre,
sembla ennoblir le culte des courtisanes ; elles comp-
tèrent pour amants des rois illustres, Hiéronyme, roi
de Syracuse, Phileterre, roi de Pergame, Cyrus,
Artaxerce, Philippe, roi de Macédoine, Alexandre
le Grand, etc. Et l'histoire, pour les excuser peut-
être, nous dira qu'on en vint à ce point de corruption que ces prêtresses de Vénus, imprimant à leurs
travers mêmes un caractère de grandeur, expiaient par
des monuments publics leurs publiques folies. (Nous
ferons remarquer qu'on ne doit pas comparer les courtisanes grecques à nos femmes entretenues, dont le
moindre défaut est d'être sans éducation et étrangères
aux lettres comme aux arts. La France, l'Europe,
peut-être, ne peuvent citer qu'une courtisane, la célèbre Ninon, digne de toute sa renommée.) Ainsi Rho-
dope éleva en Égypte une pyramide qui porte encore

son nom, et Lamia bâtit le magnifique portique de
Sicyone; ainsi Laïs orna Corynthe d'édifices superbes;
ainsi Phryné consacra à sa patrie, qui le déposa sur
un autel, le fameux Cupidon de Praxitèle, tout à la
fois don, monument et image d'un amour aveugle et
choisi par la ruse dans ses immortels chefs-d'œuvre.
Elle fit plus, elle osa proposer de relever à ses frais
les murs de la ville aux cent portes, à la seule condition d'y attacher cette inscription si fastueusement
simple : « Alexandre détruisit Thèbes, Phryné la fit
rebâtir. »

Les courtisanes, vivant publiquement dans Athènes
où sans cesse elles entendaient parler de philosophie,
de politique et de vers, prenaient peu à peu tous ces
goûts. Leur esprit devait donc être plus orné et leur
conversation plus brillante; alors leurs maisons devenaient des écoles d'agrément; des poëtes venaient y
puiser des connaissances légères de ridicule et de
grâce; et les philosophes, des idées qui souvent leur
eussent échappé à eux-mêmes. Socrate et Périclès se
rencontraient chez Aspasie, comme Saint-Évremont
et Condé chez Ninon. On acquérait chez elles de la
finesse et du goût; on leur rendait en échange de la
réputation.

La Grèce était gouvernée par les hommes éloquents;
et les courtisanes célèbres, ayant du pouvoir sur les
orateurs, devaient avoir de l'influence sur les affaires.
Il n'y avait pas jusqu'à ce Démosthène, si terrible aux
tyrans, qui ne fût subjugué, et l'on disait de lui :
Ce qu'il a médité un an, une femme le renverse en

un jour. Cette influence augmentait leur considération, et, avec leur esprit, développait leur talent de
plaire.

Enfin, les lois et les institutions publiques, en au-
torisant la retraite des femmes, mettaient un grand
prix à la sainteté des mariages; mais dans Athènes
l'imagination, le luxe, le goût des arts et des plaisirs
étaient en contradiction avec les lois. Les courtisanes
venaient donc pour ainsi dire au secours des mœurs.
Le vice répandu hors des familles ne révoltait pas; le
vice intérieur, et qui troublait la paix des maisons,
était un crime. Par une bizarrerie étrange et peut-être
unique, les hommes étaient corrompus et les mœurs
domestiques austères. Il semble que les courtisanes
n'étaient point regardées comme de leur sexe; et, par
une convention à laquelle les lois et les mœurs se
pliaient, tandis qu'on n'estimait les autres femmes
que par les vertus, on n'estimait celles-là que par les
agréments.

Toutes ces raisons servent à nous rendre compte des
honneurs qu'elles reçurent si souvent dans la Grèce.

Dans ces temps de profonde perversité, les arts aux
gages de la débauche déifiée embellissaient les bos-
quets d'Amathonte et, s'honorant de parer les victimes
du dieu de Lampsaque, suaient, selon l'expression de
Bossuet, pour le service du luxe : alors naquirent ces
modes, jusqu'alors inconnues, qui, relevant l'éclat des
charmes, disposent au désir de leur possession, et
donnent la double ardeur de conquérir et de plaire.

Chaque jour en voyait éclore une nouvelle, que ces

folles charmantes allaient étaler aux yeux des curieux
à la promenade de la porte de Dipylon. C'étaient tantôt un manteau de pourpre relevé avec un nouvel art,
une robe phrygienne d'une coupe plus savante, des
figures d'or pendues aux oreilles, des cheveux entre-
lassés de guirlandes inconnues; tantôt c'était la lecture
à faire en commun d'un poëme nouveau, ou de la première œuvre d'un jeune médecin dont on avait dé-
crété la fortune, etc.

Athènes comptait vingt mille citoyens et cent mille
valets. Des esclaves nombreux suivaient les femmes,
portant des siéges pliants, qu'on plaçait dans la rue
même, si la fantaisie prenait d'y causer. Le fard, les
parasites, les boudoirs, les miroirs de poche, les virtuoses, les nerfs même étaient connus à Athènes, et
ces belles Grecques ont eu l'initiative de tous nos
travers. On leur donnait même une bien plus grande
importance puisqu'une loi prononçait la peine de
mort contre celui qui aurait la témérité de proposer
de convertir aux besoins de l'État l'argent destiné pour
l'entretien des théâtres. Juges suprêmes des spectacles,
les femmes protégeaient et élevaient aux nues, trois
jours après, le drame qu'elles avaient fait tomber à la
première représentation.

Alors aussi des meubles d'un goût élégant rempla-
cèrent les simples et commodes inventions de nos
premiers parents, et le siècle d'argent vit les premiers
adultères.

> Viderunt primos argentea sæcula mœchos.
> 	JUVÉNAL.

A des peaux répandues par terre, et sur lesquelles le guerrier fatigué, le marchand voyageur et le culti-vateur paisible trouvaient un sommeil d'autant plus facile que la tempérance présidait aux repas et la conscience aux actions, succéda l'édredon enfermé dans la pourpre de Tyr; un péristyle orné de colonnes corinthiennes conduisit ce Sybarite à un lit plus vaste que n'était la maison de ses pères; mais en vain sa tête ardente d'ambition et lassée de débauche y chercha le sommeil devenu étranger à son opulente famille; en vain ses membres, en quittant leurs riches vête-ments, aspirent à la liberté de la nature; il ne dormira plus, et, condamné à l'ennui des jours, à l'insomnie des nuits, il regrettera longuement son antique sim-plicité; il voulut devenir riche et goûter tous les plai-sirs de l'opulence, alors la nature, mère équitable, a dit : « Qu'il soit riche, mais qu'il veille, et que le doux sommeil, que le sobre appétit restent du moins le pa-trimoine du pauvre.... » Depuis ce temps, l'homme de la nature dort en paix et trouve savoureux le pain arrosé de ses sueurs, tandis que l'homme de luxe expie, dans des veilles douloureuses, sur un lit fastueux, et sans faim auprès d'une table somptueuse, le crime de son insatiable ambition, ou le malheur d'une richesse démesurée.

Ce fut au milieu de cette immoralité générale que, pendant huit cents ans, Lacédémone offrit le spec-tacle de la pureté la plus intacte et conserva le feu sacré de la vertu.... Un homme naquit, auquel les dieux donnèrent l'âme qui fait concevoir de grandes

choses, l'éloquence qui sait les persuader, et la vertu
qui en offre l'exemple. Lycurgue parut et fonda une
république, ou plutôt des lois qui portèrent le nom
de leur illustre auteur.... Chez les Spartiates, on ne
pouvait épouser de femmes étrangères, et tous les
citoyens étaient enfants-nés de l'État à qui seul était
confiée leur éducation sous l'inspection d'un magis-
trat particulier; cette éducation était continuée jusque
dans un âge avancé; l'enfant et l'homme étaient toujours disciples de l'État. Ennemi du luxe, Lycurgue
n'admit, au rapport de Plutarque, de monnaie que
celle de fer, et relégua en Arcadie l'or et l'argent qui
jusqu'alors avaient eu cours à Lacédémone. Avec ces
riches métaux disparurent ces arts futiles dont l'existence est fondée sur le luxe. Les hommes de loi devinrent inutiles : quel procès pouvait-on intenter chez
un peuple frugal, n'ayant ni pauvreté ni richesse, et
cependant, selon Plutarque et Platon, le plus heureux
de la terre?

Portant plus loin ses hautes vues philosophiques,
et pour prévenir ces intempérances domestiques, ces
débauches privées qui exigent pour cure palliative un
long sommeil, de l'inaction, de la diète, des bains et
les remèdes de la médecine, qui sont eux-mêmes souvent un nouveau mal, il établit les repas publics où
chacun apportait sa provision de farine, de vin, de
fromage, de figues, d'huile et partageait la nourriture commune. Cette loi était si sévèrement exécutée
qu'Agis revenant de l'armée, après avoir battu les
Athéniens, envoya demander ses deux portions pour

souper avec sa femme, et fut refusé par les polé-
marques.

Mais c'est surtout en ce qui touche les femmes que
les lois de Lycurgue sont divines. Il comprit l'influence de ce sexe enchanteur sur le nôtre, et crut
veiller assez à l'éducation des hommes en s'occupant
beaucoup de celle des femmes. Il voulut surtout
qu'elles fussent modestes et non prudes, et si sûres
de leur sagesse qu'elles pussent, sans rougir, offrir
des attraits dont l'aspect enflammait la valeur et non
les sens des jeunes gens appelés tous à devenir leurs
époux. Ainsi substituant un préjugé à un autre, la
patrie à la nature, la sagesse à la pudeur, il crut les
femmes plus assurées de vaincre, en ne leur laissant
ni le besoin de combattre ni le désir de succomber.
Les Lacédémoniennes étaient les plus belles femmes
de l'univers, et on peut citer en preuve la chaste
Pénélope et la trop fameuse Hélène.

Agrandissant l'âme des femmes et l'élevant au-dessus des préjugés vulgaires, Lycurgue voulut que les
jeunes Lacédémoniennes dansassent en public, parées
de leur seule beauté, des dons heureux de la nature
et sans autre voile que leur vertu. Ces danses ont fait
dire à Montesquieu que Lycurgue avait ôté la pudeur
à la chasteté même. On peut dire que si Caton vint au
spectacle pour en sortir, les magistrats et les pontifes y
assistèrent. Certes, un tel exercice ne convenait qu'à des
vierges dont la vie frugale et laborieuse, les mœurs
pures et sévères, l'élévation des pensées pouvaient
seules rendre innocent un spectacle choquant ou vo-

luptueux pour toute nation qui ne serait qu'honnête.
A Sparte, il créa des héros.

Mais cette nudité était celle d'une belle vierge qui
s'ignore elle-même, et non celle que présente à nos
yeux aujourd'hui la parure des beautés du jour; et
comme l'a dit le chevalier de Jaucourt : « Quand
on s'habille avec tant d'art et si peu d'exactitude que
les femmes le font aujourd'hui ; quand on ne montre
moins que pour faire désirer davantage ; quand on ne
cache une partie de l'objet que pour parer celle qu'on
expose, on est censé avoir oublié tout sentiment de
pudeur. »

La loi voulait aussi, à Sparte, qu'un mari trouvé et
agréé par les magistrats enlevât sa jeune épouse, afin
que la chasteté, même en cédant à l'empire de l'hymen,
eût plutôt l'apparence de succomber que de consentir
à la violence de son ravisseur ; et c'était tellement le
motif de la loi que, même pendant la durée du mariage, l'époux spartiate ne jouissait de ses droits qu'à
la dérobée, et plutôt en amant favorisé par les ombres
de la nuit qu'en vainqueur avouant au grand jour
son triomphe. Époux, mille difficultés irritaient ses
désirs encore, et quand partout ce nœud fatal désen-
chante l'amour, à Sparte seul l'hymen pouvait jouir
sans jamais se rassasier.

Au reste, dans l'intérieur des maisons, les Lacédémoniennes, affranchies des faiblesses de leur sexe et
presque maîtresses de la douleur, étaient occupées aux
détails du ménage et portaient une tunique de laine
sans manches, sans ornements, écourtée, et si simple,

que Sophocle, en parlant de l'habit d'Hermione, dit : « Il était trop court, et c'est tout ce que j'en dois dire. »

Dans nul pays l'honneur du mariage n'était respecté comme à Sparte, puisque la peine de l'adultère était, disait Géradas en riant, de payer un taureau assez gros pour boire de la pointe du mont Taygète dans l'Eurotas. Dans nul autre non plus le luxe n'était aussi méprisé : Lycurgue et la jeunesse lacédémonienne allaient toujours pieds nus, la tête découverte, et vêtus uniformément de l'étoffe la plus grossière.

Nous dirons encore que chez ce peuple belliqueux, tout jusqu'au plaisir prenait un caractère de gravité et d'obéissance seulement au vœu de la nature; enfin, à Lacédémone la propriété fut enlevée à l'ambition, la louange à la vertu, la possession au mariage, la pudeur même à la chasteté, et cependant nul peuple n'eut des guerriers plus intrépides, des citoyens plus vertueux, des époux plus fidèles, des pères plus aimants, des femmes plus chastes, des vierges plus pudiques, des mœurs plus fortes et plus pures.

Il s'est écoulé bien des siècles avant que quelqu'un se soit avisé de rougir du travail des mains et de faire de l'oisiveté un titre de noblesse et de grandeur. Les femmes surtout ne languissaient pas dans une simple inaction, elles ne passaient point leur vie comme font les nôtres, à jouer, à médire dans les cercles qu'on appelle très-improprement du nom de bonne société, et à faire et à rendre des visites de cérémonie; aussi ne connaissaient-elles ni l'ennui, ni les vapeurs, ni

les autres affections qu'il est aujourd'hui de bon ton
d'avoir, et sans lesquelles une jolie femme cesserait
d'être aimable. Après avoir vaqué aux soins domestiques, la principale occupation des femmes, même
des reines et des princesses, était de filer la laine et de
la travailler sur le métier. Telle était celle d'Hélène,
de Pénélope, de Calypso, de Circé et de beaucoup
d'autres dont parle Homère. La femme forte de Salo-
mon maniait le lin et la laine, tournait le fuseau,
et donnait deux paires d'habits à ses domestiques.
C'est ce que l'on trouve dans les anciens auteurs, et
notamment dans Théocrite, Térence, Virgile et
Ovide. Rien de plus beau que la peinture que fait ce
dernier de Lucrèce travaillant avec ses esclaves à une
lacerne, sorte de vêtement qu'elle faisait pour son
mari. Ces mœurs anciennes ont subsisté longtemps
chez les Romains, peuple austère et grave qui, pendant cinq cents ans, ignora les plaisirs et les arts, et
qui au milieu des charrues et des champs était occupé
à labourer ou à vaincre. Les mœurs des femmes furent longtemps austères et graves comme eux, et
sans aucun mélange de corruption ni de faiblesse.
Le temps où les femmes romaines parurent en public
forme une époque dans l'histoire. Renfermées dans
leurs maisons, là, dans leur vertu simple et grossière,
donnant tout à la nature et rien à ce qu'on appelle
amusement, assez barbares pour ne savoir être
qu'épouses et mères, chastes sans se douter qu'on
peut ne pas l'être, sensibles sans jamais avoir appris à définir ce mot, occupées des devoirs et ignorant

qu'il y eût d'autres plaisirs; elles passaient leur vie dans la retraite à nourrir leurs enfants, à élever pour la république une race de laboureurs ou de soldats, et, bien avant dans la nuit, maniaient tour à tour pour leurs époux l'aiguille et le fuseau. On sait qu'aucun Romain n'était vêtu que des habits filés par sa femme et par sa fille; et Auguste, maître du monde, donna encore l'exemple de cette simplicité antique. Pendant cette époque les femmes romaines furent respectées comme dans tous les pays où il y a des mœurs. Leurs maris vainqueurs les revoyaient avec transport au retour des batailles; ils leur portaient la dépouille des ennemis, et s'honoraient à leurs yeux des blessures qu'ils avaient reçues pour l'État et pour elles; souvent ils venaient de commander à des rois, et dans leurs maisons ils se faisaient gloire d'obéir. En vain les lois sévères leur donnaient droit de vie et de mort; plus puissantes que les lois, les femmes commandaient à leurs juges; en vain la loi prévenant des besoins qui n'existaient que chez des peuples corrompus, permettait le divorce; le divorce autorisé par la loi était proscrit par les mœurs. Les premiers besoins de la nature satisfaits, le Romain donnait son temps à l'exercice des armes, à des incursions chez les voisins ennemis; à la fortification de son camp. Dans ces premiers siècles la vertu présidait aux contrats, la pudeur aux actions, et les Romaines offraient des modèles à l'univers.

Il paraît que tout fut employé dans Rome pour prolonger cette heureuse époque chez les femmes. Une

tutelle austère, et dont elles ne sortaient jamais ; la
censure des magistrats, des tribunaux domestiques ;
des lois pour prévenir leur luxe par le règlement des
dots, des lois somptuaires pour leurs ornements, des
temples élevés à la pudeur ; des temples à une déesse
qui présidait à la paix des mariages et à la réconcilia-
tion des époux ; des décrets honorables pour les services rendus par les femmes à l'État : tout annonce le
grand intérêt que ce peuple conquérant prit aux femmes
et à leurs mœurs tant qu'il en eut lui-même.

Leur première qualité fut la décence ; on connaît
le trait de Caton le censeur qui raya un Romain de la
liste du sénat pour avoir donné un baiser à sa femme
en présence de sa fille. A ces mœurs austères, les
femmes romaines joignirent un amour de la patrie qui
parut dans des occasions éclatantes. A la mort de Bru-
tus, elles portèrent toutes le deuil ; au temps de Co-
riolan, elles sauvèrent Rome. Ce grand homme irrité,
ayant bravé le sénat et les prêtres, et insensible à l'orgueil même de pardonner, ne put résister au pouvoir
des femmes qui l'imploraient. Le sénat les remercia par
un décret public, ordonna aux hommes de leur céder
partout le pas, fit élever un autel sur le lieu où la mère
avait fléchi son fils, et la femme son époux, et permit
à toutes les femmes de mettre un ornement de plus à
leur coiffure. Au temps de Brennus, elles sauvèrent
Rome une seconde fois en donnant tout leur or pour
la rançon de la ville. A cette époque, le sénat leur ac-
corda l'honneur d'être louées sur la tribune, comme
les magistrats et les guerriers. Après la bataille

de Cannes, temps où Rome n'avait plus d'autres trésors que les vertus de ses concitoyens, elles sacrifièrent
de même leurs pierreries et leurs richesses. Un nouveau
décret récompensa leur zèle.

Bientôt l'aisance et le repos leur firent sentir un
besoin plus doux, et les Sabines furent enlevées. Alors
de grossières étoffes de laine firent disparaître les
peaux, des tuniques de lin leur succédèrent. Les seuls
magistrats osaient porter la pourpre, et les toges des
femmes différaient de celles des hommes par la finesse
du tissu, et plus d'exactitude à voiler leurs contours. Tel était l'empire de la beauté avant que le mélange des sexes les corrompît tous les deux pour les
avilir l'un par l'autre. Mais bientôt les victoires in-
troduisirent des mœurs inconnues où les richesses des
pays conquis vengèrent les vaincus de leurs superbes
dominateurs.

Et la société, dans Rome, se trouva changée, ou,
pour mieux dire, perfectionnée par l'opulence, par le
luxe, par l'usage et l'abus des arts et des richesses.
Alors la retraite des femmes dut être moins austère;
leur esprit, plus actif, fut plus exercé; leur âme eut
de nouveaux besoins; l'idée de la réputation naquit
pour elles; leur loisir augmenta par la distinction des
devoirs. Il y eut des devoirs vils, et que les femmes opu-
lentes laissaient, pour ainsi dire, au peuple; il y en eut
de nobles, et qui étaient bientôt remplis. Pendant six
cents ans, les vertus avaient suffi pour plaire : alors il
fallut encore de l'esprit. On voulut joindre l'éclat à
l'estime jusqu'à ce qu'on apprît à se passer de l'estime

même; car, dans tout pays, à mesure que l'amour des vertus diminue, le prix des talents augmente.

Cette dernière révolution se fit sous les empereurs, et mille causes y contribuèrent. La grande inégalité des rangs, l'excès des fortunes, le ridicule attaché dans ces cours aux idées morales, et à Rome l'excès des âmes fortes, impétueuses dans le mal comme dans le bien, tout précipita la corruption. Alors le vice n'eut pas de frein. La fureur des spectacles mit à la mode une licence profonde et vile. Les femmes se disputèrent à prix d'or un histrion; elles attachèrent leur cœur et leurs yeux avides sur un théâtre pour dévorer les mouvements d'un pantomime. Un joueur de flûte engloutit des patrimoines, et donna des héritiers aux descendants des Scipion et des Émile : la débauche redouta la fécondité; on apprit à tromper la nature; l'art affreux des avortements se perfectionna. Les passions, tous les jours renaissantes, purent s'assouvir tous les jours; et les femmes, lasses de tout, dégoûtées de tout, multiplièrent dans Rome les monstres de l'Asie, et firent mutiler leurs esclaves pour satisfaire les nouveaux caprices d'une imagination usée par ses plaisirs mêmes. Alors les vices furent plus puissants que les lois. On ne s'occupa plus de conserver les mœurs, mais de punir les crimes; et quelquefois leur nature et leur nombre effrayant les tribunaux, il fallut, pour ainsi dire, que la loi se couvrît d'un voile parce qu'il y aurait eu autant de danger que de honte à apercevoir tous les coupables. (Quand Septime-Sévère monta sur le trône, il trouva trois mille accusations d'adultère inscrites sur les rôles. Il fut obligé de renoncer à ses projets de réforme). On se doute bien que, dans ce siècle, on loua bien plus souvent dans les femmes le rang que la vertu, et les talents ou les grâces que les mœurs.

On ne vit plus de nouvelle Lucrèce assise au milieu de ses femmes, travailler avec elles à des étoffes de laine, et se percer le sein pour ne pas survivre à un déshonneur involontaire ; une reine plus insolente, voguant à pleines voiles de pourpre sur un vaisseau dont les cordages étaient d'argent et de soie, dont l'équipage était composé de jeunes hommes, nus comme les amours, fut vue s'avancer sur les rives du Cydnus au-devant d'Antoine, son accusateur et son juge. Aux coups mesurés des rames blanchissantes, aux sons mélodieux des flûtes, la trirème surgit lentement au port, et offre Cléopâtre vêtue en déesse de la beauté, mollement étendue sur un sopha magnifique que recouvre un pavillon éclatant d'or et de pierreries ; de jeunes beautés habillées en nymphes lui servent de cortége, tandis que d'autres déguisées en zéphires brûlent des parfums et forment un nuage odorant autour de la divinité qui bientôt s'humanise dans les bras amoureux de Marc-Antoine.

Opposons cette brillante prostituée à l'épouse de Collatin, et voyons laquelle eut des titres plus sacrés à l'estime, aux autels de la postérité, et si l'on peut mettre en balance le poignard de Lucrèce et l'aspic de Cléopâtre. Telle est pourtant la différence des mœurs quand le sentiment de la vertu règle les actions, ou quand l'attrait seul du plaisir en décide les écarts, et ce seul exemple semblerait devoir suffire pour prouver l'influence du luxe sur les mœurs chez les peuples anciens; mais puisque je désire porter la conviction entière dans le cœur des femmes, invoquons les historiens les moins suspects : Dion, Suétone, Pétrone, Tite-Live; ils nous diront que quatre Julie se sont disputé le prix de la galanterie; qu'elles furent vaincues par la trop célèbre Messaline qui compta treize couronnes. C'était peu pour cette impératrice de se marier publiquement à Rome, et presque aux yeux de son mari, avec Silius qu'elle avait contraint de répudier sa femme, elle se déguise en fille publique, et Juvénal ne fait que réciter un fait historique en racontant ses exploits nocturnes.

Pline atteste qu'elle vainquit les autres courtisanes les plus débordées : *Die ac nocte superavit quinto et vicesimo concubitu.* Dès le règne de Tibère il existait une loi devenue nécessaire pour empêcher les femmes de la première noblesse de se prostituer en public; elles l'éludaient, en embrassant ouvertement la profession *lenocinium.* Messaline obtint le singulier triomphe d'être déclarée *invicta* au sortir des bras de quatorze jeunes athlètes : c'était le titre d'insatiable.

> . . . . . Tamen ultima cellam
> Clausit, adhuc ardens rigidæ tintigine vulvæ,
> Et resupina jacens multorum obsorbuit ictus,
> Et lassata viris necdum satiata recessit, etc.
>
> JUVÉNAL.

On vit ensuite successivement Agrippine, Livie,

Mallonie, Poppée, étonner la capitale du monde par le scandale de leurs bruyantes orgies, tandis que, obscurément enfoncé dans l'île de Caprée, l'affreux Tibère, pirate d'un nouveau genre, faisait enlever sur les côtes de la Méditerranée, chaque jour, de nouvelles proies pour sa lubricité, et se vautrait dans la fange de toutes ses impuretés. Tel qu'un tigre caché dans son antre, Tibère en l'île de Caprée semble y avoir réuni toutes les horreurs; c'est alors qu'il fallut inventer des termes inouïs et nouveaux pour exprimer les dégoûtantes turpitudes que la lasciveté la plus effrénée dans ses extravagants caprices a pu imaginer. Aux peintures les plus luxurieuses, aux livres les plus licencieux, il faisait joindre des postures libidineuses de toutes les obscénités que jamais n'avaient connues peut-être ni Capoue ni Sybaris, pour exciter ses sens émoussés par la vieillesse et l'épuisement.

Nous ferons remarquer que c'est justement sous le règne de ce tyran monstre que parut la première tunique de soie et que l'on osa la payer au poids de l'or, tant la nouveauté a de prix pour les désirs émoussés des malheureux millionnaires; c'est l'époque précise aussi à laquelle les femmes romaines avaient tellement jeté le masque et abjuré toute pudeur, que Juvénal leur reproche de porter des vêtements transparents, de mettre tous les éléments à contribution pour leur repas ou leur parure, et de provoquer elles-mêmes, par leur toilette, le libertinage des hommes.

Si nous voulions ajouter à tant de preuves d'une excessive corruption et des débauches les plus éhontées, Martial et d'autres poëtes de ce temps nous les fourniraient abondamment. Sénèque reproche aux femmes des impudicités étranges : *Adeo perversum commentæ genus impudicitiæ ; viros ineunt.* (Épist. XCV.)

Mais écoutons les accents de la verve saintement courroucée de Juvénal : « Les femmes se croient dépourvues d'agréments si elles n'ont l'air grec. Qui ne sait qu'elles ont la manie de porter le manteau tyrien et de se frotter d'huile?... D'où proviennent ces monstrueux désordres, de quelle source?... Une humble fortune conservait autrefois l'innocence des Latines ; de longs travaux, un sommeil court, les mains endurcies à travailler la laine, Annibal aux portes de Rome, et leurs maris en sentinelle près la porte Colline, garantissaient leurs cabanes des atteintes du vice. Nous subissons à présent les maux inséparables d'une trop longue paix. Plus cruelle que le glaive, la volupté dégrade notre empire, et venge l'univers asservi. Tous les crimes, tous les forfaits qu'enfante la débauche règnent ici. Depuis que Rome vit périr l'antique pauvreté, le luxe infecta nos collines de la mollesse de Sybaris, de Rhodes, de Milet, et surtout de Tarente, dont les citoyens insolents et couronnés de pampre nagent dans les délices ; les richesses introduisant chez nous des mœurs étrangères, furent le premier mobile de la corruption. Quelle est la retenue d'une femme ivre de vin et d'amour? Confondant tout, elle se prête à tout, lorsqu'au milieu des nuits elle engloutit des huîtres monstrueuses et boit à pleine coupe le falerne qui fermente avec les parfums. »

Dans ce siècle brillant, qui ne fut pas celui de la

vertu, Sénèque nous dira qu'un homme se croyait pauvre si ses appartements ne reluisaient d'émaux d'un travail exquis, et si des marbres d'Alexandrie ne brillaient d'incrustations numidiennes; le délire alla jusqu'à voir des planchers d'ivoire sur des poutres dorées, à revêtir de lames d'or les murailles intérieures, et incruster les parquets de perles et de pierreries précieuses. La dorure du temple de Jupiter Capitolin, par Domitien, coûta trente-six millions de nos livres. Enfin le goût de la parure dégénéra à ce point que les femmes portèrent des semelles d'or massif, et garnirent de pierreries non-seulement le dessus, mais tout le corps du soulier : *Gemmas non tantum crepidarum obstragulis sed et totis socculis addunt.*

Il est indubitable, comme le prouvent les faits historiques que nous venons de citer, que le luxe et la mollesse, en énervant le corps et en corrompant les mœurs des peuples anciens, ont amené la décadence et la chute de leurs empires; ce sont ces deux causes qui ont produit les révolutions et opéré la dégénération de l'espèce humaine, et ce ne sera qu'en prémunissant la génération future contre ces vices et en établissant dès l'enfance les fondements d'une bonne constitution, que l'on parviendra à former des citoyens forts et vertueux et à faire fleurir et prospérer les États. « L'inaction affaiblit le corps, dit un philosophe ; et le travail le fortifie; la première amène une vieillesse prématurée, et le second prolonge l'adolescence. La vie oisive ne produit pas seulement des maladies, mais elle rend encore l'homme inutile à la société et donne nais-

sance à tous les vices. L'inaction est la source fatale
d'où découlent la plupart des calamités qui affligent
l'espèce humaine. Le luxe et la mollesse sont les enfants
gâtés de l'opulence et les auteurs de l'oisiveté et de
l'ennui, le pire de tous nos ennemis. L'unique travail
de beaucoup d'hommes est de varier les attitudes de
l'indolence ; leurs nuits ne diffèrent guère des jours que
par la différence d'un lit à un sopha ; ils vivent dans
une paisible stupidité, ils oublient et sont oubliés ;
quand ils paient le tribut à la nature, on ne saurait
dire d'eux qu'ils sont morts, seulement ils ont cessé de
respirer. Mais la paresse est silencieuse et paisible, elle
n'excite point l'envie par son ostentation, ni la haine
par ses rivalités ; aussi personne ne s'applique à la cen-
surer ni à la découvrir. »

Ne soyons donc pas surpris si cette apathie, qui se
transmet d'âge en âge, des parents aux enfants, jointe
à la dépravation des mœurs, a produit une dégénération sensible de la nature humaine. Non-seulement on
ne rencontre plus un aussi grand nombre de vieillards
qu'autrefois, mais les hommes sont bien moins forts
et robustes. On s'était déjà aperçu de cette dégradation
du temps de Sénèque, et il paraît qu'elle s'est accrue
depuis, au point que nous sommes très-inférieurs aux
contemporains de ce philosophe.

Ce n'est pas que, déclamateur ridicule, j'aie la prétention de vouloir ramener les femmes à la simplicité
des temps héroïques, aux rêves de Curius, et les condamner à blanchir leur linge, comme la princesse
Nausicaa, ou à puiser l'eau de leurs fontaines, comme

les filles de Laban : c'est entre la toge de Messaline et les haillons de Diogène que la femme décente et vertueuse choisit son vêtement ; car il est un autre extrême à fuir, et le cynisme du philosophe antique est plus repoussant que la mollesse de Sardanapale. Et qu'on ne croie pas que j'appelle ici décence :

> Cette farouche et triste austérité
> Qui fait fuir les amours et même la beauté ;

non, c'est celle qui, en donnant aux formes tout leur avantage, en dessine les contours sans les dénuder, et indique les attraits pour les faire désirer davantage ; celle enfin qui, sœur de la santé, amie sincère de la beauté, sait qu'elle est fraîche et passagère comme la fleur des champs, et se plaît à l'abriter pour en conserver l'éclat. Mais je connais l'âme élevée des femmes ; j'ai pensé qu'il suffisait de leur montrer l'abîme qui, couvert de fleurs, se creusait sous leurs pas, pour qu'elles abandonnassent une route dangereuse ; j'ai cru qu'on pouvait encore les rappeler à la décence, à la vertu, en leur prouvant que leur propre intérêt les y convie ; j'ai imaginé qu'il ne fallait que leur faire entrevoir que le tableau de la femme honnête, riche de ses enfants, de l'affection de son mari, d'une santé vigoureuse due à sa tempérance, veillant les jours, dormant les nuits, jouissant de l'estime publique et d'une fortune sûre, accrue par ses économies, aidant sa famille moins avancée, essuyant les larmes du pauvre qui la bénit, s'étant enfin créé un bonheur domestique qui la suit en tous lieux, et indépendant de tous les événements, pour leur faire préférer cet état au luxe précaire des beautés du jour, dû au bilan de leurs maris.

Croit-on que le jeune Scipion eût renvoyé intacte la belle fiancée d'Allucius, ou qu'heureux imitateur de ce sublime trait, notre chevalier Bayard eût respecté la pudeur de ses deux prisonnières dans Bresse, si ces jeunes femmes eussent paru, aux yeux de ces héros, le sein nu, les épaules découvertes, l'œil ardent de luxure ou humide de volupté? Non, celui qui craint pour ses trésors les dérobe à la vue; et la femme prodigue du spectacle de ses appas laisse à penser qu'elle ne saurait pas les défendre. Celui-là consent au risque d'être vaincu qui s'expose au combat... « La propreté et la négligence, la simplicité et la magnificence, le bon et le mauvais goût, la présomption et la décence, la modestie et la fausse honte, voilà autant de choses qu'on distingue à l'habillement seul; la couleur, la coupe, la façon, l'assortiment d'un habit, tout cela est expressif et nous caractérise...» (LAVATER.)

Le christianisme naissant sur la terre fut une législation; il imposa les lois les plus sévères aux femmes et aux mœurs; il resserra les nœuds du mariage; d'un lien politique il en fit un lien sacré, et mit les contrats des époux entre le tribunal et l'autel, sous la garde de la Divinité. Il ne se borna point à défendre les actions, il étendit son empire jusque sur la pensée; partout il posa des barrières au-devant des sens; il proscrivit jusqu'aux objets inanimés qui pouvaient être complices d'une séduction ou d'un désir. Enfin, troublant le crime jusque dans la solitude, il lui ordonna d'être son propre délateur, et condamna tous les coupables à rougir par l'aveu forcé de leurs faiblesses. La législation des Romains et des Grecs rapportait tout à l'intérêt politique des sociétés. La législation nouvelle et sacrée, n'inspirant que du mépris pour cet univers, rapporta tout à l'idée d'un monde différent de celui-ci ; de là sortit l'idée d'une perfection inconnue. On vit réduire en précepte, chez tout un peuple, le détachement des sens, le règne de l'âme, et je ne sais quoi de surnaturel et de sublime qui se mêle à tout ; de là le vœu de la continence et du célibat consacré. Alors la vie fut un combat. La sainteté des mœurs étendit un voile sur la société et la nature. La beauté craignit de plaire, la force se redouta elle-même ; tout apprit à se vaincre, et l'austérité de l'âme augmenta tous les jours par le sacrifice des sens.

Il est aisé de voir la prodigieuse révolution que cette époque dut produire dans les mœurs. Les femmes, presque toutes d'une imagination vive et d'une âme ardente, se livrèrent à des vertus qui les flattaient d'autant plus qu'elles étaient pénibles. Il est presque égal pour le bonheur de satisfaire de grandes passions ou de les vaincre. L'âme est heureuse par ses efforts, et, pourvu qu'elle s'exerce, peu lui importe d'exercer son activité contre elle-même.

Une autre loi ordonnait aux chrétiens de s'aimer et de se soulager comme frères. On vit donc le sexe le plus vertueux, comme le plus tendre, tournant vers la pitié cette sensibilité que lui a donnée la nature, et dont la religion lui faisait craindre ou l'usage ou l'abus, consacrer ses mains à servir l'indigence. On vit la délicatesse surmonter le dégoût, et les larmes de la beauté couler dans les asiles de la misère pour consoler les malheureux. En même temps, les persécutions faisaient naître des périls. Pour conserver sa foi, il fallait souvent supporter les fers, l'exil et la mort. Le courage devint donc nécessaire. Il y a un courage froid qui, né de la raison, est intrépide et calme : celui de la philosophie et des affaires. Il y a un courage d'imagination qui est ardent et qui se précipite : tel est le plus souvent le courage religieux. Celui des femmes chrétiennes fut fondé sur de plus grands motifs. On les vit, s'élevant au-dessus d'elles-mêmes, courir aux flammes et aux bûchers, et offrir aux tourments leurs corps faibles et délicats.

Cette révolution dans les idées en dut produire une dans les écrits ; tous ceux dont les femmes furent l'objet devinrent austères et purs comme elles. Presque tous les docteurs de ces temps, mis à la fois par l'Église au rang des orateurs et des saints, louèrent à l'envi les femmes chrétiennes ; mais celui de tous qui en parla avec plus d'éloquence comme avec plus de zèle, est ce saint Jérôme qui, né avec une âme de feu, passa quatre-vingts ans à écrire, à se combattre et à se vaincre ; dont les mœurs furent probablement plus austères que les penchants ; qui, dans Rome, eut pour disciples un grand nombre de femmes illustres ; qui, entouré de la beauté, échappa aux faiblesses sans pouvoir échapper à la calomnie ; et qui, fuyant enfin

le monde, les femmes et lui-même, se retira dans la
Palestine, où tout ce qu'il avait quitté le suivait encore, tourmenté sous la haire, et, dans le calme des
déserts, entendant retentir à ses oreilles le tumulte de
Rome. Tel fut, dans le quatrième siècle, le plus élo-
quent panégyriste des femmes chrétiennes. Cet écrivain ardent et sacré, et d'un génie impétueux et
sombre, adoucit en mille endroits son style pour louer
les Marcelle, les Pauline, les Eustochium et un grand
nombre d'autres femmes romaines qui, au Capitole,
avaient embrassé l'austérité chrétienne, et apprenaient
dans Rome la langue des Hébreux pour entendre et
connaître les livres de Moïse.

A la chute de l'empire romain, et quand cette foule
de barbares qui l'inondèrent se divisèrent ou s'unirent
pour partager ses imposants débris, le christianisme,
pour adoucir des mœurs sauvages, passa des vaincus
aux vainqueurs, et fut presque partout porté par les
femmes. On a remarqué que les femmes, de tout temps,
dit Thomas, ont eu plus que les hommes ce zèle ardent de religion qui cherche à convertir, soit que par
leurs faiblesses mêmes elles tiennent davantage à des
opinions sacrées, qui, pour l'âme, sont un appui de
plus, soit que leur imagination plus vive s'enflamme
plus fortement sur des objets qui sont hors de la nature, et quelquefois hors des bornes ordinaires de
la raison, soit que la persuasion religieuse chez les
hommes soit plus liée à la réflexion, et chez les femmes
au sentiment, soit qu'elles regardent la religion qui
égale tout comme une défense pour elles, et un contre-

poids à la faiblesse contre la force, soit peut-être enfin
que leur désir naturel de subjuguer s'étende à tout,
et que, pour se rendre compte de leur pouvoir, elles
soient jalouses d'exercer leur ascendant sur ce qu'il y
a même de plus libre sur les opinions et sur les âmes.
Quoi qu'il en soit, ce furent des femmes qui, faisant
servir à leur religion les charmes de leur sexe, placées
sur des trônes, et attirant au christianisme leurs époux,
rendirent une grande partie de l'Europe chrétienne.
C'est ainsi que la France, l'Angleterre, etc., reçurent
l'Évangile. « C'est surtout aux femmes, dit Saint-Lam-
bert, que la religion peut être utile; la religion peut
exalter et même créer en elles les plus belles qualités,
elle peut servir encore à leur consolation, et toujours
elles auront besoin d'être consolées; mais il faudrait
que les religions fussent données par la philosophie.

« Il y a même des superstitions que je laisserais au
grand nombre des hommes, et plus encore à celui des
femmes. Je ne leur interdirais pas le culte de quelques
divinités subalternes qui leur présenteraient des modèles, et leur promettraient une protection. C'est une
belle idée chez les anciens d'avoir personnifié et divi-
nisé les vertus, les talents, les qualités aimables; cette
superstition, bien dirigée, aurait pu avoir sur les
mœurs la plus heureuse influence. Les femmes, très-
susceptibles d'imitation, devaient imiter ces modèles;
que l'exemple de notre attachement aux vertus pres-
crites à notre sexe animent celles que nous leur de-
mandons. Nous avons une récompense qu'elles ne peuvent guère attendre; les actions estimables des hommes

sont connues; les paisibles vertus des femmes sont ignorées, leurs faiblesses sont punies par le mépris; et la résistance aux sollicitations empressées d'un amant, ces refus sévères, qui ont tant coûté, sont ignorés et doivent l'être. La bonne conduite des femmes ne leur assure guère que l'estime d'un petit nombre, et de nobles privations. Ces considérations doivent nous donner bien de l'indulgence pour leurs faiblesses et bien du respect pour leurs excellentes qualités. »

Cette révolution en prépara, ou en fit naître une autre, le règne de la chevalerie. Ce furent des sauvages qui portèrent avec les embrasements et les ruines l'esprit de galanterie qui règne encore aujourd'hui en Europe.

L'institution de la chevalerie eut le but le plus imposant, celui de défendre la faiblesse opprimée. L'anarchie et le brigandage, qu'amena dans l'Europe la division du vaste empire de Charlemagne, changèrent les possesseurs de chaque fief en autant de petits souverains qui se faisaient la guère et infestaient les routes. Le moindre château, le plus étroit donjon étaient redoutables; il en sortait des soldats qui pillaient les marchands et enlevaient les femmes. Plusieurs seigneurs au xᵉ siècle se liguèrent pour protéger la tranquillité publique, et surtout défendre les femmes. Ils s'appelèrent leurs chevaliers. La galanterie vint s'unir à cet utile établissement. L'appui qu'il offrait à la beauté mit ses défenseurs à ses pieds. Chaque chevalier voulut avoir sa dame; il ne faisait serment que par Dieu et par elle; il ne combattait qu'armé par ses

mains et paré de ses couleurs, il cherchait à se rendre
digne d'elle par des exploits. Sans doute cette institution eut ses ridicules comme tout ce qu'on exagère.
Elle mêla au courage une forfanterie, à l'amour une
soumission qui passèrent les bornes, et fournirent à
la comédie plusieurs scènes plaisantes; elle inonda
l'Europe de longs romans, dont l'auteur de *Don Qui-
chotte* s'est moqué avec raison, mais elle produisit de
grands hommes, mais elle fit faire de belles actions.
Enfin, elle servit la morale en adoucissant l'âpreté de
la valeur par le culte de l'amour délicat, en inspirant
à toutes les âmes une sensibilité plus exaltée, un zèle
plus ardent pour les opprimés, et elle plaira toujours
à l'imagination par le tableau de ses chiffres, de ses
rubans, de ses devises, qui, dans les combats, ornaient
toutes les armures, et par la pompe de ses tournois et
de ses fêtes où la vaillance et l'adresse se déployaient
devant une assemblée de femmes brillantes de parure
et de charmes.

Cette institution politique et militaire fut amenée
par le cours des événements et par la pente naturelle des
esprits et des âmes. Sa véritable époque fut au x⁰ siècle; l'Europe, ébranlée par la chute de l'empire,
n'avait point encore pris de consistance. Depuis cinq
cents ans rien n'était fixe, rien pour ainsi dire n'était
fondu ensemble. Du mélange du christianisme avec les
anciens usages des barbares naissait un choc presque
continuel dans les mœurs; du mélange des droits du
sacerdoce et de ceux de l'empire, un choc dans la politique et dans les lois; du mélange des droits des sou-

verains et de ceux de la noblesse, un choc dans le
gouvernement; du mélange des Arabes et des chrétiens
en Europe, un choc dans les religions; de tant de contrastes sortaient la confusion et l'anarchie. Le christianisme, qui n'était plus dans son temps de faveur,
semblable à un ressort à moitié détendu, assez fort
contre les passions froides, déjà ne l'était plus assez
pour réprimer les passions violentes, il faisait naître
le remords, mais ne prévenait pas le crime. On faisait
des pèlerinages, et on pillait et on massacrait, et ensuite on faisait pénitence; le brigandage et la débauche
se mêlaient à la superstition. C'est dans ces temps que
de nobles oisifs et guerriers, ayant un sentiment
d'équité naturel et d'inquiétude, de religion et d'héroïsme, s'associèrent pour faire ensemble ce que la
force publique ne faisait pas ou faisait mal. Leur objet
fut de combattre les Maures en Espagne, les Sarrasins
en Orient, les tyrans des donjons et des châteaux en
Allemagne et en France; d'assurer le repos des voya-
geurs, comme faisaient autrefois les Hercule et les
Thésée, et surtout de défendre l'honneur et les droits
du sexe le plus faible contre le sexe impérieux, qui,
souvent, opprime et outrage l'autre.

Bientôt l'esprit d'une galanterie noble se mêle à
cette institution; chaque chevalier en se vouant aux
périls se soumet aux lois d'une souveraine. C'était
pour elle qu'il attaquait, qu'il défendait, qu'il forçait
des châteaux ou des villes; c'était pour l'honorer
qu'il versait son sang. L'Europe entière devint une
lice immense où des guerriers ornés de rubans et de

chiffres de leurs maîtresses, combattaient en champ clos pour mériter de plaire à la beauté. Alors la fidélité se mêlait au courage; l'amour était inséparable de l'honneur. Les femmes fières de leur empire, et le tenant des mains de la vertu, s'honoraient des grandes actions de leurs amants, et partageaient les passions nobles qu'elles inspiraient; un choix honteux les eût flétries. Le sentiment ne se présentait qu'avec la gloire, et partout les mœurs respiraient je ne sais quoi de fier, d'héroïque et de tendre. Jamais peut-être la beauté n'exerça un empire si puissant et si doux. De là ces passions si nobles que notre légèreté, nos mœurs, nos petites faiblesses, notre fureur de courir sans cesse après des espérances et des désirs, notre ennui qui nous tourmente et qui se fatigue à chercher de l'agitation sans plaisir et du mouvement sans but, ont peine à concevoir, et tournent tous les jours en ridicule sur nos théâtres, dans nos conversations et dans nos livres; mais il n'en est pas moins vrai que ces passions nourries par les années, et irritées par les obstacles où le respect éloignait l'espérance, où l'amour vivant de sacrifices s'immolait sans cesse à l'honneur, renforçaient dans les deux sexes les caractères et les âmes; donnaient plus d'énergie à l'un, plus d'élévation à l'autre; changeaient les hommes en héros et inspiraient aux femmes une fierté qui ne nuit point à la vertu.

« L'institution de la chevalerie, dit le philosophe Bernier à la belle Ninon de Lenclos, a rendu les femmes longtemps aussi heureuses qu'elles peuvent prétendre à l'être; c'est alors qu'elles ont été révérées, adorées. C'était pour mériter les marques authentiques de l'estime et de l'amitié d'une femme, que l'aimable et intrépide chevalier cultivait toutes les vertus qui rendent la société respectable et en font les délices. Je ne prétends pas dire que ces chevaliers, si dévoués à votre sexe, n'en obtenaient pas d'autres récompenses que la permission de porter certaines couleurs, de baiser le bas d'une robe et de recevoir les louanges de l'objet aimé.

« Il y avait une supposition établie dont les effets étaient excellents : il était universellement reçu que dans l'intimité d'une belle et d'un héros, il n'était pas question des dernières faveurs; l'admiration mutuelle était censée leur principale jouissance; on était persuadé que des conseils, pour se rendre plus vertueux, l'exercice de quelques talents, pour se rendre plus aimables, étaient l'emploi de leurs longs tête-à-tête. Il fallait beaucoup d'indiscrétion et d'étourderie pour faire accuser la dame et le chevalier de quelques privautés; les plaisirs de l'âme semblaient être alors le seul but de l'amour.

« Pour ne point détruire cette supposition, il fallait se voir moins librement, moins souvent; cette gêne avait pour les amants, comme à Sparte pour les jeunes époux, le mérite de retarder la satiété et de ranimer les désirs. La nécessité de ne point démentir cette opinion simulée et souvent réelle dans un grand nombre de croyants, forçait les femmes à mettre de la prudence dans leurs faiblesses; cette prudence leur inspirait du respect pour le public, pour leurs engagements, pour leurs devoirs, pour toutes les bienséances; elles avaient des amants et des mœurs, elles étaient adorées, amusées, heureuses. Telles étaient du moins les femmes des premières classes. J'ai vu, en parcourant l'Europe, des restes précieux de la chevalerie; et partout où l'on en a conservé l'esprit, les femmes sont mieux traitées, plus heureuses, plus estimables que celles des autres pays. Là, vous en trouverez un grand nombre qui ont beaucoup d'esprit, de l'instruction et de la raison. Quand elles ont passé l'âge des égarements, elles sont d'un commerce très-agréable pour tous les hommes qui pensent, qui ont des mœurs et qui cherchent l'amitié; elles forment l'esprit, et plus encore le caractère des jeunes gens qui entrent dans le monde; ils prennent chez elles l'habitude et la connaissance de la politesse éclairée, des bienséances véritables, ils viennent y perdre ce que l'amour-propre a d'égoïsme; elles animent en eux les sentiments du véritable honneur; enfin, elles leur apprennent les secrets si précieux de se faire aimer et d'être utiles.

« Maintenons dans les deux sexes, autant que nous le pourrons, ce qui nous reste de l'esprit de chevalerie; consolons les femmes des maux auxquels la nature les a condamnées; associons-les à nos vertus, elles les rendront plus aimables; associons-les à notre bonheur, elles le rendront plus doux. Restons leurs chefs, mais gardons-nous de penser que nous sommes leurs maîtres. Qu'une politesse attentive leur fasse oublier, dans les détails de la vie, qu'elles doivent être

soumises. Nous n'avons sur elles aucun droit de propriété. Les citoyens des États de l'Europe ne sont point
la propriété de leurs souverains; les femmes ne sont
point la propriété de leurs époux, ce sont deux êtres
engagés à servir au bonheur l'un de l'autre. Toutes les
lois ont mis l'autorité entre les mains de l'homme,
mais est-il juste qu'il ne l'emploie pas au bonheur commun? N'en faisons donc que cet usage; faisons mieux
encore, rendons de jour en jour notre autorité moins
nécessaire en cultivant la raison des femmes. S'il faut
gêner leurs fantaisies, que ce ne soit pas pour nous
livrer aux nôtres, ne nous servons de notre empire
que pour les préserver des fautes qui pourraient leur
être funestes, et qu'alors même nos ordres soient pré-
cédés de leçons tendres et de conseils polis. Avant tout,
songeons à occuper agréablement en elles ce penchant
à la tendresse qui les rend si aimables, qui peut être
leur consolation dans tous les maux et qui seul pourrait nous faire douter si elles ont moins que nous les
moyens de se rendre heureuses. »

Tel fut l'esprit de la chevalerie; on sait qu'il donna
naissance à une multitude innombrable d'ouvrages
en l'honneur et à l'éloge des femmes.

Dans les courses, dans les lices, aux combats, aux
tournois, tout se rapportait aux femmes; et il en
était de même dans les écrits; on n'écrivait, on ne pensait que pour elles; souvent le même homme était
poëte et guerrier; tour à tour il chantait sur sa lyre et
combattait avec sa lance pour la beauté qu'il adorait.

Les temps où les mœurs de la chevalerie en mettant

à la mode les grandes entreprises, les aventures, et je
ne sais quel excès d'héroïsme, inspirèrent les mêmes
goûts aux femmes; toujours les deux sexes se suivent
de loin en s'unissant, et ils s'élèvent, se renforcent,
se corrompent ou s'amollisent ensemble. On vit donc
les femmes dans les armées et sous les tentes. Elles
quittaient les inclinations douces et tendres de leur
sexe pour le courage et les occupations du nôtre.
On en vit dans les croisades, animées du double enthousiasme de la religion et de la valeur, gagner des
indulgences sur les champs de bataille et mourir, les
armes à la main, à côté de leurs amants et de leurs
époux. En Europe, des femmes attaquèrent, défen-
dirent des places; des princesses commandèrent leurs
armées et remportèrent des victoires. Telle fut la célèbre Jeanne de Montfort, disputant son duché de
Bretagne et combattant elle-même; telle fut encore
cette Marguerite d'Anjou, reine d'Angleterre et
femme de Henri VI : active et intrépide, général et
soldat, dont le génie soutint longtemps un mari faible,
qui le fit vaincre, le replaça sur son trône, brisa deux
fois ses fers et, opprimée par la fortune et des
rebelles, ne céda qu'après avoir livré, en personne,
douze batailles.

Cet esprit militaire, parmi les femmes, conforme à
des temps de barbarie, où tout est impétueux, parce
que rien n'est réglé et où tous les excès sont des excès
de force, dura en Europe plus de quatre cents ans, se
montrant de distance en distance, et toujours dans
de grandes secousses ou dans des moments d'orages.

Nous dirons, avec Thomas, que pendant ces quatre siècles une foule de circonstances se réunirent pour faire naître dans les femmes un courage intrépide pour se défendre, et quelquefois même un courage de désespoir. Ce courage était augmenté par l'idée de la religion, si puissante, et qui offre toujours des espérances éternelles pour des sacrifices d'un moment.

Il ne faut donc pas s'étonner si aux deux siéges célèbres et de Rhodes et de Malte, les femmes, secondant partout le zèle des chevaliers, montrèrent partout la plus grande force, non-seulement cette force d'impétuosité et d'un moment qui affronte la mort, mais le courage lent et pénible qui supporte les travaux et les fatigues de tous les instants. On ne peut douter que ce ne fût le double sentiment de la religion et de l'honneur qui leur élevât ainsi le courage ; ce sont les deux ressorts qui, dans tous les temps, ont produit les actions les plus extraordinaires chez les femmes.

Tandis qu'elles combattaient ainsi dans la Grèce, dans la Hongrie et dans beaucoup d'autres pays, il se faisait une autre révolution en Italie : les lettres et les arts renaissaient. Cette époque apporta un nouveau changement dans les idées et les travaux des femmes célèbres.

La chevalerie commençait à s'éteindre dans l'Europe, mais elle avait laissé une teinte de galanterie romanesque dans les mœurs, qui de là passait aux ouvrages d'imagination. On faisait beaucoup de vers qui exprimaient des passions vraies ou feintes, mais

toujours respectueuses et tendres. Et comme en
France, où des nobles oisifs passaient leur vie à combattre, on peignait presque toujours l'amour sous
l'idée de conquête; en Italie, où dominaient les idées
d'un autre genre, on faisait sans cesse de l'amour une
adoration ou un culte.

Ce mélange de galanterie et de religion, de l'étude
des langues et même de la philosophie fut, en Italie,
le caractère qui distingua les femmes alors; jamais il
n'y en eut tant de célèbres par les connaissances.
Peut-être, dit Thomas, qu'au sortir des temps de la
chevalerie, où plusieurs femmes avaient disputé aux
hommes le mérite de la valeur, elles voulurent, pour
assurer en tout l'égalité de leur sexe, prouver qu'elles
avaient autant d'esprit que de courage, et assujettir
par les talents ceux qu'elles dominaient par la beauté.

Dès le XIIIe siècle, on avait vu la fille d'un gentilhomme bolonais se livrer à l'étude de la langue latine
et des lois. A vingt-trois ans, elle avait prononcé dans
la grande église de Bologne une oraison funèbre en
latin, et l'orateur, pour être admiré, n'eut besoin
ni de sa jeunesse ni des charmes de son sexe. Elle
joignait les agréments d'une femme à toutes les connaissances d'un homme, et avait le mérite, en parlant,
de faire oublier jusqu'à sa beauté.

A Venise, on distingua, dans le cours du XVIe siècle,
une femme des plus célèbres : Cassandre, qui fut au
nombre des femmes les plus savantes de l'Italie; qui
écrivait également bien dans les trois langues d'Homère, de Virgile ou du Dante, et en vers comme en

prose ; qui possédait toute la philosophie de son siècle
et des siècles précédents ; qui embellissait de ses grâces
la théologie même ; qui soutint des thèses avec éclat,
donna plusieurs fois à Padoue des leçons publiques,
joignit à ces connaissances sacrées les talents agréables
et surtout celui de la musique, et relevant encore ses
talents par ses mœurs. Aussi reçut-elle l'hommage des
souverains pontifes et des rois ; et, pour être singulière
en tout, elle vécut plus d'un siècle.

Si nous suivons, dans le même siècle, les femmes
illustres des toutes les nations, nous trouverons partout le même caractère et le même genre d'études.

Nous trouverons, en Espagne, une Isabelle de
Roserès prêcher dans la grande église de Barcelone,
venir à Rome, sous Paul III, y convertir les Juifs
par son éloquence, et commenter avec éclat Jean
Scot devant des cardinaux et des évêques.

Une Isabelle de Cordoue, qui savait le latin, le grec
et l'hébreu, et qui, avec de la beauté, un nom et des
richesses, eut encore la fantaisie d'être docteur et prit
des grades en théologie.

En France, nous trouverons un très-grand nombre
de femmes qui, dans le même siècle, eurent le même
genre de mérite, et surtout une duchesse de Retz
qui, sous Charles IX, fut célèbre, même en Italie,
et qui étonna les Polonais, lorsqu'ils vinrent demander le duc d'Anjou pour leur roi, surpris de trouver
à la cour une jeune femme si instruite et qui parlait
les langues anciennes avec autant de pureté que de
grâce.

En Angleterre, les trois sœurs de Seymour, nièces d'une reine, toutes trois célèbres par leur science et par de très-beaux vers latins qui, selon l'esprit du temps, furent traduits dans toute l'Europe.

Marie Stuart, la plus belle femme de son siècle et une des plus instruites, qui écrivait et parlait six langues à la fois, faisait très-bien des vers dans la nôtre, et très-jeune elle prononça à la cour de France un discours latin où elle prouva que l'étude des let--tres sied bien aux femmes.

Enfin la fille aînée du fameux chancelier d'Angleterre, Thomas Morus, dont les connaissances furent presque éclipsées par les vertus, et qui, après avoir rendu à son père dans la prison les soins les plus tendres, l'avoir consolé dans les fers, avoir acheté très-cher le droit de lui rendre quelques honneurs funèbres, avoir racheté à prix d'or sa tête des mains du bourreau, accusée elle-même et traînée dans les fers pour deux crimes, dont l'un était de garder comme une relique la tête de son père, et l'autre de conserver ses livres et ses ouvrages, parut avec intrépidité devant ses juges, se justifia avec cette éloquence que donne la vertu malheureuse, imprima l'admiration comme le respect, et passa le reste de sa vie dans la retraite, la douleur et l'étude.

Tel est le tableau du plus petit nombre de femmes qui, dans cette époque, se signalèrent dans presque toutes les nations.

Le XVIe siècle, qui avait vu s'agiter la question de l'égalité ou de la supériorité des sexes, fut peut-être l'époque la plus brillante pour les femmes. Après ce temps, on trouve beaucoup moins d'ouvrages en leur honneur. Cette espèce d'enthousiasme général d'une galanterie sérieuse était un peu tombé. L'extinction entière de la chevalerie en Europe, l'abolition des tournois, les guerres de religion en Allemagne, en Angleterre et en France; les femmes appelées dans les cours, et les mœurs qui doivent naître de l'oisiveté, de l'intrigue et de la beauté, regardée comme un instrument de fortune; enfin le nouveau goût de société qui commença partout à se répandre, goût qui polît les mœurs en les corrompant et qui, en mêlant davantage les deux sexes, leur apprend à se chercher plus et à s'estimer moins, tout contribua à diminuer un sentiment qui, pour être profond, a besoin d'obstacles et d'un certain état de l'âme où elle puisse s'honorer par ses désirs et s'estimer par sa faiblesse même.

Au milieu du xvie siècle, François Ier, prince belliqueux, galant et lettré, rapporta, pour fruit de ses fréquentes guerres en Italie, les lettres et les beaux-arts, qui florissaient alors dans cette contrée. Il attira les femmes à sa cour, et, avec elles, appela la politesse, l'élégance des manières, et l'éclat de la magnificence. Aux anciens tournois, aux écoles de force et d'adresse dont les hommes étaient seuls acteurs, succédèrent d'autres fêtes, des divertissements plus doux et auxquels les femmes prenaient plus de part. Les mœurs s'altérèrent, le goût se forma, l'on étudia l'art de plaire, on voulut avoir de l'esprit. Le langage s'épura, et reçut de Marot, de Rabelais, des formes vives, enjouées et naïves. On peut dire avec Thomas que, sous François Ier, qui donna le signal de la corruption en France, on trouve encore en amour des jalousies, des vengeances, des haines et des crimes qui prouvent des mœurs. Sous Catherine de Médicis, ce fut un mélange de galanterie et de fureur. L'ardeur italienne vint se mêler à la volupté française, tout fut intrigue. On parlait de carnage dans des rendez-vous d'amour, et l'on méditait en dansant la ruine des peuples. Cependant, les soins mêmes de la politique et de la guerre, les factions, les partis et je ne sais quoi de romanesque qui restait encore, donnaient aux âmes une certaine vigueur qui se portait jusque dans les sentiments que les femmes inspiraient.

Si François Ier fut le restaurateur des lettres en France, il le fut aussi des modes, et mit en vogue la taillade. Henri II prit le pourpoint serré et fermé, avec un petit manteau qui ne passait pas la ceinture; il y ajouta la fraise et le collet renversé qu'on porta jusqu'à Louis XIII. Les modes des femmes ont subi les mêmes variations; leurs robes, longues dans les premiers siècles de la monarchie, se raccourcirent sous Philippe de Valois, et restèrent très-fermées jusqu'à Charles VI, et serrées de manière à dessiner les formes de la taille. Alors seulement les femmes commencèrent à se découvrir les bras, la gorge et les épaules, et comme la pente est rapide dans le relâchement des mœurs, elles renouvelèrent, sous Charles VII, l'antique usage des bracelets et des colliers, et offrirent aux regards étonnés des cous, des bras plus chargés qu'ornés de ces précieuses bagatelles. Agnès Sorel y ajouta l'usage des pendants d'oreilles, et elle est citée comme la première femme qui ait porté en France des diamants pour sa parure.

La cour décente et sévère d'Anne de Bretagne arrêta un moment le torrent de ce luxe; mais celle de Charles IX et surtout de Henri III, trop fameux par ses goûts honteux, et qui sembla laisser tomber l'honneur français en quenouille, hâtèrent ce débordement qui, bientôt, ne connut plus de bornes et couvrit notre France entière. On vit des hommes, qui pourtant n'étaient pas sans courage, arborer honteusement les modes, les mœurs et les goûts des femmes; ce fut aussi le triomphe du fanatisme et de la férocité.... Ces jours de sang virent l'affreuse et indélébile Saint-Barthélemy.

Lorsque le XVIIᵉ siècle s'ouvrit, la France se reposait sous Henri IV de ses funestes agitations, et un nouvel âge commençait. Dans les longues querelles théologiques, parmi l'acharnement des partis et ce nombre infini d'écrits qu'ils firent éclore, la langue s'était beaucoup plus accrue que polie. Pour lui donner l'élégance, le tour et l'harmonie dont elle était susceptible, il fallait que les femmes obtinssent plus d'empire dans la société, et cette époque était arrivée. Henri le Grand avait hérité à la cour dissolue de Catherine de Médicis d'un extrême penchant à l'amour. Entraînés par l'exemple contagieux du prince, les grands apportèrent sa courtoisie, ses manières nobles, vives et chevaleresques et sa franche loyauté dans leurs liai-

sous avec les femmes. On vit se répandre alors dans
une cour encore simple et guerrière de plus saines
idées de goût ; la grandeur se montra avec moins d'en-
flure, et le naturel avec moins de grossièreté. Le langage acquit de la grâce et de l'expression, se purgea
de sa pédanterie et de ses citations. « Sous Henri IV,
dit Thomas, on vit une galanterie plus douce, il eut
les mœurs d'un chevalier et les faiblesses d'un roi sensible. On se fit honneur de l'imiter ; et les courtisans,
accoutumés aux actions d'éclat et aux conquêtes,
audacieux et brillants, portèrent dans l'amour cette
espèce de courage noble qu'ils avaient montré dans les
combats. On se corrompait partout ; mais on ne s'avi-
lissait point encore. »

Henri IV, quoique très-galant, était peu curieux
des futilités des modes : il voulut mettre un frein au
luxe effrayant qui débordait la nation. Son édit n'atteste que sa bonne volonté et son impuissance. On y
lit pourtant avec sensibilité cette disposition à la fois
adroite, royale et paternelle. « Défendons tels ajuste-
ments à toutes les femmes, excepté aux courtisanes
et filles de joie, de l'honneur desquelles ne nous en-
quérons. »

Le hasard ayant conduit Henri IV au château de
Cœuvres pour y prendre quelque repos, il y fut reçu
par Gabrielle d'Estrées avec les empressements et la
joie qu'inspirait la présence d'un héros. La belle Gabrielle, dont Voltaire a dit :

> ....La main de la nature
> De ses aimables dons la combla sans mesure,

Gabrielle, dis-je, avait les cheveux blonds, les yeux bleus, la peau blanche et une bouche parfaitement garnie. La taille, les bras, la main, le pied, tout répondait à la tête. Henri ne fit pas voir toute son émotion parce que la gloire l'appelait ailleurs ; mais un jour il se déguisa en paysan, et traversa les lignes ennemies pour aller voir Gabrielle. Dans une occasion périlleuse, il lui écrivit : « Si je suis vaincu, vous me connaissez assez pour croire que je ne fuirai pas ; mais ma dernière pensée sera à Dieu, et l'avant-dernière à vous. »

A peine le couteau d'un assassin eut ravi à la France le meilleur des rois que la dissipation et les désordres d'une régence, sous une princesse d'un génie faible, replongèrent les idées dans une nouvelle confusion. L'inquiétude, la turbulence, les factions des grands entretenaient cependant de l'audace dans les caractères avec le goût des cabales et des intrigues.

La cour de Louis XIII, triste et soupçonneuse, acquit de la puissance et de la grandeur sous l'administration vigoureuse du cardinal de Richelieu. Avant ce fameux ministre, l'État était une sorte d'oligarchie. La plupart des seigneurs, du fond des provinces, se partageaient le pouvoir souverain, et ne rendaient au roi qu'une obéissance précaire. Cet esprit d'indépendance, accru dans les guerres de la Ligue, maintenait en eux une antique fierté, un orgueilleux dédain pour l'instruction et les arts de la civilisation ; ils avaient encore honte de savoir écrire ; ils apportaient devant les dames une politesse chevaleresque, mais

hautaine, et qui, selon les rangs, exigeait des procédés réciproques. Le commerce du monde devint épi-
neux ; les mœurs, sans être pures, étaient du moins
contenues par la gêne du respect.

Sous le ministère de Richelieu, les grands, dépouillés
de leur autorité, furent réduits à dépendre des volontés
d'un maître, à plaire à tout ce qui l'environnait. De là
naquit un autre esprit de société : il fallait conserver
plus de ménagements, de respect, de soumission dans
les manières et les discours. Les richesses, le luxe des
grandes capitales attirés à la cour, développèrent aussitôt la politesse, la galanterie, les voluptés, malgré
l'austérité naturelle de Louis XIII. La rudesse des
mœurs disparut, la société devint bientôt plus générale ; le pouvoir plus concentré laissa moins de parti-
cipation aux discussions politiques, moins d'activité
aux partis ; on se tourna vers la vie civile où les femmes
exercent une influence plus immédiate. On vit poindre
alors les premiers rayons de cette splendeur littéraire
qui devait illustrer le xviiᵉ siècle parmi tous les siècles.

En parlant des femmes illustres du xviiᵉ siècle, le
philosophe Cousin dit : « Dans un grand siècle tout
est grand. » Lorsque, par le concours de causes différentes, un siècle est une fois monté au ton de la grandeur, l'esprit dominant pénètre partout. Des hommes
peu à peu il arrive jusqu'aux femmes, et, dès que
celles-ci en sont touchées, elles le réfléchissent avec
force, et le répandent par toutes les voies dont elles
disposent, incomparables dans leur vive nature pour

.... et pour propager les qualités à la mode,
.... ou futiles, vertueuses ou dépravées, et tou-
.... en bien ou en mal, selon le vent qui
souffle autour d'elles. Ainsi, dans le XVII° siècle, ce
.... mortel de la vraie grandeur, je n'admire pas
.... les femmes que les hommes.

.... vive, généreuse, sensible à la gloire,
.... de grands souvenirs, dit le spirituel Virey,
.... joint à l'audace et l'éclat de l'esprit au nerf
.... n'est pas capable de choses médiocres lors-
.... gouvernée d'une main ferme avec des sen-
.... généreux et des conseils élevés. Les premiers
.... publiés en 1639 n'étaient pas encore bons, mais
.... contenaient de quoi en produire de bons ; Balzac,
.... sa culture et ses périodes compassées, s'était
.... mâles idées de l'antiquité. Le premier jet
.... s'élève d'abord trop haut avant d'atteindre
.... milieu. Il régnait alors un goût effréné pour
les romans historiques et les aventures merveilleuses ;
les sentiments paraissaient ampoulés, mais on y trouvait toujours un fonds de noblesse, de générosité ; les
héroïnes s'y montraient orgueilleuses et fières, mais
fidèles, sans chastes, elles n'aimaient que des héros.
Le nouveau goût des lettres faisait souvent prendre
les formes scolastiques pour de la science. Le faux
bel esprit naissait du désir de l'esprit et de l'impuissance d'en avoir. La galanterie qui ne détruit rien et
se mêle à tout, parce qu'elle n'a rien de profond, et
qu'elle est plutôt une tournure de l'esprit, dit Thomas,
qu'un sentiment, la galanterie adoptait tous ces mé-

langes, et s'était formé un nouveau jargon tout à la fois mystique, métaphysique et romanesque. Quoiqu'on disserte peu sur ce qu'on sent beaucoup, cependant ces conversations mêmes et ces maximes annonçaient un tour d'imagination, qui, en permettant la galanterie, y joignait la tendresse, et liait toujours à l'idée des femmes une idée de sensibilité et de respect.

La régence d'Anne d'Autriche et la guerre de minorité furent une époque singulière. La France était dans l'anarchie; mais on mêlait les plaisanteries aux batailles et les vaudevilles aux factions. Alors tout se menait par les femmes; elles eurent toutes, dans cette époque, cette espèce d'agitation inquiète que donne l'esprit de parti, esprit moins éloigné de leur caractère qu'on ne pense, dit Thomas; les unes imprimaient le mouvement, les autres le recevaient. Chacune, selon son intérêt et ses vues, combattait, écrivait, conspirait : le temps des assemblées était la nuit. Une femme au lit ou sur une chaise longue était l'âme du conseil; là, on se décidait pour négocier, pour combattre, pour se brouiller, pour se raccommoder avec la cour. Les faiblesses secrètes préparaient les plus grands événements; l'amour présidait à toutes les intrigues : on conspirait pour ôter un amant à sa maîtresse, ou une maîtresse à son amant. Une révolution dans le cœur d'une femme annonçait presque toujours une révolution dans les affaires.

Chaque femme avait son département et son empire. Madame de Montbason, belle et brillante, gouvernait le duc de Beaufort; madame de Longueville, le duc

de la Rochefoucauld ; madame de Châtillon, Nemours
et Condé ; mademoiselle de Chevreuse, le Coadjuteur ;
mademoiselle de Sajou, dévote et tendre, le duc
d'Orléans, et la duchesse de Bouillon, son mari. Cependant madame de Chevreuse, vive et ardente, se
livrait à ses amants par goût et aux affaires par occasion, et la princesse Palatine, tour à tour amie et
ennemie du grand Condé, par l'ascendant de son
esprit bien plus que de ses charmes, subjuguait tous
ceux à qui elle voulait plaire et qu'elle avait ou la
fantaisie ou l'intérêt de persuader. On sait qu'elle eut
tout à la fois une âme passionnée et un esprit ferme,
et qu'elle parut aussi romanesque en amour que politique dans les intérêts de l'État.

Les femmes, dans les mêmes temps, paraissaient
souvent en public et à la tête des factions. Alors elles
joignaient à leur parure les écharpes qui distinguaient
leur parti. On se serait cru transporté dans les pays de
romans, ou au temps de l'ancienne chevalerie. On
voyait dans des salles et sur des places des instruments
de musique mêlés avec des instruments de guerre,
des cuirasses et des violons, et des beautés parmi des
guerriers. Souvent elles visitaient les camps et prési-
daient à des conseils de guerre. Il y eut un régiment
créé sous le nom de *Mademoiselle* ; et Monsieur écrivait à des femmes qui avaient suivi sa fille à Orléans :
*A mesdames les comtesses, maréchales de camp dans
l'armée de ma fille contre Mazarin.* Personne n'ignore
ce que fit cette princesse, qui avait tout le courage
d'esprit qui manquait à son père. On sait qu'à Orléans,

elle escalada presque les murs tandis qu'on délibérait
si on devait la recevoir; et à la porte Saint-Antoine,
pendant que le grand Condé se couvrait de gloire
contre Turenne, qui n'était plus grand que parce
qu'il combattait pour son prince, elle était au milieu
des morts et des blessés, donnant dans Paris tous les
ordres que personne ou ne pouvait ou ne voulait donner, et se faisant obéir par respect de ceux qui pouvaient lui désobéir par devoir.

Voici ce que dit l'auteur des *Mères de famille* des
mœurs des femmes, et de ce que firent pour elles
Fleury et Fénelon à cette époque mémorable : Une
femme soulève le peuple, arme les princes, chasse
Mazarin de Paris; une autre femme fait tirer le canon
de la Bastille contre le roi, qui ne rentre dans son
palais qu'après avoir vu fuir le grand Condé; ainsi
commence le siècle de Louis XIV. Quelques années
s'écoulent, le jeune prince paraît environné de cette
cour brillante dont tous les noms appartiennent à
l'histoire. Au milieu de l'éclat des fêtes et du fracas
de la guerre, le règne des femmes continue. Les plus
grands poëtes, les plus grands capitaines, les plus
grands ministres servent de cortége au grand roi; il
occupe l'Europe de ses victoires et de ses amours, et
l'Europe éblouie proclame son siècle une des quatre
glorieuses époques de l'histoire de l'esprit humain.
C'est alors qu'on entendit tout à coup une voix sup-
pliante qui implorait un peu de pitié en faveur des
femmes, maîtresses, il est vrai, des destinées du pays,
mais dont, au milieu de tant de prodiges, on avait

entièrement oublié l'éducation. Quelle surprise! et quelle misère! C'était un simple ecclésiastique qui s'occupait d'un grand paradoxe, en avançant « que les filles doivent apprendre autre chose que le catéchisme, la couture, chanter, danser, s'habiller, parler civilement et bien faire la révérence. » Et quelle était cette instruction nouvelle qui devait scandaliser le siècle des Sévigné, des Coulanges et des la Fayette? c'était de savoir lire, écrire et compter : d'entendre assez les affaires pour être en état de prendre conseil, et la médecine pour soigner les malades. Voilà ce que le respectable abbé Fleury croyait nécessaire d'ajouter au talent de bien faire la révérence. La poésie, la philosophie, l'histoire, la morale, tout ce qui peut agrandir la pensée, éclairer la conscience, élever l'âme, les femmes ne devaient point y songer, ces choses n'étant pas à leur usage ou pouvant donner matière à leur vanité. Toutefois, en faisant cette triste concession au grand siècle, l'abbé Fleury ajoutait, comme frappé d'une lumière soudaine : « On veut que les femmes ne soient pas capables d'études comme si leur âme était d'une autre espèce que celle des hommes, comme si elles n'avaient pas, aussi bien que nous, une raison à conduire, une volonté à régler, des passions à combattre, ou s'il leur était plus facile qu'à nous de satisfaire à tous ces devoirs sans rien apprendre. »

A cette voix religieuse se joignit bientôt une voix presque divine. Fénelon venait de consacrer les dix premières années de son sacerdoce à l'instruction des nouvelles catholiques. Il avait lu, dans le cœur de ces tendres enfants, tous les secrets d'un autre âge. Il avait appris de leur innocence l'art de diriger les passions, et de leur naïveté l'art de les prévenir. Cette étude charmante, en lui montrant les femmes dans leur caractère natif, lui avait fait sentir le besoin de les fortifier, parce qu'elles sont faibles, et de les éclairer, parce qu'elles sont puissantes. Ainsi fut composé, en présence de la nature, le livre de l'*Éducation des filles*, ce chef-d'œuvre de délicatesse, de grâce et de génie, où la vertu est douce comme la bonté, et dont la doctrine simple et maternelle n'est que l'amour de Jésus-Christ pour les petits enfants. Modèle inimitable, parce qu'il est empreint de l'âme de son auteur, trésor de vérité et de sagesse.

Anne d'Autriche avait porté à la cour de France une partie des mœurs de son pays ; c'était un mélange de coquetterie et de fierté, de sensibilité et de réserve, c'est-à-dire un reste de l'ancienne et brillante galanterie des Maures, jointe à la pompe et à la fierté des Castillans. Alors, danses, romans, comédies, intrigues, tout fut espagnol. Les déguisements, les scènes de nuit, les aventures devinrent à la mode ; seulement la vivacité française substitua les violons au son languissant des guitares. On jouait de grandes passions qu'on n'avait pas ; on se faisait honneur d'afficher publiquement les passions qu'on avait. Un hommage rendu à la beauté était regardé de la part des hommes comme un devoir. Alors les plus petites choses avaient une valeur ; et le don d'un bracelet ou une lettre faisait un événement dans la vie. On parlait aussi sérieusement de galanterie ou d'amour que du gain d'une bataille. On connaît ces vers du duc de la Rochefoucauld à madame de Longueville, sœur du grand Condé :

Pour mériter son cœur, pour plaire à ses beaux yeux,
J'ai fait la guerre aux rois, je l'aurais faite aux dieux.

On vit le duc de Bellegarde, qui s'était déclaré hautement l'amant de la reine en prenant congé d'elle pour aller commander une armée, lui demander pour faveur qu'elle voulût bien toucher la garde de son épée. On vit, pendant la guerre civile, M. de Châtillon, amoureux de mademoiselle de Guerchi, porter, dans une bataille, une de ses jarretières nouée à son bras.

C'est ce caractère, dit Thomas, qui forma l'esprit des premiers romans du siècle de Louis XIV ; romans éternels, parce qu'on croyait que toute passion doit être longue ; sérieux, parce qu'on regardait une passion comme une chose importante dans la vie ; pleins d'aventures, parce qu'on s'imaginait que l'amour devait tourner les têtes ; pleins de conversations, parce qu'on faisait de l'amour une science qui avait ses principes et une méthode ; héroïques surtout, parce qu'il fallait mettre les plus grands hommes aux pieds des femmes, et que le préjugé était alors que l'amour devait consulter l'honneur et s'élever par son objet au lieu de chercher à l'avilir.

C'est cet esprit général, régnant dans l'enfance de Louis XIV, qui lui donna peut-être, avec les femmes, ce caractère tout à la fois grand et sensible par lequel, jeune encore et dans une passion ardente, il voulait placer une de ses sujettes sur le trône, et fut ensuite capable de se vaincre; par lequel il conçut une passion non moins vive pour Henriette d'Angleterre, et sut y mettre un frein; par lequel, toujours roi, quoique amant, il sut, dès sa jeunesse, mettre de la dignité dans ses plaisirs; mais, quoiqu'il couvrît toujours la volupté de la décence, cependant les mœurs des femmes, par une révolution nécessaire, durent s'altérer sous son règne.

Deux nièces de Mazarin, Olympe et Marie Mancini, avaient captivé le cœur de Louis XIV; Olympe était très-belle, blonde, grande, un peu fière; selon un écrivain du temps, toutes les grâces se seraient réunies sur sa bouche, si sa bouche un peu serrée n'eût point été trop petite pour les contenir toutes. Marie n'avait point tous ces avantages; Bussy-Rabutin l'a peinte en peu de mots : laide, grosse, petite, et l'air d'une cabaretière, mais de l'esprit comme un ange, ce qui faisait qu'en l'entendant on oubliait qu'elle était laide et on s'y plaisait volontiers. Marie eut une grande influence sur le roi; elle forma son esprit qu'on avait laissé sans culture; elle l'habitua à lire, à penser, à sentir; elle lui inspira le goût des lettres auxquelles il était resté trop étranger; elle prit un tel empire sur lui qu'elle faillit devenir reine. Pour peu que Mazarin eût préféré l'honneur d'être l'oncle du roi à la gloire d'élever la France au-dessus des autres nations, la chose se serait faite. Mais la politique l'emporta sur l'intérêt dans l'esprit du ministre; il éloigna sa nièce, qui dit à son amant : « Vous êtes roi, vous pleurez, et je pars; » et il demanda pour lui la main de l'infante Marie-Thérèse, dont le mariage acheva de pacifier l'Europe.

Mais ce mariage politique ne changea rien aux habitudes du jeune roi, et ne le fixa point. Son goût pour la galanterie ne fit que s'accroître; non content de s'aventurer au milieu des filles d'honneur de sa femme, il osa s'attaquer à sa belle-sœur, Henriette d'Angleterre, petite-fille de Henri IV. Henriette n'avait reçu ni de la nature, ni de l'éducation, ce qu'il fallait pour résister à l'influence d'une cour galante. Elle accueillit l'amour du roi; mais comment soustraire aux yeux de la cour et de la reine mère, qui avait de bonnes raisons pour tout soupçonner, cette intrigue, dont tant de motifs aggravaient la faute? Il fut convenu entre les deux amants que, pour expliquer ses assiduités auprès de sa belle-sœur, le roi feindrait de s'attacher à l'une des filles d'honneur de cette princesse.

Cependant, un soir assez tard, Louis XIV parcourait avec Beringhen, son premier écuyer, le parc de Fontainebleau; il avait vu quatre filles de Madame se diriger vers un bosquet; il les suivit et se cacha derrière un arbre, d'où, s'il ne voyait pas les jeunes personnes, il pouvait au moins entendre leur conversation. Elles se récriaient sur la magnificence du ballet qu'elles venaient de voir et partageaient leur admiration aux seigneurs qui avaient dansé; l'une préférait le marquis d'Alincourt, l'autre M. d'Armagnac, celle-ci

M. de Guiche; on parla de tout le monde, excepté
du roi. Il y avait une de ces quatre demoiselles qui
n'avait rien dit et qui rêvait à l'écart. On la pressa
de donner son avis : « Hélas ! dit-elle en laissant échapper un soupir, est-il possible qu'on puisse voir ces
hommes quand ils sont auprès du roi?.... Il faut donc,
s'écrièrent ses compagnes, être roi pour vous plaire !
Non, répondit-elle, la couronne n'ajoute rien aux
charmes de sa personne; elle en diminue même le
danger : il serait trop redoutable s'il n'était pas roi! »
Louis ne se fit pas voir; mais toute la nuit il entendit
le son de cette voix qui l'avait préféré à tous les
hommes. Le lendemain, il courut chez Madame. Il
aperçut parmi ses filles une physionomie noble,
douce, si intéressante, qu'il souhaita lui devoir ce
qu'il avait entendu la nuit précédente. Avec quelle
joie il reconnut la voix qui avait éveillé au fond de
son cœur un sentiment jusqu'alors inconnu. Cette
demoiselle s'appelait Louise de la Vallière; elle était
née en Touraine, le 6 août 1644. Ce fut elle que le
roi choisit pour couvrir la cour qu'il faisait à sa belle-
sœur.

Mademoiselle de la Vallière n'était pas de ces beautés toutes parfaites qu'on peut admirer sans les aimer :
elle avait le teint beau, les cheveux blonds, le sourire
agréable, les yeux bleus, le regard si tendre et en même
temps si modeste qu'il gagnait le cœur et l'estime au
même moment. Ces qualités étaient mêlées de défauts
qui ajoutaient quelque chose de piquant à ses grâces;
elle était d'une taille médiocre, elle boitait. Elle avait

l'esprit solide, orné et vif ; mais il paraît qu'elle ne se mettait pas en peine de ces ingénieux détours de la pensée, et de ces raffinements de vue et d'ambition qui étaient alors en grande mode ; elle était sincère, fidèle, éloignée de toute coquetterie, et plus capable que personne d'un grand attachement. Elle était plus attentive à songer à ce qu'elle aimait qu'à lui plaire, toute renfermée en elle-même et dans sa passion qui a été la seule de sa vie.

« Je trouvais, dit la princesse Charlotte de Bavière, les yeux de madame de la Vallière incomparablement plus beaux que ceux de madame de Montespan. La première avait tant de douceur, tant de sensibilité dans le regard qu'il ne m'est pas possible de l'exprimer.

« Mademoiselle de la Vallière avait la bouche grande ; mais ses lèvres étaient vermeilles, son teint était beau, ses cheveux blonds. »

Telle était la femme qui occupa la pensée de Louis XIV aux meilleures années de sa vie ; c'était pour elle qu'il voulait orner Versailles ; c'était elle qui était l'âme de tous les enchantements qu'il prodiguait dans ce palais féerique qui commençait à sortir de terre. Mais, comme toutes les magiciennes, elle demeurait invisible. Louis XIV eût bien voulu déclarer l'amour qu'il avait pour elle ; mais il en était encore à forcer le sien à se livrer. Près de succomber, et préférant l'honneur à cette passion, qui était pourtant si profonde et si ardente en son cœur, la Vallière quitta la cour et alla s'enfermer dans un couvent à Chaillot. Louis ne tarda pas à l'y suivre. Il arrive, demande la

Vallière, et lui dit : « Vous avez bien peu de soin de ceux qui vous aiment? » La Vallière ne répond que par ses larmes; le roi l'arrache malgré elle de cette retraite, la ramène en triomphe, et prie Madame, en la lui présentant, de la considérer à l'avenir comme une fille qui lui était plus chère que la vie. « Oui, lui répond Henriette avec l'ironie que la jalousie lui inspirait, je la traiterai comme une fille à vous. » Vaincue enfin, la Vallière refuse encore de couvrir sa faiblesse des titres éclatants par lesquels Louis XIV veut rendre son amour public; tandis que les rivales vont en foule au-devant de cette honte officielle, elle cache de plus en plus son bonheur traversé par les remords. Elle met toujours l'honneur avant toutes choses, et s'expose à mourir plutôt que de laisser soupçonner sa fragilité.

Pour ôter tout soupçon à la reine devant laquelle elle ne paraissait jamais sans trouble et sans émotion, elle avait pris un appartement par lequel il fallait que cette princesse passât pour aller à la messe. Le 2 octobre 1666, à minuit, la Vallière avait mis au monde son premier enfant que le roi avait reçu dans ses bras; midi approche, la reine va passer pour se rendre à la chapelle. Que faire? la Vallière fait garnir son appartement de tubéreuses, de fleurs d'oranger et d'autres odeurs mortelles pour les femmes en couche, et n'est point encore contente de ce terrible expédient. La reine entre; on lui apprend que la Vallière a été toute la nuit tourmentée d'une violente colique; elle s'approche du lit, couverte d'une jupe parfumée de peaux d'Espagne, elle s'y arrête et entretient la malade de son état. Le bruit se répand à la cour que la favorite est accouchée, et c'est la reine elle-même qui le détruit en contant ce qu'elle a vu. Le lendemain la Vallière se lève, s'habille, et reçoit la reine lorsqu'elle va à la messe et lorsqu'elle en sort.

Louis XIV emprunta à l'amour de mademoiselle de la Vallière une exaltation chevaleresque qu'il n'avait point encore montrée, et un élan de grandeur qu'il ne poussa jamais plus loin. Il fit pour elle, à Paris, dans la cour des Tuileries, un carrousel magnifique qui dura plusieurs jours. Mais c'est à Versailles qu'il donna les plus beaux divertissements dont son règne ait laissé le souvenir. La Vallière en était encore l'objet secret; Anne d'Autriche, Marie-Thérèse et Henriette s'attribuaient l'honneur de ces fêtes qui s'adressaient à une jeune fille que l'amour avait élevée au-dessus d'elles. On peut dire que mademoiselle de la Vallière présida à l'époque la plus brillante du règne de Louis XIV. Mais l'esprit de ce monarque tourna bientôt vers d'autres pentes, vers des grandeurs moins élevées, vers de moins nobles amours. La naissance du comte de Vermandois avait détruit les charmes de la Vallière. Sa figure était couverte d'une grande pâleur, et la tristesse, qui avait toujours été au fond de son cœur, avait presque entièrement fait disparaître son enjouement. Le roi, dans le haut de ses triomphes, avait besoin de sensations plus vives; il rencontra bientôt dans une femme plus éclatante des émotions au niveau de sa fortune. La Vallière contribua elle-

même, sans s'en douter, à donner au roi une nouvelle
maîtresse, et c'est parmi ses amies que sa rivale se dé-
clara. Elle supporta avec une grande douceur, d'abord
les tiédeurs et les inconstances du roi, ensuite ses du-
retés, car Louis XIV montra à celle qu'il avait tant
aimée cette froide cruauté dont on trouve d'autres
exemples dans sa vie. Il avait un petit chien épagneul
que l'on nommait Malice, et, comme il fallait qu'il
passât par l'appartement de la duchesse de la Vallière
pour aller dans celui de madame de Montespan, il
prit un jour ce chien et le jeta à l'ancienne favorite,
en lui disant : « Tenez, madame, voilà votre compagnie; c'est assez ! » Et sans rien ajouter, il entra chez
madame de Montespan qui l'attendait.

Mademoiselle de la Vallière était si attachée au roi
qu'elle s'obstina pendant quelque temps à demeurer
à la cour, où madame de Montespan était installée.
Depuis 1669 que madame de Montespan devint la
maîtresse du roi, jusqu'en avril 1674, la Vallière eut
le courage de vivre avec elle. Madame de Montespan,
cette impérieuse rivale, affectait de se faire embellir
par elle, et disait au roi qu'elle ne pouvait être contente de son ajustement si madame de la Vallière n'y
avait mis la dernière main.

Après avoir adressé à son royal amant de tendres
plaintes, mademoiselle de la Vallière lui envoya ce
sonnet :

Tout se détruit, tout passe, et le cœur le plus tendre
Ne peut d'un même objet se contenter toujours ;

Le passé n'a point vu d'éternelles amours,
Et les siècles futurs n'en doivent point attendre.

La constance a des lois qu'on ne veut point entendre.
Des destins d'un grand roi rien n'arrête le cours :
Ce qui plaît aujourd'hui déplaît en peu de jours ;
Son inégalité ne saurait se comprendre.

Tous ces défauts, grand roi, font tort à vos vertus ;
Vous m'aimiez autrefois, et vous ne m'aimez plus.
Ah ! que mes sentiments sont différents des vôtres !
Amour, à qui je dois et mon mal et mon bien,

Que ne lui donnez-vous un cœur comme le mien,
Ou que n'avez-vous fait le mien comme les autres !

Louis XIV loua le sonnet, mais il se borna à des assurances d'estime. Mademoiselle de la Vallière prit la ferme résolution de quitter la cour et de fuir le monde.

Lauzun voulut l'épouser, le duc de Longueville lui offrit son amour, elle les refusa tous deux ; en 1674, elle se retira une seconde fois à Chaillot d'où Colbert l'alla retirer par l'ordre du roi. Elle revint à la cour et y endura encore pendant deux ans le martyre que sa rivale et sa conscience lui faisaient souffrir. Enfin, sans que rien pût changer sa résolution, elle se retira aux Carmélites et y fit profession. La cour assista à cette cérémonie ; ce fut la reine elle-même qui donna le voile, et Bossuet se fit entendre. Sous le nom de sœur Louise de la Miséricorde, elle passa trente-six ans au cloître dans les exercices de la pénitence la plus sévère. Elle mourut le 6 juin 1710, âgée de soixante-cinq ans. Elle avait eu deux enfants du roi, mademoiselle de Blois, qui fut mariée au prince de Conti, et le comte de Vermandois, amiral de France, tué en Flandre à l'âge de seize ans. Lorsque Bossuet annonça à la Vallière la mort de son fils, elle s'écria : « Pourquoi faut-il que j'aie à pleurer sa mort avant d'avoir achevé de pleurer sa naissance ! »

Louis XIV, profitant de l'ouvrage de Richelieu, dit la comtesse de Rémusat, fixa irrévocablement les grands autour de lui, et devint le centre de toutes les importances et de toutes les renommées. Peu à peu on vit naître ce code tout conventionnel, qui devait régler les relations d'un monde particulier, distingué depuis en France sous le titre de la bonne compagnie. Il appartenait aux femmes d'en déterminer les articles, car il excluait la force pour y substituer la finesse et la grâce; pour elles et par elles fut alors créé le plaisir de la conversation, qui, depuis, est devenu l'un des premiers besoins des Français.

On sait que, sous le règne de Louis XIV, où la nation prit un élan extraordinaire, l'amabilité des femmes fut portée aussi loin que le talent des hommes, et que les deux sexes, en développant, l'un tous les moyens de plaire, l'autre toutes les ressources du génie, concoururent également à faire de ce beau siècle une des époques les plus brillantes de nos annales. Sans doute elles ne furent pas toujours irréprochables; mais l'exemple du souverain, qui mettait de la dignité jusque dans ses amours, le ton de sa cour noble et réservé, quoique voluptueux, celui de la bonne compagnie, qui se faisait un devoir de l'imiter, le frein d'un culte ennemi des passions, les principes d'une éducation soignée, tout invitait les femmes à couvrir leurs fautes de cette décence qui est presque la vertu. C'était des faiblesses, mais sans emportement ; c'était des erreurs, mais sans scandale ; et le sage ne pouvait en être blessé puisqu'il n'y voyait que l'empire d'un sentiment avoué par la nature, et qui, dans son abandon même, lorsque les droits de la pudeur y sont ménagés, donne un nouveau prix à la sensibilité et ajoute encore aux grâces.

Tandis que les plaisirs et les fêtes dissipaient la jeunesse de Louis XIV, avec une génération nouvelle, les précieuses surannées et la vieille cour d'Anne d'Autriche croyaient expier par une pénitence outrée les erreurs d'une vie trop mondaine. Madame de Longueville se retirait à Port-Royal, où étaient élevées la plupart des demoiselles de condition qui rapportaient de là le jansénisme dans leurs familles. Les particuliers vivaient encore séparés par les distinctions sociales et l'orgueil de la naissance. L'habitude de la représentation contenait chacun dans les bornes du respect ; et en se familiarisant moins, on s'estimait mutuellement davantage ; les vieilles idées de l'honneur, de la vertu, retentissaient encore avec force dans les cœurs par suite des longues querelles de religion.

Jusqu'alors les vices de la cour n'avaient guère été ceux de la nation. Le luxe, qui seul rapproche la grandeur de la richesse, vice de quelques particuliers, n'était pas la maladie générale. Les uns n'avaient pas

encore besoin de trafiquer de leurs noms; les autres
ne pensaient pas encore à en acheter un. Comme
on s'occupait plus de ses devoirs, il y avait moins de
temps à perdre, aussi moins de société. Les mœurs de
tout ce qui n'était pas la cour étaient donc plus sauvages; et cette espèce de grossièreté antique était une
barrière de plus parce qu'elle était un ridicule. Le
contraste des manières marquait où l'orgueil devait
s'arrêter pour ne pas se confondre.

Entre la capitale et les provinces, il n'y avait guère
moins de barrières qu'entre les états. Moins de grands
chemins, de sûreté, de voitures, et surtout moins de
luxe et de besoins, et, par conséquent, moins de cette
activité antique qui fait qu'on se déplace et qu'on va
chercher dans la capitale de l'or, de la servitude et des
vices, retenant chacun dans le toit de ses pères, contribueront à prolonger les mœurs de la nation.

Mais sous Louis XIV, tout changea; les gens de la
cour n'ayant plus que des titres sans pouvoir et réduits
à une grandeur de représentation, au lieu d'une grandeur réelle, refluèrent davantage vers la société et
vers la ville. L'inégalité des fortunes s'augmenta par
l'inégalité des impôts. On mit plus de prix aux richesses, les grands eurent plus de besoins, les riches plus
de faste; les pauvres, corrompus par leurs désirs,
moins de mœurs; tout se rapprocha. La magnificence
et le luxe du prince fortifièrent encore ces idées. On
s'endetta par devoir, et on se ruina par orgueil. On
ménagea bientôt ceux qu'on méprisait. Pour conserver
ses titres, il fallait les partager. L'or enlevé aux pau-

vres devint le médiateur entre les riches et les grands.
Tout ce qui allait à Versailles en prit les mœurs. La
société plus polie fit disparaître la différence des tons.
La rouille des vieux usages s'effaça. Tous les ordres
se mêlèrent. On accourut des provinces; la misère
des campagnes, le luxe des villes, l'ambition, le commerce, la réputation du prince, les conquêtes, les fêtes
romanesques de la cour, les plaisirs même de l'esprit,
tout attira dans la capitale; on y vint en foule quitter
ses préjugés, rougir de ses mœurs, et surtout à la fois
se polir, s'enrichir et se corrompre.

« Louis XIV, beau de gloire, de puissance et d'enthousiasme, dit un auteur, appela tous les talents,
tous les arts à sa brillante cour, et s'embellit encore
de leur aimable prestige; mais à cette cour éclatante
d'opulence, de grandeur et de volupté, les mœurs
perdirent en proportion de ce que gagna le luxe.
Bientôt il s'étendit aux provinces, et la ville, à l'envi
de la cour, abdiquant ses mœurs gauloises, modela son
ton sur celui du prince. Le gentilhomme trouva trop
bourgeois d'adorer sa femme, et le bourgeois, à son
tour, se fût cru campagnard, s'il eût continué d'aimer
la sienne. A l'exemple du citadin, l'homme des champs
dédaigna ses devoirs domestiques; les besoins crurent
avec les dépenses, les dépenses avec les désirs, et le
champ de l'intrigue s'agrandissant avec la nécessité de
trouver des ressources, l'on vit naître l'appauvrissant
système de l'enrichisseur Law, si funestement renouvelé de nos jours. Henri, le bon Henri avait reproché
à ses courtisans de province de quitter leurs antiques

manoirs pour venir étaler à sa cour leurs moulins et
hautes futaies sur leur dos; dans le siècle de féerie
de Louis XIV, on vit des malheureux se traîner derrière les voitures qu'ils remplissaient naguère, et des
financiers, nés d'hier, laver leurs mains dans les eaux
du Pactole, et se défaire de leur or avec plus d'empres-
sement encore et d'avidité qu'ils n'en avaient mis à
le gagner, afin de se réveiller décorés d'armoiries.
Alors aussi les femmes, dominatrices de l'empire des
modes, inventèrent ces brillants colifichets que Mercure, une poupée à la main, s'empressait d'annoncer aux
quatre parties du monde et que le commerce s'honorait
d'exporter comme marchandise de première nécessité.»

« L'histoire rapporte que du temps de Colbert les
folies et les frivolités du luxe français coûtaient à
l'Angleterre cinq à six cent mille livres sterling par
an, c'est-à-dire plus de onze millions de notre monnaie
actuelle, et aux autres nations à proportion. Qu'on
juge de la consommation de tels objets, chez un peuple
qui en était aussi avide, par la quantité de celle que
les peuples voisins en absorbaient. Jamais aussi les
mœurs ne furent plus dépravées qu'à la suite de ce
règne rayonnant de gloire, mais désastreux pour les
Français, et qui a préparé l'indigence royale de 1790.
Pour les peindre d'un seul trait, il suffira de dire que
la fin de ce règne vit naître celui du régent, le seul
peut-être auquel on ne puisse en comparer aucun, et
qui réunit à la fois, aux cruautés près, et les goûts
de Lesbos, et les infamies de Sybaris, et les prodiga-
lités de Lucullus, et les horreurs de Caprée.»

« Dès la mort de Louis XIII, dit la comtesse de Rémusat, Anne d'Autriche environna le berceau de son fils d'un essaim de jeunes femmes dont la présence continuelle devait préserver ses penchants de la triste austérité du roi défunt. Les plaisirs qui résultèrent de cette réunion jeune et brillante rappelèrent auprès du trône une grande partie de cette noblesse, désormais sans indépendance et sans pouvoir, et ce fut alors que commença la vie de société. »

Il est trop aisé de voir l'influence que tous ces changements et ce mélange universel durent avoir sur les femmes. La galanterie devint une mode, et l'aisance des mœurs une grâce. Tout imita la cour ; et, d'un bout du royaume à l'autre, les vices circulèrent avec les agréments.

Une autre révolution accompagna celle des mœurs. Dans un pays où naissait le goût de la société et des lettres, le goût de l'esprit dut gagner les femmes ; mais comme le goût ne se forme que lentement, que le naturel et la grâce tiennent à un instinct délicat qui sent quelquefois le vrai sans pouvoir le définir ; comme on est porté à croire que ce qui coûte doit être admiré, et que pour être mieux il ne faut ressembler à personne ; comme ce qui est faux paraît quelquefois brillant parce qu'il présente une face nouvelle, et cache une partie de l'objet pour faire sortir le reste ; comme enfin tout ce qui est mode s'exagère, on dut prendre d'abord le bel esprit pour l'esprit. Les femmes qui aspirèrent à se distinguer créèrent des expressions qu'on admirait beaucoup parce qu'on les entendait peu. On mit des mots singuliers à la place des idées qu'on n'avait pas; et, pour n'être pas commun, on devint ridicule. Tout contribua à ce délire : les livres italiens et espagnols, qui étaient alors très à la mode, les livres de Voiture, les romans de mademoiselle Scudéri, les conversations de l'hôtel de Rambouillet; enfin la société et le nom imposant de madame de Longueville, qui, après avoir été dans la Fronde à la tête des factions, vieille et sans amants comme sans cabale, se distinguait à faire de la métaphysique sur l'amour et des dissertations sur l'esprit, et à préférer naïvement Voiture à Corneille.

Quelques femmes ensuite se livrèrent aux lettres, et quelques-unes cultivèrent les sciences; mais ce fut bien loin d'être l'esprit général. Dans le siècle le plus éclairé, on ne pardonna point aux femmes de s'instruire. Le goût des lettres fut regardé comme une sorte de mésalliance pour les grands et un pédantisme pour les femmes; quelques femmes bravèrent ce préjugé, mais on leur en fit un crime. Comme ce qui est bien a son excès, et qu'un bon mot ne peut manquer d'être une raison, en associant ce qui est ridicule à ce qui est utile, on vint aisément à bout de décrier les connaissances dans les femmes.

« C'est à cette époque, dit madame de Genlis, que madame la marquise du Deffant fut presque la seule femme philosophe de ce temps sans pédantisme et sans prétention, la seule qui n'eut ni le projet de dominer, ni le désir de briller et de se faire des admirateurs; la seule enfin qui n'ait point eu l'absurde intolérance de

l'impiété; mais avec trop de justesse dans l'esprit pour
s'attacher fortement à des erreurs, elle vivait dans
l'incertitude la plus pénible. Sans la religion, la vieillesse n'a plus d'avenir, ou du moins si elle en admet
un, elle ne peut y jeter les yeux sans effroi; aussi fit-
elle, sur la fin de sa vie, des vers qui se terminent
ainsi :

« Quelques plaisirs dans la jeunesse,
Des soins dans la maternité,
Tous les malheurs dans la vieillesse,
Puis la peur de l'éternité. »

On peut donc dire que, sous Louis XIV, les femmes
furent presque réduites à se cacher pour s'instruire,
et à rougir de leurs connaissances, comme dans ces
siècles grossiers. Quelques-unes, cependant, osèrent
se dérober à l'ignorance dont on leur faisait un devoir; mais la plupart cachèrent cette hardiesse sous le
secret, ou, si on les soupçonna, elles prirent si bien
leurs mesures qu'on ne put les convaincre; elles
n'avaient que l'amitié pour confidente ou pour complice. Il y eut chez les femmes un autre genre d'esprit
à la mode alors, et surtout à la cour : c'est cet esprit
aimable, et qui n'a que des grâces légères, qui
n'est point gâté par les connaissances, ou y tient
si peu qu'on lui pardonne; qui écrit très-agréa-
blement des bagatelles, et peut se compromettre
jusqu'à écrire quelquefois de jolis vers; qui, dans la
conversation, charme toujours sans paraître y prétendre, plaît à tout le monde, n'humilie personne,
et, alors même qu'il est le plus brillant, l'est de ma-

nière qu'on l'excuse, et qu'on voit bien qu'il n'y a pas
de sa faute. Tel fut, comme on sait, l'esprit des la
Fayette, qui disait avec tant de grâce en parlant du duc
de la Rochefoucault, son intime ami : « Il m'a donné
de l'esprit, mais j'ai réformé son cœur; » des Ninon,
des Marion de Lorme, dont le comte Hamilton disait :
« C'était la créature de France qui avait le plus de
charmes; et quoiqu'elle eût de l'esprit comme les
anges, elle était capricieuse comme un diable; » des
la Suze, des la Sablière, des Sévigné, qui est la seule
personne de son sexe d'une grande célébrité qui n'ait
dû la gloire qu'aux qualités les plus aimables et aux
vertus les plus touchantes qui puissent caractériser
une femme; on peut dire que jamais on n'a eu avec
autant de goût plus de tons différents, une imagination plus brillante, des idées plus justes et une sensibilité plus profonde; des Thianges, des Montespan,
de la duchesse de Bouillon et de la belle Hortense
Mancini, sa sœur; enfin, de madame de Maintenon,
lorsque, jeune encore, elle faisait le charme de Paris
avant qu'elle habitât la cour et fût condamnée à la
fortune et à l'ennui.

Bientôt l'alliance de la majesté avec la fleur de la
plus exquise galanterie, les sentiments délicats de
l'amour rehaussés par l'éclat du trône, porteront la
politesse française à la cour de Louis le Grand au plus
haut degré de splendeur qu'elle ait encore pu atteindre
sous le ciel. Ce n'était plus par l'autorité du bel esprit,
mais par les seules grâces naturelles à leur sexe que
les femmes régnaient avec un souverain empire. Plus

elles étaient honorées, plus elles voulaient mériter de l'être jusque dans les conditions les moins honnêtes. Ninon de Lenclos inspirait au grand Condé les mêmes préceptes de goût et de délicatesse qu'avait autrefois donnés, dans Athènes, Aspasie à Socrate. Si les mœurs publiques étaient déjà corrompues, les mœurs domestiques conservaient de l'austérité, et la sainteté des mariages n'était pas encore profanée. A nulle autre époque on ne retint davantage la dignité des bienséances, ou du moins la timidité de la pudeur, lors même que la vertu était perdue. La tendre la Vallière, et tant d'autres amantes abusées, ensevelissaient dans les cloîtres leurs chagrins et leurs amours. Les romans, peinture souvent fidèle de la société, étaient revenus, sous la plume de madame de la Fayette, à l'expression tendre et naïve de l'amour; des hommes aimables avaient remplacé les héros, et une douce sensibilité les merveilleuses aventures. Sous la monarchie affermie et tranquille, une semblable révolution s'opérait au théâtre. L'amour et les passions qui l'accompagnent, l'intérêt ou la pitié furent substitués aux affections tragiques telles que le fanatisme de la patrie ou de la religion, la vengeance, les factions ou les conspirations de l'État. Nulle part l'amour n'a été dépeint sous des traits si vifs et si délicats qu'en France, parce que les femmes y ont tenu toujours un rang plus honorable que partout ailleurs. Les obligations d'une galante politesse et les égards qu'elle exige, cette fleur d'aménité, dont le cœur de nos rois a sans cesse présenté le modèle, un air de chevalerie et de valeur

guerrière qui ne messied point devant les femmes,
tout contribua, sous Louis XIV, à rendre parfaites
les peintures que Racine sut faire de la veuve d'Hector
et de Pyrrhus, d'Iphigénie et d'Achille, d'Athalie et
de Bajazet, de Junie et de Britannicus, d'Hippolyte
et de Phèdre.

L'élévation de madame de Maintenon près du trône
fut une époque de dévotion et de retraite, compagnes
ordinaires de la vieillesse et du malheur. Louis XIV
commençait, ainsi que son siècle, à ressentir leurs
funestes atteintes. De magnifiques palais s'élevaient
encore à Versailles, à Marly, mais les peuples étaient
accablés, les finances épuisées, les armées ne mar-
chaient plus à la victoire. La fatale révocation de l'édit
de Nantes, en 1685, exilait de la France, avec la liberté des consciences, d'industrieux habitants, et sus-
citait de cruelles persécutions religieuses. Les grands
génies qui avaient illustré ce règne disparaissaient et
n'étaient pas remplacés. Une domination longue et
pesante abâtardissait les âmes, ne formait que des
hommes accoutumés à une obéissance passive, que
des courtisans perfectionnés dans le commerce du
monde et dans tous les raffinements de la politesse.
Ces grands talents, auxquels les agitations civiles inspiraient tant d'énergie, d'élévation et d'habileté et d'expérience des affaires, une si haute capacité, ne se dé-
veloppaient plus. La vie sérieuse et soucieuse du prince
mettait de la contrainte dans la société, et sa vraie
piété ne faisait naître, dans une cour née galante,
qu'une hypocrite affectation de la religion qui décré-

ditait la probité même. Les vices, en se cachant, fomentaient cette dissolution secrète et ce mépris de toutes les vertus qui devaient éclater dans le siècle suivant.

Quoique le retour à la dévotion eût prêté une nouvelle chaleur aux disputes théologiques, ce n'était pas l'austérité janséniste que madame de Maintenon avait apportée à la cour. C'était cette piété tendre que les femmes savent si bien exprimer et sentir, parce qu'elles y mettent de l'amour. La molle béatitude du quiétisme, et surtout les illusions ascétiques de madame Guyon, gagnaient les cœurs faibles et sensibles, se glissaient dans le troupeau dévot de Saint-Cyr, et séduisaient Fénelon même. C'était un penchant romanesque à la mysticité qui détachait l'âme des biens terrestres, la comblait des délices de l'amour divin, lui inspirait le langage le plus touchant et le plus affectueux.

Ainsi se termina ce siècle illustré par tant de splendeur, qui fit retentir par toute la terre la gloire du nom français, qui, frappé vers sa fin de tant de désastres, parut grand et vénérable dans ses ruines mêmes, qui laissera des traces éternelles de son génie et de profonds souvenirs chez nos derniers neveux. Il semble que la nature se soit plu à susciter en cet âge une foule d'hommes extraordinaires dans tous les genres, et à placer sur le trône un prince qui sut les employer dignement. Les femmes elles-mêmes, objets de tant d'hommages, éprises de la belle gloire, inspiraient aux hommes des conseils magnanimes. Madame

de Montespan proposait Montausier et Bossuet pour
l'éducation du Dauphin, et Racine avec Despréaux
pour historiographes du roi, madame de Maintenon
faisait établir Saint-Cyr, et honorait encore Fénelon
dans sa disgrâce. C'est que dans ce siècle on respecta
l'homme ; on plaça le noble caractère devant les talents,
et l'honneur devant le savoir. La vertu, la patrie parurent toujours sacrées, on ne regarda point la faveur
comme le premier mérite, et l'on osa mettre quelque
chose au-dessus de la fortune, au-dessus des grandeurs
elles-mêmes.

Le résultat des mœurs et du caractère général des
femmes sous Louis XIV fut donc la volupté unie à la
décence, de l'activité tournée vers les intrigues ; peu de
connaissances, beaucoup d'agréments ; une politesse
fine, un reste d'empire sur les hommes, le respect
pour toutes les idées religieuses qui se mêlait à cette
coquetterie de mœurs, et toujours le remords à côté
ou à la suite de l'amour.

Madame de Genlis nous dit que madame de Sévigné, qui connaissait des traits de noirceur et de méchanceté de Ninon, et qui devaient ajouter aux
craintes que lui causait la dépravation de ses principes et de ses mœurs, écrivait à sa fille : « Qu'elle
est dangereuse cette Ninon ! si vous saviez comme
elle dogmatise sur la religion, elle vous ferait hor-
reur. » Ninon, que Saint-Évremont caractérise dans ce
quatrain :

> L'indulgente et sage nature
> A formé l'âme de Ninon

De la volupté d'Épicure
Et de la vertu de Caton.

Ninon, après avoir parlé du genre de vie qu'elle a toujours mené, dit qu'elle n'a jamais été heureuse, et elle ajoute : « Qui m'aurait proposé une telle vie, je me serais pendue : » voilà un excellent trait de morale! Si le vice avait souvent cette ingénuité, il instruirait mieux que les exhortations de la vertu.

Ninon a fait une jolie parodie de quatre vers faits contre elle. Le grand prieur de Vendôme, irrité de la préférence qu'elle accordait à un autre amant, laissa sur sa toilette ces vers :

> Indigne de mes feux, indigne de mes larmes,
> Je renonce sans peine à tes faibles appas ;
> Mon amour te prêtait des charmes,
> Ingrate, que tu n'avais pas.

Ninon répondit ainsi :

> Insensible à tes feux, insensible à tes larmes,
> Je te vis renoncer à mes faibles appas ;
> Mais si l'amour prête des charmes,
> Pourquoi n'en empruntais-tu pas?

Ninon, par son esprit, sa dépravation et ses liaisons, eut la plus funeste influence sur les mœurs. Ce fut chez elle que Voltaire reçut ses premiers principes, ce fut chez elle que se forma cette secte d'épicuriens dont les dogmes effrayèrent plus d'une fois Louis XIV, portèrent enfin la corruption dans la cour du régent, et firent ensuite la base de la philosophie du XVIIIe siècle. Ainsi, par un enchaînement fort naturel, une

courtisane fut le premier chef d'une prétendue philosophie qui ne tendait qu'à détruire les mœurs, la
religion et toutes les autorités légitimes.

Sous la régence de Philippe d'Orléans, il se fit une
révolution dans les mœurs, consommée sous Louis XV,
et dont le contre-coup a retenti jusqu'à nous. Les
dernières années de Louis XIV avaient répandu à la
cour et sur une partie de la nation je ne sais quoi de
plus sérieux et de plus triste. Dans le fond, les penchants étaient les mêmes; mais ils étaient plus réprimés.
Une nouvelle cour et de nouvelles idées changèrent
tout. Une volupté plus hardie devint à la mode. On mit
de l'audace et de l'impétuosité dans ses désirs et l'on
déchira une partie du voile qui couvrait la galanterie.
La décence qui avait été respectée comme un devoir
ne fut pas même gardée comme un plaisir. On se dispensa réciproquement de la honte. La légèreté se joignit à l'excès; et il se forma une corruption tout à la
fois profonde et triviale, qui, pour ne rougir de rien,
prit le parti de rire de tout.

Depuis plus de six siècles, la galanterie faisait le
caractère de la nation, mais l'esprit de chevalerie toujours mêlé à ce sentiment, cet esprit inséparable de
l'honneur, faisait du moins que la galanterie ressemblait à l'amour et que le vice avait toute la vertu dont
le vice est susceptible. Mais quand il resta peu de traces de cet honneur antique, la galanterie même y perdit; elle devint un sentiment vil, qui supposa toutes
les faiblesses, ou les fit naître.

Dans le même temps, et par cette pente générale

qui entraîne tout, le goût de la société des femmes augmenta. La séduction, plus aimée, offrit partout des espérances; les hommes vécurent moins ensemble; les femmes, moins timides, s'accoutumèrent à secouer une contrainte qui les honore. Les deux sexes se dénaturèrent; l'un mit trop de prix aux agréments, l'autre à l'indépendance.

Voici comment un auteur peint cette révolution des mœurs : « La sévère domination de Louis XIV et la piété outrée d'une ancienne cour avaient plutôt masqué que corrigé les vices. Comme l'écolier qui s'échappe de la férule du maître se livre aux transports d'une joie effrénée, de même la nation se crut d'abord affranchie de la contrainte sous la régence. Un penchant naturel à l'indépendance faisait trouver dans la licence, dans l'impiété de nouveaux assaisonnements aux plaisirs. On affecta, pour les rendre plus piquants, d'y braver les lois et les plus augustes cérémonies de la religion. Le régent lui-même, fanfaron de vices, selon le mot de Louis XIV, n'aimait ceux-ci qu'avec le scandale, et son esprit les rendait aimables. Dissiper avec profusion les finances de l'État, se livrer, avec les roués et les courtisanes, aux débauches les plus obscènes, à la crapule la plus honteuse, était encore un moindre mal que ruiner tous les sentiments d'honneur, afficher le mépris de la probité et de la vertu, ébranler, par la dérision des lois, les bases de l'ordre social, s'entourer des hommes les plus vils et d'odieux ministres. Car, dès que le trône n'eut plus d'autorité par sa propre majesté, il fallut gouverner par la force

ou par des coup d'État. Dès que la noblesse et la gloire
parurent des chimères, l'argent devint le premier
mobile; lorsqu'on perdit la confiance d'une rémuné-
ration future, l'on se dispensa des sacrifices qu'impose
le devoir. La religion, dès lors, ne parut qu'une in-
vention politique pour contenir les peuples. On fit,
comme les épicuriens, son paradis de la terre; on ne
songea qu'à s'enrichir par tous les moyens pour se
procurer tous les genres de délices; on oublia la postérité pour jouir de la vie présente, on vécut pour soi
seul. Les caractères, jadis tendus aux grandes choses,
se relâchèrent, s'affaiblirent; un vil égoïsme, ramas-
sant toutes les idées autour de lui-même, rétrécit les
génies, rompit les liens d'amitié, de parenté entre les
hommes; l'amour de la famille, de la patrie s'éteignit.
Au milieu de la vie domestique, il s'établit une mix-
tion générale des individus et des sexes. Dans une société si dissipée, les femmes négligèrent les plus saints
des devoirs d'épouses et de mères : ce commerce
continuel effaça le respect social, bannit la gêne des
bienséances pour y substituer la licence des manières,
et cette familiarité, avant-coureur du mépris et de la
dépravation.

« Ne bornant point son influence à son propre
tourbillon, cet astre impur exerçait sur tous les ordres son pouvoir d'attraction et ses malignes influences. On vit alors, chose inouïe! presque érigés en titre
d'office, de bas valets rougis de la pourpre romaine,
appelés messeigneurs, et, se qualifiant d'amis du prince,
s'occuper exclusivement de recherches pour ses plai-

sirs, et immoler, au milieu des familles éplorées, les victimes les plus pures à son insatiable convoitise. Alors naquit la société des roués, expression aussi affreuse dans sa véritable étymologie que dans son application moderne : alors aussi nulle famille, noble, plébéienne, indigente même, ne fut à l'abri de la débauche inquisitoriale. Les parents tremblaient en voyant se développer, dans le sein de leur obscure retraite, une jeune beauté, l'espoir secret de leurs vieux ans; et la rose, en effet, avant même d'être épanouie, était bientôt moissonnée par ces agiles courtiers du crime. Enfin on arriva à ce terme d'impudeur que des parcs furent destinés aux plaisirs nocturnes des rois, comme il y en avait le jour pour leurs jeux guerriers, et l'on trouva des courtisans assez vils pour les peupler, d'autres assez lâches pour unir leur sort à celles que le rapt ou la séduction avait condamnées à ces ignobles retraites et que le dégoût de la possession en avait chassées. Disons tout, on vit des femmes assez dégradées, assez dégénérées de la dignité de leur sexe pour briguer l'avilissant honneur d'y être admises. Tout tremblait autour de la demeure des rois, quand le malheureux et dernier rejeton de cette illustre famille donnait seul l'exemple des bonnes mœurs, et seul peut-être aussi, jugeant d'après son cœur, ne croyait pas à cette corruption générale. »

S'il fut un âge auquel le bel esprit devint un assaisonnement indispensable à la vie, ce fut sans doute celui-ci. La cour de la duchesse du Maine rassemblait à Sceaux l'élite des littérateurs les plus polis, les plus délicats de ce temps : Fontenelle, la Motte-Houdard, Malezieu, madame de Staal, l'abbé de Chaulieu, ancien ami de Chapelle, Lafare et Saint-Aulaire, joyeux convives du temple et aimables épicuriens du siècle précédent ; la Motte débitait ses tragédies en prose, ses fables si minaudières, et Fontenelle ses galantes pastorales. Le style précieux était revenu, c'est dans les cercles de l'intrigante de Tencin, dans les soupers licencieux du régent, de ses filles, que les hommes de lettres, fêtés, excités à briller, cessèrent de se livrer aux profondes études du cabinet, aux sérieuses méditations, etc.

A dater de cette époque, le mérite sublime fut donc de plaire dans la société. On sacrifia tout à l'amusement; on plaisanta de tout avec une inconcevable légèreté; on couvrit de ridicule les grandes passions, car des voluptés trop faciles distrayaient et des graves intérêts de la patrie et du fanatisme religieux.

Lorsque la facilité des jouissances eut réduit l'amour à une simple fonction physique, on ne comprit plus la dignité des sentiments qui s'alliaient si bien avec le bon goût. Les femmes, déchues de leur empire, devinrent des hommes, en affectèrent les manières, le ton, le savoir, s'affranchirent des humbles préjugés de leur sexe, et voulurent jouir, du moins, de la perte de leur réputation. Rien ne leur parut trop hardi, car une fois que la limite de l'honnêteté est violée, elles ne connaissent plus de bornes de licence, et approuvent tout, excepté ce qu'elles ont abjuré.

Sous Louis XIV, les femmes étaient gouvernées par les hommes, ou plutôt elles recevaient l'impulsion de l'esprit national; de là vient qu'elles contribuèrent tant à la politesse du langage, à l'éclat des lettres et des arts. Elles ne dirigeaient point les affaires; mais régnaient en effet dans la vie domestique. Sous Louis XV, au contraire, les hommes ont reçu l'impulsion des femmes, ont été gouvernés, façonnés par elles, à l'exemple du prince : c'est pourquoi les lettres et les arts offrent, sous cette période, un goût moins simple, moins pur, des sentiments moins profonds que dans le siècle antérieur. C'est qu'en s'écartant de la condition naturelle à leur sexe, les femmes, moins considérées, n'inspirent plus au génie que des pensées vulgaires.

Partout où les princes se sont soumis à des maîtresses, ces règnes galants ont amené la profusion du sexe avec la licence. Le caractère faible de Louis XV se plut davantage qu'aucun autre sous la domination des femmes. A peine affranchi de la tutelle du cardinal de Fleury, on le vit livré à l'ambitieuse duchesse de Châteauroux. En vain, cette autre Agnès Sorel voulut couvrir l'opprobre de son rôle par l'éclat de la gloire de son royal amant, l'arracha aux honteuses délices des petits appartements, aux ignobles occupations de la bonne chère, pour le produire à Fontenoy sur un plus digne théâtre; elle mourut, et ce prince retombant dans son indolence, chercha un nouvel esclavage sous la marquise de Pompadour. L'esprit, les grâces de cette célèbre favorite, sa longue influence sur le gouvernement, sur les mœurs; ses actes et l'opinion publique du xviiie siècle; les biens, surtout les maux

dont elle fut la source, forment le tableau le plus frappant de cette époque.

Telle était la situation de la France lorsque s'éleva
près du trône madame d'Étioles; née avec un génie
étroit, mais avide de tout ce qui brille, elle s'entoura
des hommes les plus illustres du siècle, Voltaire, Montesquieu, Buffon, Maupertuis, Helvétius, le duc de
Richelieu, etc. Nourrie dans les plaisirs, cette nouvelle
Poppée fut passionnée pour tout ce qui flatte les sens,
comme le luxe, la mollesse, les ameublements recherchés, le spectacle, la musique, la peinture. Elle étendit une main protectrice sur les beaux-arts, les rape-
tissa elle-même, et en propagea les écoles. Dans les
divertissements, les fêtes, les asiles secrets de ses voluptés, elle prodigua les trésors du peuple, et crut les
réparer en favorisant les idées agricoles des écono-
mistes. Elle imprima un mouvement prodigieux aux
modes, aux habillements les plus ruineux et surtout,
dit Virey, les tourna vers le goût des Anglais, nos éternels rivaux.

On peut dire que si le sexe exerça une grande influence sur les mœurs du xviiie siècle, il influa peu sur
la partie de la littérature, surtout de la prose, qui forme le plus beau titre de gloire de cette époque. Tels
sont les écrits politiques de Montesquieu, les magnifiques pages de l'histoire naturelle de Buffon, les œuvres philosophiques de Voltaire; et de beaucoup d'autres ouvrages célèbres ceux de J.-J. Rousseau furent
peut-être les seuls dictés par le charme de l'amour
moral : eux seuls sont empreints d'une sensibilité pro-

fonde, d'une brûlante éloquence; eux seuls entraînent lorsque les autres éclairent ou prouvent. C'est que la simplicité des mœurs suisses inspira toujours le génie de cet illustre Genevois. Il sut ranimer, par elle, dans des cœurs flétris, cette étincelle de sentiment que la dépravation étouffait. Ses vives et âpres censures ont eu bien plus d'empire sur les femmes que les éloges pompeux dont quelques auteurs les avaient comblées.

Voici comment un auteur de beaucoup d'esprit parle du siècle de Louis XV et de l'illustre Rousseau, qu'il a vu naître : « Ce fut un mauvais siècle que le siècle de Louis XV : un roi sans pouvoir, des nobles sans dignité, un clergé sans vertu; les mœurs flasques de la régence mêlées aux préjugés gothiques du moyen âge; toute la race féodale en habits brodés, princes, ducs, marquis, gentilshommes, faisant un art de la corruption et un métier de la débauche, nobles par la grâce de Dieu, philosophes par la grâce de Diderot; têtes légères, têtes folles, lisant l'Encyclopédie comme ses censeurs, sans la comprendre; aspirant aux pensées profondes, et se réfugiant dans l'incrédulité sur la foi des facéties de Voltaire ou d'un conte de Voisenon ! Tel fut le siècle où parut Rousseau !

« Au-dessous de cette troupe dorée, il y avait un peuple qui regardait : on l'avait oublié là, en bas, dans la rue, et cependant il regardait : s'amusant de ce grand spectacle dont les acteurs, dépouillés tout à coup de leurs armures de fer et de leurs enseignes féodales, commençaient à lui paraître d'une race moins pure et moins formidable. Courbé sous le poids de sa

longue servitude, ce peuple était resté barbare au sein
de la civilisation, ignorant au sein de la science, misérable au sein de la richesse : on ne l'avait instruit ni
de ses droits ni de ses devoirs, et il se trouvait en face
de ses maîtres comme un lion devant une proie, libre
dans sa force et dans sa férocité.

« Et qu'opposait le pouvoir à ces périls imminents ?
Où était la législation qui devait protéger les citoyens,
et le culte évangélique qui devait réformer les mœurs ?
Le pouvoir n'imaginait rien ; il continuait le passé
sans songer à l'avenir, sans songer au peuple ; se servant de la Bastille contre les nobles, de la Sorbonne
contre les philosophes, et n'ayant la force ni de modifier les lois restées barbares au milieu des progrès
du siècle, ni de réveiller ses docteurs stupidement occupés de saint Pâris en présence des encyclopédistes.

« Un homme, un seul homme pensait alors à l'avenir du pays : cet homme n'était pas même français ;
c'était le fils d'un pauvre horloger de Genève, il se
nommait Rousseau. Élève de Plutarque, républicain
adouci par l'Évangile, sa misère l'avait rapproché du
peuple, sa fierté l'avait éloigné des grands. Frappé de la
dissolution générale, il conçoit une de ces idées fécondes
auxquelles se rattache, par des fils imperceptibles, le
destin de l'humanité. Son but était de donner des citoyens à la patrie ; il semble ne songer qu'à donner
des mères à nos enfants. Le lait maternel sera le lait
de la liberté. Cachant la régénération de la France
sous le voile d'une éducation isolée, il dérobe son
élève à tous les mensonges de l'éducation publique ;

dans ce plan si vaste, où l'on ne voit qu'un enfant et son gouverneur, le génie de Rousseau comprend tout ce qui peut former un grand peuple; il sait que les idées de liberté individuelle ne tardent pas à devenir des idées de liberté nationale. En élevant un homme, il songe à faire une nation.

« Et quel sera le mobile de cette grande révolution? Au milieu de tant d'avilissements, qui osera vivifier les âmes du saint amour de la vérité? Il y a dans le cœur de la femme quelque chose de républicain qui l'appelle à l'héroïsme et au dévouement : c'est là que Rousseau cherche un appui, c'est là aussi qu'il trouve la puissance. Il ne vient pas, sévère moraliste, imposer de tristes et d'importuns devoirs : c'est une fête de famille qu'il invoque, c'est une mère qu'il présente aux adorations du monde, assise près d'un berceau, un bel enfant sur son sein, et toute resplendissante de joie sous les tendres regards de son époux. Tableau ravissant qui révélait aux femmes une puissance toute divine, celle de nous rendre heureux par la vertu. Non, jamais la parole humaine ne remplit une mission plus sainte : à la voix de Rousseau, chaque femme redevient mère, chaque mère redevient épouse, chaque enfant veut être citoyen. Oh! gloire inespérée! cette génération qu'il replace sur le sein maternel devait commencer la liberté du monde! »

Ainsi fut renouvelée la famille, et par la famille la nation. Ainsi les femmes travaillaient sans le savoir à une régénération universelle. Rousseau les avait mises de son parti sans les mettre dans sa confidence; et, lorsque l'Europe croyait ne lui devoir que le bonheur des enfants et la vertu des mères, il venait de jeter les fondements de la liberté du genre humain.

L'avénement de Louis XVI à la couronne fut le signal d'une nouvelle époque qui devait être suivie d'une si terrible catastrophe. Les premiers soins du prince roi furent d'appeler la liberté civile avec Turgot et Malesherbes, noms également chers aux sciences et à la vertu. Tout promettait, sous un prince humain, bienfaisant, ami des lois, le retour de l'âge d'or, si l'État n'eût pas recélé dans son sein un ferment secret de dissolution et si l'infortuné monarque ne se fût pas trouvé trop faible pour retremper la nation dans des institutions vigoureuses.

Quand une cour insolente et dépravée n'étale plus son luxe pervertisseur et ses modes corruptrices; quand la foi du mariage est respectée par le chef suprême de l'État et la pudeur révérée par tout ce qui l'entoure, quand il s'honore des mœurs pures et délicates, comment une honorable révolution ne s'opère-t-elle pas dans les nôtres?

Cependant il s'élevait dans tous les esprits un désir vague de liberté, de perfectionnement et de bonheur. Les hommes affectaient un air de froideur; les femmes jouaient la sensibilité et cette mélancolie romantique qu'une vie oisive, que les veilles, les spectacles, les lectures augmentaient. On observait chez elles beaucoup plus de maux de nerfs qu'aujourd'hui, de là vient l'empire que Mesmer, Cagliostro et tant d'autres charlatans usurpèrent sur ce sexe. Cette susceptibilité d'être affecté agaçait les passions, corrompait les plus doux rapports de la société; on se regardait comme indépendant de ses liens; on ne cherchait plus que l'état de nature.

On représenta l'amour comme le plus sacré des devoirs, les passions comme le vœu le plus sublime de la nature, la contrainte des vertus comme une tyrannie. On dénatura le langage; le libertinage des mœurs fut absous, la licence usurpa le nom de liberté; l'innocence et la sévérité des principes parurent des défauts de savoir-vivre. Chacun n'admettant que son sentiment pour guide, toutes les opinions se divisaient, et les lois restaient sans force devant l'intérêt particulier. L'autorité des rangs s'était extrêmement affaiblie; une reine, abjurant elle-même tout cérémonial, oubliant quelquefois la décence, admettait une familiarité destructive de la majesté. Un insouciant épicurisme, un fatal aveuglement sur l'avenir, semblable au calme précurseur de la tempête, endormait, au sein de la mollesse, les hautes classes de la société.

Enfin éclata cette révolution dont la plupart des causes, dit Virey, remontent jusqu'à l'origine du xviiie siècle, et dont la commotion ébranla l'Europe. De puissants intérêts, des renversements inouïs de fortune, des malheurs irrémédiables, des vertus sublimes au milieu des plus exécrables attentats, imprimant de profondes secousses aux imaginations, ont rendu cette époque à jamais mémorable. Et parce que dans ces bouleversements l'influence des femmes a été absorbée par celle des hommes, l'on a vu les beaux-

arts revêtir alors un costume austère et affecter des
formes âpres, audacieuses, incorrectes qui régnèrent
dans toutes les habitudes de ce temps. Le sentiment
des bienséances s'était égaré par le désordre de la société. Une rusticité grossière heurtait contre une
urbanité trop efféminée; une rudesse soldatesque,
substituée aux raffinements de la politesse, effarou-
chait les grâces, bannissait toutes les affections tendres.

De tout ce qui a été dit, on peut recueillir cette
vérité morale, que la politesse et les beaux-arts ne
brillent jamais partout où les femmes ne participent
à aucun droit dans la vie civile; que l'égalité des sexes,
dans ses justes rapports entre le plus fort et le plus
faible, établit la civilisation et tous les arts qui l'accompagnent, mais que la supériorité, abandonnée
aux femmes ou le mépris qu'on fait de leur sexe, apporte toujours la corruption du goût dans les arts
aussi bien que dans la société et dans les mœurs; que
les modes et le luxe, enfin, fanent trop souvent les
cœurs, émoussent la sensibilité, flétrissent les âmes,
désunissent les familles, corrompent les bonnes mœurs
qui sont l'âme des sociétés, et exercent une bien funeste
influence sur la santé, comme il nous sera facile de le
prouver dans le chapitre suivant.

Nous devons reconnaître qu'il y a dans ce siècle et
dans cette capitale même des femmes qui honoreraient
un autre siècle que le nôtre. Plusieurs joignent à cette
raison vraiment cultivée une âme forte, et relèvent,
par des vertus sublimes, leurs sentiments de courage

et d'honneur. Il y en a qui pourraient penser avec Montesquieu, et avec qui Fénelon aimerait à s'attendrir. On en voit qui, dans l'opulence, et environnées du luxe qui force presque aujourd'hui de joindre l'avarice au faste, et rend les âmes à la fois petites, vaines et cruelles, séparent tous les ans de leurs biens une portion pour les malheureux, connaissent les asiles de la misère, et vont réapprendre à être sensibles en y versant des larmes. Il y a des épouses tendres, qui, jeunes et belles, s'honorent de leurs devoirs, et, dans le plus doux des liens, offrent le spectacle ravissant de l'innocence et de l'amour.

Enfin, il y a des mères qui osent être mères; on voit dans plusieurs maisons la beauté s'occupant des plus tendres soins de la nature, et tour à tour prenant dans ses bras ou sur son sein le fils qu'elle nourrit de son lait, tandis que l'époux, en silence, partage ses regards attendris entre le fils et la mère.

Oh! si ces exemples pouvaient ramener parmi nous la nature et les mœurs! Si nous pouvions apprendre combien les vertus, pour le bonheur même, sont supérieures aux plaisirs; combien une vie simple et douce où l'on n'affecte rien, où l'on n'existe que pour soi et non pour les regards des autres, où l'on jouit tour à tour de l'amitié, de la nature et de soi-même, est préférable à cette vie inquiète et turbulente, où l'on court sans cesse après un sentiment qu'on ne trouve point! ah! c'est alors que les femmes recouvreraient leur empire; c'est alors que la beauté, embellie par les mœurs, commanderait aux hommes heureux d'être

asservis et grands de leur faiblesse. Alors, une volupté
honnête et pure assaisonnant tous les instants, ferait un songe enchanteur de la vie. Alors les peines
n'étant pas empoisonnées par le remords, les peines
adoucies par l'amour et partagées par l'amitié seraient
plutôt une tristesse attendrissante qu'un tourment.
Dans cet état, la société serait moins active sans doute,
mais l'intérieur des familles serait plus doux. Il y
aurait moins d'ostentation et plus de plaisir, moins de
mouvement et plus de bonheur. On parlerait moins
de plaire, et l'on se plairait davantage, les jours
s'écouleraient purs et tranquilles; et si le soir on n'avait
pas la triste satisfaction d'avoir, pendant le cours d'une
journée, joué le plus tendre intérêt avec trente personnes indifférentes, on aurait du moins vécu avec
celles que l'on aime; on aurait ajouté, pour le lendemain, un nouveau charme au sentiment de la veille.

Influence du luxe et des mœurs sur la santé des femmes.

Pour prouver l'influence des mœurs sur la santé des
femmes, il n'est pas nécessaire de parcourir les tableaux
pathologiques des peuples anciens, trop loin de nous
maintenant pour pouvoir invoquer avec certitude leur
témoignage : je ne puis citer, avec quelque confiance,
que les ouvrages des médecins qui se sont spécialement
occupés de prouver les dangers de l'immoralité. Cependant on pourrait avec raison conclure de la mollesse
des vêtements à celle des mœurs, et de l'influence des
mœurs sur la mauvaise santé, quand nous voyons

David, entouré d'un luxe royal et de femmes perdues, frappé d'un mal honteux qu'attestent ses hymnes impérissables; quand Antiochus expire dans des tourments affreux au milieu des délices du pouvoir, de la fortune et de la volupté; quand Martial, Juvénal, Perse reprochent à des femmes, convaincues de galanterie, la perte d'un œil, de leurs derniers cheveux, l'ébranlement de leurs dents, une toux pulmonique, une haleine cadavéreuse et la maigreur de leurs formes. C'est ce que prouve, à livre ouvert, la lecture de leurs ouvrages; mais pour ne point admettre si légèrement des témoins contre un sexe à qui son absence donne de nouveaux droits à la faveur de ses juges, consultons les maîtres de l'art. Hippocrate a répandu dans ses écrits des préceptes d'hygiène sur la tempérance relativement aux femmes, au sommeil, au travail, à la nourriture, à la boisson, aux vêtements, aux bains; ces maximes sont d'une simplicité si précieuse, qu'on peut y rapporter les mille et un traités de médecine éclos depuis cet homme immortel. On demandait à Boerhaave quelles étaient les maladies ignorées des anciens, il répondit: *Coquos numera.* Si l'on compulse les archives de notre monarchie, on verra des princes et leurs femmes mourir jeunes, la plupart victimes de leurs mœurs. Mais sans remonter même si haut, les observations modernes ne nous dédommagent que trop du silence des anciens. Nous avons presque renoncé à la gymnastique qui prévient beaucoup d'indispositions; nous avons interrompu l'ordre de la nature, et la nuit prend la place du jour. Dix bras sont employés au service du ventre; vingt mets, étonnés de se trouver réunis, arrivent des deux hémisphères pour s'y engouffrer. Tous les mets les plus rares, les vins les plus exquis, gorgent le malheureux convive qui, la tête pesante et le corps chancelant, sort d'un air raréfié par la chaleur pour rentrer, d'un pas mal affermi, dans un salon moins échauffé. Bientôt l'estomac tiraillé par l'impression du froid lui accuse ses excès. Le thé léger coule à grands flots; et Lucullus digère par indigestion.

Mais à peine l'indisposition est dissipée, qu'on parle d'un bal : l'épouse du convalescent, et qui fut complice de son dîner, sent bien quelques secrets reproches aussi de son estomac; mais sourde à ses avis, l'ardeur du plaisir l'emporte, le moyen de résister à un bal! Il fait froid, mais on a une mante nouvelle et d'un goût merveilleux; il neige, mais la voiture est là; l'enfant nouveau-né réclame le sein nourricier, mais le bal va s'ouvrir; on oublie l'époux malade, les poisons du dîner, le froid de la saison, les cris de l'enfant : on entraîne seulement l'amant adoré. On arrive, on danse; et une valse délicieuse précipite la jeune insensée des bras d'un plaisir dans les bras de la mort.

On ne me fera pas, je pense, le reproche de charger le tableau : de trop véridiques observations viennent à mon appui, et pour ne pas les entasser, je ne rapporterai que ces touchantes exhortations du docteur Désessarts, lorsqu'il dit : « Par quel fatal prestige les femmes, celles surtout qui prétendent à un empire égal sur l'un et l'autre sexe, ont-elles conspiré avec l'atmosphère la ruine de leurs appas et la perte de leur

santé, en foulant aux pieds toutes les lois de la prudence, en bravant les impressions du froid, en affectant
une force que leur organisation et leur éducation ne
comportent pas; en un mot, en bannissant de leur toilette presque tous les vêtements dont la raison aurait
dû les couvrir !.... Ainsi, presque nues, exposées au
gré des vents, portées sur des chars découverts, elles
se rendent dans de vastes jardins où elles restent jusqu'à ce que les ténèbres les dérobent aux regards, et
de là se rassemblent dans des salles de spectacle, dans
des appartements où l'air est surchargé d'évaporations,
de miasmes dont le danger n'est plus un problème
pour personne, où elles éprouvent une chaleur de
plus de vingt degrés au-dessus de celle de l'air qu'elles
viennent de quitter, où les unes se livrent à des danses
d'autant plus vives et plus répétées que le froid les
saisit dans le repos.... Au milieu de ces désordres, la
nuit s'avance, il faut regagner la demeure.... Le froid,
plus vif en ce moment, crispe la surface du corps dont
les pores sont ouverts; il serre la poitrine, et trouble
ainsi deux fonctions bien importantes, la respiration et
la transpiration. Quelles précautions la prudence a-t-elle
fait prendre?.... un simple voile de mousseline est
jeté sur les épaules et ramené sur la poitrine, etc. »

Dans un autre ouvrage, ce même médecin, après
avoir peint les précautions ménagées par la nature
pour mettre les animaux à l'abri de l'invasion du froid
des hivers, dit : « Pardonnez, vous qui n'êtes pas
moins ses enfants, qui avez été créées, soumises aux
mêmes lois, aux mêmes besoins pour le maintien de

votre santé, si je vous rappelle à leur école et vous re-
produits des vérités, si contraires à ce qui semble aujourd'hui vos délices, vos suprêmes jouissances. Eh !
comment, dévoué par état et par goût à votre conservation, pourrais-je garder le silence sur les maux
que multiplie chaque jour sous nos yeux un prestige
incompréhensible encore, malgré la durée de son empire? Comment pourrais-je effacer de ma mémoire
cette jeune personne qui, brillant de toutes les grâces
et de la force de la jeunesse, jouissant à six heures du
soir de la plus belle santé, est entraînée, sous le costume de la presque nudité, dans ces fêtes que l'on
pourrait, avec raison, comparer aux saturnales des
Romains, et rentre à onze heures, saisie du froid, la
gorge sèche, la poitrine oppressée, déchirée par une
toux violente, et perdant bientôt la raison, en proie
au feu dévorant de la fièvre, ne recevant de notre art,
qu'elle implore, de légers soulagements que pour expier dans les longues souffrances de la phthisie et dans
une fin prématurée, la crainte de paraître ridicule?
Pourrais-je ne pas entendre encore les regrets et les
plaintes amères de cette mère imprudente, qui, oubliant tout, jusqu'à son enfant, que les persécutions
d'une perfide amie arrachent de son sein, se dépouille
des vêtements qui conservaient son lait, découvre le
réservoir délicat que la nature et la tendresse maternelle se plaisaient à remplir, expose ses bras, tout son
corps aux injures de l'air, et se rend à l'une de ces
promenades, plus célèbres encore par les maux qu'on
y trouve que par les prétendus plaisirs qu'on y goûte.

A peine arrivée, un vent froid s'élève, ses membres frissonnent, sa poitrine se serre, la suffocation qui la menace lui permet à peine d'être transportée dans sa maison, où la fièvre et le délire l'attendent et ne cèdent qu'avec lenteur aux efforts de la médecine. Plus de lait pour l'enfant; c'est, à la place de cette liqueur douce, un amas d'humeurs croupissantes et corrompues, qui ne se font jour au dehors que par des douleurs inouïes et toujours croissantes. Son enfant, qui lui tend les bras, en repoussant toute autre nourriture, semble lui reprocher le mépris de tous ses devoirs, et le sacrifice qu'elle a fait de son fils à l'ambition, j'ai presque dit insensée, d'être placée un instant sur la liste des femmes à la mode. »

Lorsqu'une éducation vicieuse a porté le désordre dans l'économie animale, un genre de vie régulier et soutenu avec une sage fermeté peut encore le combattre avec avantage et en prévenir ou en affaiblir les suites; mais si l'on continue à marcher dans la même direction; si de nouveaux écarts, plus nombreux et plus désorganisateurs, viennent se joindre aux premiers et en accroître les funestes influences, alors ce même désordre deviendra plus puissant, plus profond; et les opérations de la vie, surtout celles qui dépendent plus immédiatement des impressions extérieures, ne présenteront plus que l'image du tumulte et de la confusion. Ce qui se passe tous les jours autour de nous ne nous en offre que trop d'exemples. Quelle vie mènent aujourd'hui la plupart des femmes qui brillent dans nos cercles et qui donnent le ton dans une partie de la société? Faibles, délicates, et cependant asservies à tous les caprices de la mode, on les voit tantôt demi-nues, braver scandaleusement les intempéries des saisons et les vicissitudes atmosphériques; tantôt se surcharger de vêtements inutiles et se condamner péniblement à supporter une chaleur accablante, ou à respirer un air malsain et vicié. Incapables de suivre un régime exact; elles ne reconnaissent d'autre règle que l'inconstance de leurs goûts, et le besoin de les satisfaire devient pour elles le plus impérieux de tous les besoins; les substances les plus propres à réveiller des palais engourdis et des appétits presque éteints sont les aliments qu'elles préfèrent; plusieurs même ne rougissent pas d'y joindre habituellement un usage abondant de liqueurs alcooliques. Leurs nuits se passent dans l'agitation et le tumulte; et, au sortir de ces bruyantes scènes, au lieu de trouver dans un sommeil réparateur le repos qui les fuit, elles sont poursuivies, jusque dans leurs songes, par le trouble de leurs souvenirs et de leurs illusions. Avides de sensations, elles recherchent avec ardeur tous les objets les plus propres à ébranler leurs sens ou à remuer leur imagination. Elles courent de spectacles en spectacles; elles multiplient sans fin et sans mesure les impressions qui leur plaisent; leur vie n'est qu'une sorte de frémissement et d'oscillation continuelle. L'amour, avec tous ses plaisirs, tous ses excès et toutes les passions qui forment son cortége, occupe, fatigue, épuise la dévorante activité qui les consume. Des organes que l'on tourmente sans cesse pour en obtenir de nouvelles jouissances, perdent peu à peu leurs forces, n'agissent plus que par secousses, ne sont plus susceptibles que de mouvements désordonnés et convulsifs. Au milieu de ce bouleversement, comment leurs fonctions habituelles pourraient-elles se remplir avec ordre et régularité?

Ces femmes, blasées sur tout, dégoûtées de tout, ressemblent à Lélia, cette aspiration vers l'impossible, et ce cri déchirant de la nature humaine, comme la nomme George Sand, qui, dégoûtée des joies grossières des sens, s'élance vers des désirs infinis, et, par conséquent, irréalisables.

« Quel est ce désir inconnu et brûlant qui n'a pas d'objet conçu et qui dévore comme une passion? Le cœur est un abîme de souffrance, dont la profondeur n'a jamais été sondée et ne le sera jamais.

« O mon Dieu! qu'est-ce donc que cette âme que vous m'avez donnée? Plus mobile que la lumière et plus vagabonde que le vent, toujours avide, toujours inquiète, toujours haletante, toujours cherchant en dehors d'elle les éléments de sa durée et les épuisant tous avant de les avoir goûtés! O vie! ô tourment! Tout aspirer et ne rien saisir, tout comprendre et ne rien posséder!

« Combien de fois, à l'entrée de la nuit, vers le lever de la lune, aux premières clartés du jour; combien de fois dans le silence de minuit et dans cet autre silence de midi, si accablant, si inquiet, si dévorant, n'ai-je pas senti mon cœur se précipiter vers un but inconnu, vers un bonheur sans forme et sans nom, qui est au

ciel, qui est dans l'air, qui est partout, comme un aimant invisible, comme l'amour! mais ce n'est pas
l'amour. Je sais qu'il y a au delà de l'amour des désirs, des besoins, des espérances qui ne s'éteignent
point. Sans cela, que serait l'homme? Il lui a été accordé si peu de jours pour aimer sur la terre !

« Traînée à la suite d'une ombre à travers les écueils,
les déserts, les enchantements et les abîmes de la vie,
j'ai tout vu sans pouvoir m'arrêter ; j'ai tout admiré,
en passant, sans pouvoir jouir de rien ; j'ai affronté
tous les dangers, sans succomber à aucun, toujours
protégée par cette puissance fatale qui m'emporte dans
son tourbillon, et m'isole de l'univers, qu'elle fait passer sous mes pieds.

« Dans le cours de ma vie, sans règle et sans frein, j'ai
fait comme les autres. J'ai abandonné, au mépris superbe de l'âme, les nécessités impérieuses du corps.
J'ai méconnu tous les dons de l'existence, tous les
bienfaits de la nature. J'ai trompé la faim par des
aliments savoureux et excitants, j'ai trompé le sommeil par une agitation sans but ou des travaux sans
profit. Tantôt, à la clarté de la lampe, je cherchais
dans les livres la clef des grandes énigmes de la vie
humaine; tantôt, lancée dans le tourbillon du siècle,
traversant la foule avec un cœur morne, et prome-
nant un regard sombre sur tous ces éléments de dégoût et de satiété, je cherchais à saisir dans l'air parfumé des fêtes nocturnes un son, un souffle qui me
rendissent une émotion.

« Combien de fois le jour m'a surprise dans un palais

retentissant d'harmonie, ou dans les prairies humides
de la rosée du matin, ou dans le silence d'une cellule
austère, oubliant la loi du repos que l'ombre impose à
toutes les créatures vivantes, et qui est devenue sans
force pour les êtres civilisés! Quelle surhumaine exaltation soutenait mon esprit à la poursuite de quelque
chimère, tandis que mon corps affaibli et brisé ré-
clamait le sommeil, sans que je daignasse m'apercevoir de ses volontés! On a dompté tous les besoins
physiques, on a voulu poétiser les appétits comme
les sentiments; le plaisir a fui les lits de gazon et les
berceaux de vigne pour aller s'asseoir sur le velours à
des tables chargées d'or. La vie élégante, énervant les
organes et surexcitant les esprits, a fermé aux rayons
du jour la demeure des riches; elle a allumé les flam-
beaux pour éclairer leur réveil, et placé l'usage de la
vie aux heures que la nature marquait pour son abdication. Comment résister à cette fébrile gageure?
Comment courir dans cette carrière haletante, sans
s'épuiser avant d'atteindre la moitié de son terme?
Aussi me voilà vieille comme si j'avais mille ans. Ma
beauté, que l'on vante, n'est plus qu'un masque
trompeur, sous lequel se cachent l'épuisement et
l'agonie. Dans l'âge des passions énergiques, nous
n'avons plus de passions, nous n'avons même plus
de désirs, si ce n'est celui d'en finir avec la fatigue
et de nous reposer étendus dans un cercueil.» (GEORGE
SAND.)

Régime.

> Rien ne déprave les appétits de nos or-
> ganes comme les profusions et la prodiga-
> lité. L'être qui se conserve le mieux est
> souvent celui qui emploie le moins pour sa
> subsistance. L'art de bien vivre est l'art de
> s'abstenir.

On doit convenir que le régime a une grande influence sur le moral de l'homme. « Le vin et les
viandes, dit Plutarque, affaiblissent et énervent les
ressorts de l'âme et du corps. » « Que ceux, dit Galien, qui ne pensent pas que la diversité du régime
rend les uns tempérants, les autres dissolus; les uns
chastes, les autres incontinents; les uns braves, les
autres lâches; ceux-ci doux, ceux-là querelleurs;
les uns modestes, les autres présomptueux; que
ceux, dis-je, qui nient cette vérité, viennent près
de moi et qu'ils suivent mes conseils pour les aliments
et les boissons; je leur promets qu'ils en retireront
de grandes ressources pour la philosophie morale; ils
sentiront augmenter les forces de leur âme; ils acquerront plus de génie, de mémoire et de prudence;
je leur dirai aussi quels sont les vents et la température qu'ils doivent choisir ou éviter. » Hippocrate,
Platon, Aristote et beaucoup d'anciens philosophes
pensaient de même sur ce sujet. Or, qu'y a-t-il de
plus essentiel et néanmoins de plus négligé que les
bonnes mœurs soit qu'on envisage l'utilité publique
et la prospérité des nations, soit qu'on ne considère

que la santé, le bienfait le plus précieux de la nature !

L'analogie qui existe par rapport à la nutrition
entre les végétaux et les animaux suffirait pour dé-
montrer les dangers de l'intempérance. L'humidité et
les engrais favorisent la végétation et fournissent des
matériaux nécessaires au développement des végétaux; mais l'excès de l'une ou des autres leur est absolument nuisible et les tue. Il en est de même des boissons et des aliments par rapport à l'homme; les
choses les plus salutaires cessent de l'être et se con-
vertissent en poison lorsqu'on en abuse. La sagesse
consiste à savoir régler ses appétits et ses passions, et
à ne jamais passer les bornes; c'est cette modération,
ou plutôt la tempérance qui doit distinguer l'homme,
car ceux qui sont esclaves de leur ventre sont la
honte de l'humanité, et on ne peut enfreindre les lois
de la nature sans en être puni.

La grande règle de la tempérance consiste donc à
ne point prendre d'aliments au delà du besoin indiqué
par la faim naturelle et à ne faire usage que des plus
simples. Tous les animaux, excepté l'homme, suivent
cette règle qui est dictée par l'instinct; l'homme
doué de la raison se livre aux excès; aussi ennemi de
lui-même qu'il l'est de la société dans laquelle il vit,
il fait servir sur sa table à grands frais les productions
des deux hémisphères. Surchargé de nourriture, il ne
quitte le repas que pour allumer de nouveaux feux
dans ses entrailles : le café et les liqueurs fortes,
pris avec profusion, font de son estomac un volcan

qui embrase toute la machine, et qui consume rapidement la vie. Il se plaint bientôt de flatuosités, de
gonflements, de douleurs, ou de pesanteurs de tête,
d'assoupissement, d'oppression et d'une multitude
d'autres maux qui minent sourdement son existence
et préparent lentement sa ruine. « Lorsque je vois,
disait un auteur, ces tables à la mode couvertes de
toutes les richesses des quatre parties du monde, je
m'imagine voir la goutte, l'hydropisie, la fièvre et la
plupart des autres maladies cachées en embuscade
sous chaque plat. »

L'intempérance nuit autant au moral qu'au physique, et tue en quelque sorte ou déprave les facultés
de l'âme. Voyez les visages pâles de ces hommes qui
sortent d'un grand repas ; il y a plus : le corps fatigué
des excès de la veille appesantit l'esprit, et rend
terrestre cette partie de la Divinité, ce souffle qui nous
anime ; au lieu que l'homme sobre se couche, s'endort et se lève plein de vigueur et d'intelligence pour
reprendre ses fonctions.

L'intempérance, outre qu'elle nuit à la santé et
qu'elle raccourcit la vie, conduit souvent aux actions
les plus déshonnêtes et les plus infâmes ; elle est un
vice grossier qui ouvre la porte à tous les autres.
« La gourmandise, a dit avec raison Jean-Jacques,
est le vice des cœurs qui n'ont point d'étoffe ; l'âme
d'un gourmand est tout entière dans son palais, il
n'est fait que pour manger ; dans sa stupide incapa-
cité, il n'est à sa place qu'à table, il ne sait juger que
des plats. »

Malheur à l'homme qui s'approprie avec immodération tout ce qui flatte sa sensualité! Il n'y a qu'un corps malade qui puisse franchir les bornes de la nature. L'intempérant végète dans une sorte d'abrutissement qui le conduit par degrés insensibles à une mort triste et douloureuse; son âme se ferme aux vrais plaisirs; mille dégoûts l'inquiètent et son temps s'écoule dans les digestions pénibles d'un organe qui semble n'obéir qu'à regret!

La tempérance est non-seulement une des sources fécondes de la santé et de la longévité; mais elle doit encore être regardée comme la mère, le palladium des autres vertus et de la bonne disposition de l'esprit. Elle épure les sens, donne de l'agilité au corps, rend l'entendement vif, la pensée prompte, la mémoire heureuse, les mouvements libres et les actions faciles. Par elle l'âme, comme dégagée de la matière qui l'entrave, jouit d'elle-même et contemple les différents objets sous leurs véritables points de vue: ce qui faisait dire au sage Socrate qu'on approchait d'autant plus de la Divinité qu'on se contentait de moins de choses. Platon fut un exemple de sobriété et de sagesse. Tout le monde loue la tempérance de Caton. Virgile et Cicéron étaient d'une sobriété peu commune. Galien, quoique d'un très-faible tempérament, parvint au moyen de la tempérance à une extrême vieillesse exempte de maladies. Enfin, nos premiers aïeux ne sont parvenus, sains de corps et d'esprit, à un âge très-avancé que parce qu'ils observaient la sobriété et la tempérance; et ce n'est qu'à ces vertus que presque tous les centenaires de nos jours doivent la longue carrière qu'ils ont parcourue, et les savants leurs succès et leur gloire.

Quoiqu'il soit bien difficile de tracer les règles d'un régime alimentaire applicable indistinctement à toutes les femmes, on peut dire que leur nourriture doit être proportionnée à leur constitution et aux exercices plus ou moins fatigants auxquels elles se livrent. Leur goût les porte naturellement à donner la préférence aux mets et aux boissons qui n'exigent pas une grande dépense de forces digestives ; aussi voit-on qu'en général les fruits, le laitage et tous les aliments peu substantiels ou tirés du règne végétal sont ceux qu'elles recherchent le plus ordinairement. Cependant, il en est quelques-unes qui, n'écoutant qu'un appétit trompeur, surchargent leur estomac d'aliments, mais ordinairement leur puissance digestive exagérée détermine chez elles une corpulence ou un excès d'embonpoint, qui, ôtant au corps sa souplesse, sa légèreté et toutes ses proportions naturelles, sont autant que la maigreur contraires à la beauté et à la santé. On trouve également des femmes qui sont passionnées pour les viandes de haut goût et pour les liqueurs spiritueuses et aromatiques ; mais le plus grand nombre qui transgressent ainsi les lois de l'hygiène sont stériles, maigres, d'un tempérament bilieux et sujettes à des pertes, à des dérangements de la menstruation, à des efflorescences cutanées, enfin aux inflammations de la matrice et du canal digestif. « Moins exposées à la fatigue que les hommes, dit le docteur Capuron, les femmes font des pertes moins considérables, et ont moins besoin d'aliments réparateurs. Aussi la bonne chère, surtout quand elle est jointe au repos et à l'inaction, leur donne-t-elle un surcroît d'embonpoint qui les incommode. » On observe que toutes celles qui mangent avec peu de mesure, rendent beaucoup plus de sang durant leurs règles que celles dont les repas n'excèdent jamais les bornes de la tempérance.

Il faut donc que les femmes, pour conserver leur santé, tiennent un juste milieu entre la prodigue abondance et la sévère parcimonie. En général, une nourriture trop animalisée, comme les viandes noires et celles des animaux faits, leur est peu convenable.

Les personnes qui tiendront à jouir le plus long-temps possible des avantages de la jeunesse, de la beauté, et surtout de la santé, devront s'abstenir des liqueurs, des aliments âcres, excitants, épicés, des substances grasses, des viandes salées, des pâtisseries, en un mot, des aliments préparés avec art pour reculer les limites de l'appétit et créer des besoins factices. Les aliments légers, tirés du règne végétal, les substances animales d'une facile digestion, les viandes bouillies ou rôties, les poissons, la volaille et le gibier accommodés simplement, le laitage, les fruits, les légumes herbacés, enfin l'eau pure et rougie avec un peu de vin constituent le régime diététique de la femme, depuis la puberté jusqu'à l'âge de retour. On doit dire aussi que l'usage fréquent du thé et du café est en général nuisible aux femmes très-nerveuses, surtout à celles qui brillent moins par leur esprit

que par leur beauté, et tous leurs avantages physiques.

Du mouvement et des travaux corporels.

> L'inaction affaiblit le corps, et le travail
> le fortifie; la première amène une vieillesse
> prématurée et le second prolonge l'ado-
> lescence.
>
> CELSE.

Rien n'est plus utile à la santé que l'exercice. Cette
vérité était connue des anciens, et c'est pourquoi ils
firent de la gymnastique la base de l'éducation nationale. Les premiers habitants de la Grèce étaient per-
suadés que l'âme acquiert de l'énergie à proportion
que le corps prend de la vigueur; ainsi le code de
leurs mœurs dériva des besoins de l'homme physique;
la première génération donna des athlètes, et celle qui
lui succéda produisit de grands hommes.

Les Grecs élevaient la jeunesse dans toutes sortes
d'exercices. Les Romains, qui prirent presque toutes
leurs institutions des premiers, avaient établi dans le
champ de Mars un gymnase où la jeunesse venait puiser la force et la santé. Tant que ce peuple ignora le
luxe et la mollesse, il resta sain, vigoureux, et fut invincible. Ce furent, au rapport de Plutarque, les exercices du champ de Mars et les fatigues de la guerre
qui rendirent Jules César, malgré sa constitution faible et délicate, le guerrier le plus robuste et le héros
le plus intrépide.

La santé ne se soutient que par la libre circulation et

la juste répartition des forces et des humeurs. Tout ce qui y fait obstacle dérange l'économie animale, et produit des aberrations dans les fonctions. Tout ce qui favorise la régularité et l'harmonie de celles-ci, en maintenant un juste équilibre dans les principaux foyers de la sensibilité, établit la santé. Or, tels sont les effets que produisent l'inaction et le mouvement.

La vie oisive ne produit pas seulement des maladies, mais elle rend encore l'homme inutile à la société, et donne naissance à tous les vices. L'inaction est la source fatale d'où découlent la plupart des calamités qui affligent l'espèce humaine.

L'histoire des nations nous montre que le luxe et la mollesse, en énervant le corps et en corrompant les mœurs, ont amené la décadence des empires, ont produit les révolutions, et opéré la dégénération de l'espèce humaine. Ce ne sera qu'en prémunissant la génération future contre nos vices, et en établissant dès l'enfance les fondements d'une bonne constitution, que l'on parviendra à former des citoyens forts et vertueux, et à faire fleurir et prospérer les États.

L'expérience a prouvé jusqu'à quel point s'étend la puissance de l'éducation, car la plus mauvaise constitution peut être corrigée et même entièrement changée par l'effet d'une vie dure et austère, commencée dès le bas âge. Ce genre de vie rend les corps peu sensibles aux impressions de l'atmosphère et aux vicissitudes des saisons. Des enfants faibles et délicats, qu'on avait accoutumés dès leurs premières années à user d'aliments simples et grossiers, à s'exercer en

plein air, et à supporter le grand chaud et le grand
froid, sont devenues forts, robustes, et capables de
résister à l'action des causes de maladies les plus puissantes. De même on parvient à former le cœur et l'esprit, et à donner une direction utile aux passions humaines par de sages institutions et une morale basée
sur la nature de l'homme. On a réussi, par elles,
à changer les inclinations vicieuses les plus fortes, et
à inspirer l'amour des vertus et des lois.

Travaux corporels.

L'homme n'est pas né pour l'oisiveté; la nature,
dans sa bienfaisance, l'a voué au travail; elle a voulu
que, pour son plus grand avantage, il aidât ses semblables, et qu'il en fût aidé. La vie active est d'ailleurs le
rempart le plus puissant de la vertu, et l'égide de la
santé. Les changements sont absolument nécessaires
pour nous préparer à ces violentes secousses qui ébranlent quelquefois les fondements de notre existence. Il
en est des animaux comme des plantes qui acquièrent
de la force et de la vigueur au milieu des orages, et
par le choc des vents contraires.

Les travaux sont aussi utiles à la santé et au bonheur qu'à la société. Considérez les habitants des campagnes : occupés toute la journée à des exercices pénibles et fatigants, ils n'en chantent pas moins au
milieu des travaux champêtres; ils jouissent de la
santé, tandis que les citadins, énervés par la mollesse,
bâillent au sein des plaisirs. « La goutte est à la ville,

dit la Fontaine, et l'araignée est aux champs. » Le
travail, fils du besoin, est le père de la santé et du
bonheur. Ne plaignons donc plus autant les heureux
villageois ; au milieu des fatigues et des peines, ils
goûtent les douceurs de la santé, de la paix et de l'innocence. Il n'y a de vrais malheureux que ceux qui,
au sein de l'abondance, languissent dans le repos et la
mollesse qui leur ôtent les moyens de jouir.

Néanmoins, pour que les travaux entretiennent ou
affermissent la santé, il faut qu'ils soient proportionnés à l'état des forces ; car lorsqu'ils sont portés à l'excès, ils ruinent la santé, et font vieillir avant l'âge.

De l'exercice utile à la santé des femmes.

Le mouvement musculaire et le développement de
la sensibilité ont un principe commun, l'action nerveuse, qui doit être également employée par ces deux
ordres de phénomènes ; mais si la sensibilité prédomine,
si elle parvient à cet empire que lui font usurper, chez
les femmes d'une certaine classe, l'inaction des muscles et le développement immodéré des passions, les
forces vitales cessent bientôt d'avoir une marche régulière ; elles s'égarent, se pervertissent, et dans leurs
cruelles aberrations produisent les maladies nerveuses, ces tristes effets du luxe chez les peuples modernes. Ce n'est guère que vers la moitié du XVIIIe siècle
qu'on a fréquemment observé ce qu'on appelle maux
de nerfs et vapeurs.

L'exercice doit donc contribuer à la santé des fem-

mes ; mais la manière de s'y livrer ne paraît pas indifférente, et ces promenades que l'on conseille si souvent
dans l'intention de prévenir les effets d'une vie molle
et sédentaire ont souvent plus d'inconvénients que
d'avantages surtout dans les grandes villes, où les lieux
consacrés à ces genres d'exercices rassemblent si rarement les conditions qui peuvent les rendre véritablement
agréables et utiles. La promenade d'ailleurs est moins
un emploi suffisant des muscles qu'une sorte de repos
et de délassement dont l'oisiveté ne sait pas apprécier
la jouissance et le plaisir. Ce même exercice présente
d'autres inconvénients lorsqu'on s'y livre par régime ;
et si, comme le remarque Baglivi, on digère mal en
pensant trop.à sa digestion, il est facile de voir que le
moyen de rétablir l'équilibre entre le mouvement et
la sensibilité, ne peut consister dans une promenade
du motif de laquelle on est trop occupé, et qui devient
même quelquefois l'occasion d'un accès de mélancolie
ou d'une agitation morale, dont l'effet ajoute encore au
désordre de l'organisation. Les circonstances dans lesquelles l'exercice de la promenade pourrait avoir quelque avantage, sont celles de la convalescence ou de la
fatigue qui succède à un exercice forcé des facultés
intellectuelles ; mais dans les autres états de la vie,
l'emploi du mouvement musculaire le plus utile est
celui qu'exigent ces occupations indispensables et ces
soins domestiques qui forment ce que nous appelons
la gymnastique de Tronchin, parce qu'en effet ce médecin philosophe en prouva les avantages aux femmes
qui les négligeaient, et leur persuada que leurs habi-

tudes de luxe, leur vie molle et sédentaire sont les principales causes des affections nerveuses et de cette faiblesse d'organisation qui multiplie, pour elles, les chances des indispositions et des maladies. Il faut d'ailleurs remarquer que ce genre d'exercice, si convenable à la nature du sexe, occupe en même temps les muscles et prévient aussi cette irrégularité nerveuse, ce trouble de la sensibilité que l'on observe si souvent chez les femmes indolentes que tourmentent sans cesse les goûts frivoles et les petites passions. Nous ajouterons que dans plusieurs cas de souffrance habituelle et d'indisposition plusieurs femmes, dont une multiplicité d'émotions et d'amusements ont flétri et dérangé la sensibilité, verraient leur état physique s'améliorer d'une manière très-prononcée si, leur appliquant le traitement moral de l'ennui et de la consomption, on les occupait, on les inquiétait d'une manière très-vive en changeant pour quelque temps leur situation, et en les forçant de s'occuper avec sollicitude de leurs moyens d'existence ou de tout autre objet capable d'employer et de ranimer leur sensibilité.

Le fait suivant prouve l'avantage d'une semblable transition.

Madame*** à laquelle une position sociale donnait une de ces existences factices dont le cercle est si étendu, perdit, il y a quelques années, une partie de sa fortune; la portion qui lui restait pouvait encore suffire à la satisfaction de ses premiers besoins; mais l'état de repos et d'ennui que détermina la privation des sensations par lesquelles l'action de son système nerveux était habituellement excitée et renouvelée, la conduisit bientôt à une véritable consomption.

Alors la malade vint à perdre les débris de la fortune qui lui restait, et se trouva entièrement plongée dans l'indigence.

Ce nouveau revers fut un véritable moyen de guérison. Madame***, que des principes religieux enchaînaient à la vie, fut obligée, malgré son désir de la perdre, de se livrer avec activité à la recherche de quelques ressources capables de remplacer au moins une partie de celles qu'elle n'avait plus.

Une place dans un hôpital vint à se présenter, et les démarches pour l'obtenir, l'espoir, le désir, les craintes, les inquiétudes qui se firent alors sentir donnèrent un nouveau degré d'énergie à une sensibilité presque éteinte par la paresse et le repos, mais qui se ranima par le courage et le malheur.

La malade, parvenue au but qu'elle voulait atteindre, a joui, dans sa nouvelle position, d'une santé parfaite, et chérit une existence qu'entretient aujourd'hui un nombre suffisant de sensations et de travaux.

Pour se maintenir dans un état de santé aussi parfait que peut le comporter la mobilité de son organisation, la femme a donc besoin de se livrer à un exercice modéré et qui devra cesser aussitôt qu'il déterminera la fatigue. Tout le monde sait que le célèbre Tronchin, appelé à la cour de Louis XVI et consulté par les dames vaporeuses sur leurs incommodités, ne leur conseilla pour tout traitement qu'un exercice soutenu et varié par toutes sortes de dissipations ; il poussa

même la sévérité de ses ordonnances jusqu'à leur prescrire des travaux dont leurs valets avaient le soin ; et
l'on vit les petites maîtresses et les grandes dames frotter
leur parquet que jusqu'alors elles daignaient à peine
fouler aux pieds.

Il est bon de rappeler également ici les bienfaits
inappréciables des travaux de la campagne. L'arome
qu'exhalent les plantes et les fleurs au lever du soleil,
l'oxygène que la lumière en dégage par torrents, l'aspect ravissant de la nature, le chant mélodieux des
oiseaux, tout procure les sensations les plus délicieuses
et répand dans les organes une force et un bien-être
incroyables.

Parmi les exercices les plus convenables aux femmes, on doit ranger d'abord ceux que procurent les
soins du ménage, les promenades à pied, prises comme
délassement et non pas comme régime, l'équitation,
la natation, et surtout la danse, pourvu qu'elle ne se
prolonge pas trop avant dans la nuit et qu'on ne s'y
livre pas immédiatement après les repas ou pendant le
temps des règles. Les exercices conviennent d'autant
plus aux femmes, dit un auteur d'hygiène, qu'ils exigent moins de forces que de grâces et de légèreté ;
sous ces deux rapports, celui de tous les exercices qui
paraît le plus compatible avec les charmes de la femme,
qu'il développe et fait valoir, c'est, sans doute, la
danse : cette heureuse combinaison d'attitudes, de pas,
de gestes et d'évolutions que soutient la puissance
du rhythme, et pendant laquelle les muscles et la sensibilité sont occupés d'une manière aussi utile qu'a-

gréable, lorsque cependant ces mouvements ne sont pas trop prolongés ni exécutés de manière à énerver plutôt qu'à fortifier les organes.

L'exercice de la danse convient principalement aux femmes, pour lesquelles l'ennui et l'inaction sont des causes d'indisposition habituelle, de mal-être et de vapeurs; à celles qui ont un tempérament lymphatique ou une atonie de l'utérus bien marquée mais plus particulièrement encore aux jeunes personnes dont la menstruation s'établit avec lenteur, qui ont des suppressions, des retards, ou même tous les symptômes de la chlorose. Ces mouvements, cet exercice de la danse, auquel les chlorotiques se livrent quelquefois avec beaucoup de difficulté, forment, comme nous le verrons plus tard, avec un régime tonique et des attentions délicates, le traitement le plus convenable des pâles couleurs.

Plusieurs danses particulières devraient être abandonnées par les femmes, soit comme contraires à la décence, soit parce qu'elles occasionnent des secousses trop violentes ou une agitation, un ébranlement d'où résultent des vertiges et d'autres symptômes nerveux. Cet effet est un des grands inconvénients de la valse; et les circonstances de cette danse voluptueuse, les tournoiements rapides, les étreintes caressantes et les élancements amoureux des danseurs, leur contact excitant et magnétique, enfin une succession trop pressée et trop longtemps continuée d'émotions vives, agréables, produisent quelquefois, chez les femmes d'une constitution irritable et mobile, des syncopes, des spasmes et d'autres accidents qui devraient faire renoncer à cette danse, quand bien même la décence et les mœurs, qu'elle blesse, ne seraient pas un motif suffisant de proscription. On peut encore ajouter que la valse, qui trouve avec raison de nombreux détracteurs, joint aux inconvénients que nous venons de signaler celui de fatiguer beaucoup et de faire refluer le sang vers les organes internes, principalement vers le cœur, les poumons et le cerveau.

On voit encore que l'exercice modéré développe l'appétit, facilite les digestions, active la circulation des fluides, favorise les sécrétions et les excrétions, augmente l'énergie et l'activité de tous les systèmes. Lorsqu'il est excessif, il est loin d'avoir des effets aussi salutaires, car il épuise les organes, abat les forces et rend toutes les fonctions languissantes. Enfin l'oisiveté, l'indolence, les habitudes de luxe, la vie molle et sédentaire, qui sont des vices de l'éducation des femmes riches, laissent le corps dans un état de faiblesse ou d'embonpoint lymphatique, et sont souvent les principales causes d'une foule d'affections nerveuses et de cet excès de sensibilité qui rend pénibles même les impressions les plus douces.

On ne saurait donc trop le dire : l'exercice est l'antidote le plus sûr de l'état continuel de souffrance dont se plaignent les dames du grand monde. Qu'une petite maîtresse, pâle et vaporeuse, se mêle aux vigoureuses villageoises et partage, pendant quelque temps, leurs travaux et leurs fêtes, bientôt elle verra s'opérer en elle une métamorphose admirable! Ses digestions, qui étaient dérangées, se rétabliront peu à peu, ses forces épuisées reviendront avec la fraîcheur et le coloris de son teint; enfin tout son système nerveux se fortifiera, et l'état désespérant de langueur et de mobilité qui faisait son supplice ne tardera pas à être remplacé par une santé stable et brillante.

Le repos, qui est aussi nécessaire que l'exercice, doit, comme lui, se prendre dans des proportions convenables. Les veilles prolongées sont toujours très-préjudiciables à la santé des femmes, parce qu'elles ne peuvent réparer le matin la perte du sommeil de la nuit ni intervertir impunément l'ordre invariable de la nature. Chez celles qui font, comme on dit, du jour la nuit, tous les organes sont en souffrance. Les fonctions sont dérangées, la nutrition est imparfaite, le physique perd toute son énergie, enfin bientôt l'aspect et la fraîcheur de la jeunesse disparaissent et font place aux rides de la vieillesse.

Quoique le sommeil soit un moyen réparateur que nous donne la nature, il ne doit pas excéder certaines limites, c'est-à-dire se prolonger au delà de sept à neuf heures. Celui qui est sollicité par la trop grande mollesse des lits plonge le système nerveux dans l'assoupissement, débilite au lieu de fortifier, et amène une plénitude dans les vaisseaux d'où résulte une lenteur dans la circulation et souvent des hémorrhagies, etc. En résumé, la femme doit se coucher de bonne heure, se lever de même et passer le temps de la veille aux occupations qui exercent les organes sans les fatiguer.

[Influence des vicissitudes atmosphériques chez les femmes.

Si, comme le dit le père de la médecine, l'air est l'aliment de la vie, *pabulum vitæ*, il arrive aussi qu'il peut être l'aliment ou plutôt la cause de la mort par la maladie dont il devient trop souvent le germe funeste; les femmes étant naturellement plus sensibles et plus impressionnables, ayant des poumons moins developpés, plus irritables et plus sujets à la phthisie, se trouvent par conséquent plus que les hommes fâcheusement affectées par l'influence des vicissitudes atmosphériques. J'ai remarqué, dit le philosophe Cabanis, j'ai remarqué chez les femmes délicates, surtout à l'époque ou dans le temps voisin de leurs règles, une sorte d'altération d'esprit et de caractère que l'on pouvait, en toute sûreté, regarder comme l'annonce ou des orages, ou des vents étouffants du midi, prêts à bouleverser l'atmosphère. Des effets non moins sensibles sont produits par d'autres états de l'air, par la chaleur, le froid, et surtout par le froid humide, cette cause si commune d'indispositions et de maladies. Les soins relatifs à l'appareil respiratoire méritent surtout de fixer l'attention d'une manière toute particulière aux approches de la puberté, pendant l'écoulement menstruel, à l'âge critique, enfin à toutes les époques où la sensibilité générale est augmentée.

Les femmes, principalement celles dont le luxe et la mollesse ont encore augmenté l'impressionnabilité,

devront autant que possible habiter des appartements élevés, éviter les sociétés nombreuses où l'on
respire un air trop chaud et vicié; elles devront surtout éviter de passer sans précaution d'une température élevée à une température plus basse, ou d'avoir
plus ou moins longtemps quelques parties découvertes; elles pourront diminuer de beaucoup le fâcheux effet des transitions brusques de température
et des impressions subites du froid, soit en ayant la
précaution de se tenir quelques instants dans une
pièce moins chaude, soit en entretenant la chaleur
artificielle par la marche et des mouvements quel-
conques; celles qui sont d'une constitution délicate
et disposées aux affections catarrhales et tubercu-
leuses feront très-bien, pour rendre chez elles moins
impressionnables les organes parenchymateux et
toutes les membranes muqueuses, notamment celles
des bronches et des parties génitales, d'entretenir une
légère excitation vers la peau en portant des gilets et
des caleçons de flanelle; elles affaibliront aussi l'influence funeste de l'humidité et de l'air froid en faisant usage de boissons légèrement toniques et d'aliments nourrissants et de facile digestion.

Les altérations que l'air peut éprouver dans ses
principes constituants sont quelquefois excessivement
nuisibles aux femmes. Elles devront s'interdire le
plus possible les lieux où se trouvent rassemblées un
grand nombre de personnes, tels que les bals, les
spectacles, les concerts, etc.

L'habitude qu'ont aussi les femmes de s'entourer

de corps odoriférants mérite surtout d'être mentionnée à raison des accidents et des dangers réels qui en sont les conséquences. Les personnes nerveuses devront donc non-seulement redouter l'impression des odeurs et des parfums même les plus suaves, mais encore ne jamais laisser dans leur chambre à coucher des pots de fleurs et des vases garnis qui ont le double inconvénient d'affecter trop vivement la sensibilité nerveuse, et de décomposer l'air en exhalant du gaz acide carbonique. Cromer nous apprend qu'une fille de Nicolas I, comte de Salins, mourut après avoir respiré l'odeur d'une rose; une femme fut trouvée morte dans son lit pour avoir respiré les exhalaisons de plusieurs tiges de lis fleuris qu'elle avait placés dans sa chambre qui était peu spacieuse.

D'après ces faits que l'on pourrait multiplier à l'infini, il est facile de juger que les femmes devront s'abstenir soit de parfumer leur chambre avec des fleurs, des essences ou des pastilles orientales projetées sur le feu, soit de porter sur elles des odeurs et des sachets qui peuvent non-seulement affecter vivement la sensibilité nerveuse, mais encore devenir des causes prédisposantes ou déterminantes de la syncope, de l'asphyxie et d'une foule d'affections spasmodiques auxquelles leur sexe est plus particulièrement exposé.

Nous devons ajouter que l'abus des parfums a encore l'inconvénient d'exalter ou de diminuer l'odorat, et que Montaigne a dit très-judicieusement que la plus exquise senteur d'une femme c'est de ne rien sentir : *Bene olet qui nihil olet.*

Parmi les habitudes qui sont des plus contraires aux femmes, nous devons également signaler l'usage des chaufferettes qui joignent à l'inconvénient de dégager du gaz acide carbonique celui d'exciter les organes génitaux et de les prédisposer aux flueurs blanches, aux hémorrhagies de la matrice, aux hémorrhoïdes, aux varices, aux ulcères des jambes, etc. Les personnes que leurs occupations sédentaires exposent au froid des pieds remplaceront avantageusement les chaufferettes par une chancelière ou un vase d'étain plein d'eau chaude.

SOINS RELATIFS A LA BEAUTÉ ET A LA SANTÉ.

La beauté sans doute ne peut exister sans le concours des moyens qui assurent la conservation de la santé; cependant elle exige des soins particuliers : il faut l'entretenir, la perfectionner, je dirai presque la cultiver et la faire éclore, puisque, produit brillant de la civilisation et du luxe, elle ne se montre pas avec tous ses attributs et tous ses charmes dans l'état sauvage, ni sous l'influence des professions pénibles et de la pauvreté. La cosmétique a pour objet cette culture et ce perfectionnement de l'espèce humaine, auxquels doit s'intéresser particulièrement le sexe dont les charmes font la puissance, et qui doit les faire valoir, les augmenter par tous les moyens incapables d'altérer son organisation.

Ces moyens se rapportent en général aux différents organes extérieurs, et doivent y faire paraître ces dif-

férents attributs que nous appelons avec une si douce
émotion les charmes et les attraits des femmes.

La cosmétique doit s'occuper aussi de la beauté des
formes et des soins relatifs à leur développement ou à
leur conservation.

De tous les organes dont l'industrie et l'art cherchent à rendre l'aspect plus agréable, la peau est celui
que l'on travaille et civilise avec plus de soin, mais
trop souvent par des procédés et des pratiques qui
ne sont pas sans inconvénient et sans danger.

L'activité continuelle de cette partie, la nature de
plusieurs de ses fonctions et ses rapports avec tous
les autres organes, la rendent sujette à un grand
nombre d'altérations et d'outrages dont la beauté s'af-
flige, et que la cosmétique ne peut pas toujours impunément effacer.

Ainsi, la peau est souillée, ternie habituellement
par le produit de ses sécrétions; elle est exposée à un
grand nombre de maladies dont le corps réticulaire
est le siége; et s'affectant souvent à l'occasion d'impressions éloignées ou étrangères, changeant de
nuance sous l'influence d'une foule de dispositions intérieures, elle prend, par exemple, des teintes particulières dans les dérangements de l'estomac et du
foie; elle jaunit dans l'ictère et noircit ou rougit
dans d'autres maladies; acquiert une couleur blanchâtre dans la chlorose, se couvre de diverses taches
ou de différents boutons dans certaines crises de maladies, ou par l'effet de certains aliments, et peut
relever, enfin, par ses différents états celui de presque

toutes les parties du système vivant avec lesquelles ses vastes sympathies la mettent dans une active et intime communication.

L'impression continuelle des causes extérieures d'excitement, c'est-à-dire ces mille agents de nature et de composition différentes qui se succèdent sans cesse à l'extérieur du corps, affectent la peau d'une manière non moins vive, et en font varier les qualités, au moins dans toutes les parties que les vêtements ne protégent point assez contre les intempéries atmosphériques. La chaleur et la lumière produisent surtout des effets de ce genre bien remarquables; et cette blancheur, cette finesse de la peau que l'on cherche à développer plus particulièrement dans quelques parties, telles que les bras, le col, les seins, résultent d'une sorte d'étiolement que l'on peut comparer à celui qui donne à plusieurs plantes une saveur et une teinte moins fortes, mais plus douces et plus agréables.

Une action trop vive de la chaleur et de la lumière peut d'ailleurs, sans agir comme une cause de blessure, dénaturer sensiblement la peau dans plusieurs points, comme on le voit chez les hommes qui, pendant les hivers, se tiennent trop près du feu, ou chez les femmes qui font usage de ces foyers portatifs dont la chaleur altère la surface interne des cuisses et des jambes, et la couvre de taches hideuses, lorsque l'énergie vitale a diminué et ne jouit qu'à un très-faible degré de la puissance de réaction.

Le froid produit d'autres effets sur la peau; il la

rend plus compacte, moins sensible, et si à son action se joint celle du mouvement de l'air, il produit le hâle, la contraction vive du derme, quelquefois l'inflammation, la rougeur des parties les plus sensibles, mais plus souvent des aspérités et des gerçures.

Nous attachons, en général, l'idée d'une belle peau à celle qui, soustraite à tous ces accidents, se fait remarquer dans quelques points par son coloris, et dans tous, par son poli, sa finesse, et sa blancheur.

On peut dire avec l'auteur du livre de la beauté, qu'une belle peau est la première condition de la beauté; il est donc nécessaire que les femmes soignent leur peau.

Cette enveloppe extérieure du corps se modifie suivant la bonne ou la mauvaise santé; elle est pâle, jaune, bise, basanée, noirâtre, violette ou rude, selon le malaise qu'on éprouve, ou les vices qu'on a dans le sang. Elle est blanche, claire, nette et douce généralement si l'on jouit d'une bonne santé.

La peau, pour être belle, doit être transparente, unie et fine.

Pour arriver à cet heureux résultat il faut soigner sa manière de vivre, car le mauvais choix des aliments, les boissons échauffantes, les trop longues veilles ou le sommeil trop prolongé sont nuisibles à la beauté de la peau.

Un trop grand embonpoint est, en effet, une véritable infirmité pour une jeune femme; sa taille devient difforme, ses traits grossissent et perdent leur expression; il n'y a plus de jeunesse, il n'y a plus de beauté là où il n'y a plus d'harmonie dans l'ensemble des formes. Pour empêcher cette calamité, il faut être sobre et soigneuse de sa personne, guetter avec intelligence les petits malaises, et empêcher qu'ils ne se développent en maladie ; de simples remèdes peuvent éviter de grands maux ; des boissons rafraîchissantes et adoucissantes, des bains de toute espèce, extérieurs, intérieurs, le plus souvent à l'eau naturelle, ou bien avec addition de son, de plantes aromatiques ou émollientes. Ces dernières assouplissent la chair, communiquent à la peau une douce odeur et en amollissent puissamment les callosités.

On peut aussi, avec succès, se plonger dans des bains de lait ; ces bains sont excellents pour faire disparaître les démangeaisons occasionnées soit par un peu d'âcreté dans la lymphe, soit au renouvellement du printemps, où le sang s'irrite davantage par le mouvement général de la nature.

L'histoire nous apprend que la trop fameuse Poppée, pour plaire à l'empereur Néron, ne prenait que des bains de lait d'ânesse ; cinq cents de ces animaux étaient entretenus pour fournir à cette fantaisie d'une jolie femme et d'un tyran. Mais il n'est pas besoin de suivre ponctuellement l'exemple de cette belle Romaine pour être séduisante.

Nous devons parler aussi d'un bain qui méritait d'être inventé par Aspasie, et préparé par Lucullus, un bain dont le nom et les effets bienfaisants se rattachaient à la mémoire d'une des femmes les plus célèbres de la révolution française ; célèbre par sa beauté, par sa grâce, par son esprit et par le noble emploi qu'elle fit de tous ces avantages pour arrêter les conséquences sanglantes de nos dissensions politiques, madame Tallien.

On raconte que cette femme superbe avait contracté, dès sa plus tendre jeunesse, l'habitude de prendre, dans l'été, des bains uniquement préparés avec des fraises et des framboises dont sa baignoire était remplie, et qu'elle restait ainsi, pendant une heure, plongée dans le suc rafraîchissant de ces fruits écrasés autour d'elle. L'on passait ensuite sur sa peau un linge fin et une éponge imbibés de lait.

Madame Tallien a t-elle laissé ce secret à ses filles?... on serait tenté de le croire en admirant leur inaltérable fraîcheur.

Nous comprenons parfaitement l'effet particulier que doit avoir sur la peau la pénétration lente et graduée des sucs adoucissants et parfumés des fruits. De pareils bains n'ont que l'inconvénient d'être quelque peu difficiles à établir. Pour les composer, prenez vingt livres de fraises; écrasez-les avec deux livres de framboises rouges; versez le tout dans la baignoire contenant la quantité d'eau nécessaire. Ce bain donne à la peau de la fermeté et du velouté, il la colore en rose tendre, et lui laisse un parfum délicieux.

L'habitude des bains est un des moyens qui contribuent de la manière la plus efficace à produire les avantages d'une belle peau. L'eau ne doit être ni trop froide ni trop chaude, mais à une température qui diffère très-peu de celle du sang. Alors le bain pro-

cure à la peau une sorte de repos, calme ses continuelles irritations, et enlève en même temps l'enduit
onctueux et les substances étrangères qui en ternissent
la surface. L'usage du linge blanc fréquemment renouvelé, dit un médecin, et tous les soins de propreté
méritent aussi de la part des femmes la plus scrupuleuse attention ; elles devront au moins une fois par
mois prendre un bain tiède, dont l'effet est de
nettoyer la peau, de lui donner de la souplesse,
de faciliter la circulation à la périphérie du corps,
d'exciter la transpiration, et d'aider, par conséquent, la nature dans le but qu'elle se propose.
La température du bain doit être telle qu'on n'y
éprouve ni la sensation du froid ni celle de la chaleur ; c'est-à-dire qu'il faut qu'on s'y trouve agréablement. Cette épreuve est toujours préférable à celle du
thermomètre, qui indique la température de l'eau,
mais non celle qui convient à la disposition individuelle de chaque personne. Les bains de rivière et les
bains de mer, pendant l'été, sont le plus souvent utiles
aux femmes, mais les bains de siége, qui ont l'inconvénient de déterminer une congestion vers les viscères
du bassin, doivent être toujours défendus, à moins
qu'il n'y ait une indication spéciale qu'un médecin
instruit est seul capable d'apprécier.

La manière d'essuyer et de traiter la peau en sor-
tant du bain n'est pas d'ailleurs indifférente à la conservation et au perfectionnement des qualités qu'un
toucher voluptueux recherche sur les différents points
de cet organe. Ces soins, comme on sait, furent portés

très-loin chez les anciens, à cette époque où leur luxe et leur civilisation arrivèrent au plus haut degré ; ainsi on essuyait d'abord la peau avec des peaux de cygne, et ensuite différentes esclaves qui se succédaient et qui avaient des emplois différents, couvraient ce même organe de parfums, enlevaient les callosités et les cors, nettoyaient toutes les ouvertures extérieures et pétrissaient voluptueusement les jointures. Nous sommes très-éloignés de conseiller tous ces raffinements, mais il importerait peut-être aux femmes qui ont la peau très-délicate et très-sensible de ne l'essuyer qu'avec beaucoup de ménagement, et d'user d'onctions qui calmeraient l'irritation que cet organe ne peut manquer jamais d'éprouver en passant, d'un milieu où son activité est presque suspendue, dans un autre milieu où toutes les propriétés vitales sont vivement excitées.

Les femmes qui, dans quelques parties, ont la peau couverte de petits tubercules, doivent se faire éponger plutôt qu'essuyer ; les frictions un peu rudes et les frottements ne peuvent manquer de faire écailler l'épiderme au niveau de ces tubercules, ce qui rendrait alors la peau beaucoup plus rugueuse et plus inégale.

Les bains en plein air et la natation rendent la peau moins blanche. Les bains très-froids ou très-chauds altèrent son tissu et le durcissent ; effet que les femmes doivent principalement chercher à éviter dans les ablutions particulières des mains, du col, du sein et du visage. Des frictions légères et bien ménagées, ou des ablutions toniques et excitantes, conviennent aux femmes dont la peau trop faible et entièrement étiolée

ne fait plus éprouver cette réaction de la vie, la plus
douce des impressions dont le toucher soit susceptible. Du reste, nous devons l'avouer, les lavages fréquents et tous les moyens employés par le luxe pour
rendre la peau douce et polie, diminuent l'activité
de la transpiration ainsi que cette ardeur de tempérament qui fait négliger les nuances de la volupté et du
plaisir.

Parmi les soins de propreté on ne doit pas oublier
ceux des parties sexuelles; le seul liquide que les
femmes doivent employer pour leur toilette est l'eau
fraîche dans toutes les saisons, excepté en hiver, où
elles doivent la faire un peu tiédir, c'est-à-dire lui
donner la température qu'elle a en été; l'eau très-
froide peut déterminer l'inflammation de la muqueuse
vagino-utérine, et par conséquent des écoulements
blancs, tandis que l'usage fréquent de l'eau tiède a l'inconvénient de relâcher les organes génitaux et de les
disposer aux hémorrhagies.

Pour injecter le canal vaginal il sera bon de faire
usage d'une seringue ayant une canule recourbée et
terminée par un renflement olivaire percé d'un grand
nombre de trous; cette disposition de la canule fait
qu'on évite les inconvénients de l'impulsion trop forte
du liquide sur le museau de tanche. Il faut dire aussi
que les vinaigres de toilette, les essences, les compositions astringentes et toutes les eaux mystérieuses
que les parfumeurs ont le talent de produire avec des
noms pompeux, doivent être proscrits par les femmes
qui tiennent à conserver leur santé. Il est utile en

même temps qu'elles sachent que les préparations inventées par la corruption des mœurs sont loin d'avoir
les caractères de la décence.

Certains auteurs préconisent plusieurs compositions
auxquelles ils accordent la propriété d'agir par astric-
tion sur certaines parties. Ces préparations ont toutes
pour base l'alun, la noix de galle, la grenade, les
roses de Provins et plusieurs autres acides végétaux et
minéraux qui resserrent, il est vrai, par leur stypti-
cité, mais leur effet n'est que momentané et donne
souvent lieu à de grands accidents; toutes les parties
reprennent leur flaccidité et leur langueur, et laissent
toujours des preuves convaincantes que l'amour a
passé par là, comme l'a dit Fontenelle.

En général, on ne peut trop recommander aux
femmes un grand usage de l'eau. Tous les jours, le
matin, pour commencer leur toilette, il n'est pas une
partie de leur corps qui ne doive subir des lotions
particulières; car si l'on ne peut prendre des bains
entiers tous les jours, tous les jours les femmes doivent répandre de l'eau tiède sur leur personne, depuis
le visage jusqu'aux pieds, par le moyen des éponges et
autres objets en usage à leur toilette. Elles doivent ensuite prendre soin de leurs dents, de leurs ongles, de
leurs mains, de leurs cheveux. Rien ne doit être négligé pour maintenir le corps dans la plus scrupuleuse
propreté.

Une femme qui n'est pas propre est une monstruosité, dit l'auteur du livre *de la Beauté*, quelque belle
qu'elle soit. Pour être propre, il ne faut que de l'eau;

ainsi, il n'y a pas d'excuse pour manquer à ce devoir ; je dis ce devoir, car de la propreté d'une femme dépend sa fraîcheur, et de sa fraîcheur la santé de ses enfants et l'amour de son mari.

De l'entretien des bras, des mains et des ongles.

Il est encore utile de revenir sur l'importance de la propreté à l'occasion des bras et des mains, car la propreté semble mettre un vernis sur la peau qui charme encore plus les regards que la beauté même. Comme on doit laver plus souvent ses mains que les autres parties du corps, il est bon de ne pas se servir pour cela d'eau trop froide ou trop chaude, afin d'éviter de gercer la peau et de la rider. Il est bon aussi d'éviter l'impression de l'air après qu'on a plongé ses mains dans l'eau ; l'été elles se hâleraient, l'hiver elles se gerceraient, et pourraient avoir des crevasses et des engelures, la plus détestable des incommodités pour les femmes, car une jolie main est un de ses charmes le plus puissant, et souvent, avant de regarder les yeux d'une femme, on jette un regard sur ses mains pour lui assigner sa place dans le monde. La main montre la distinction d'une femme.

On peut prévenir les fâcheux accidents des engelures par l'usage habituel de gants de peau glacés à l'intérieur, lorsqu'on a nettoyé ses mains. On doit aussi faire usage de pâtes et de savons composés pour adoucir la peau des mains ; les amandes et les huiles qui font la base de ces cosmétiques sont très-salutaires pour entretenir les mains et les bras blancs et purs. Si l'on est obligé de faire quelques travaux où la peau des mains peut se durcir, il faut avoir soin de mettre de vieux gants, et ne permettre à aucun corps corrosif de la toucher. Il faut aussi prendre soin de ses ongles, ne pas les laisser pousser outre mesure, et ne pas les couper trop près de la peau ; éviter qu'ils ne soient re-couverts d'une peau qui, souvent, pousse rapidement autour, et les maintenir dans une extrême propreté ; l'usage du citron est très-bon à cet effet.

De l'entretien des cheveux.

Une belle chevelure est, on le sait, le plus bel or-nement de la tête, et les femmes les plus jolies, si elles manquent de cheveux, sont privées du moyen le plus certain de donner à leur beauté tout son éclat.

La coiffure est l'ornement le plus utile pour com-pléter une jolie toilette, et nulle coiffure n'est préfé-rable à la coiffure en cheveux ; si même on consent à poser quelque chose sur sa tête, il faut encore que les cheveux se dessinent en dessous. Ainsi, il est indispen-sable de soigner ses cheveux, afin de les faire croître, épaissir et les empêcher de tomber.

Une extrême propreté est de toute nécessité pour obtenir une belle chevelure ; rien d'ailleurs n'est re-poussant comme une tête qui manque de netteté. Il faut que le fond de la tête soit blanc, et qu'on n'y aperçoive aucune trace de poussière ; que les cheveux soient brillants et si bien peignés, qu'ils semblent une enveloppe de fine soie sur la tête ; rien n'est affreux comme des cheveux mêlés et qui s'échappent de tous côtés en désordre ; il faut encore que la chevelure exhale une odeur suave pour inviter, dit l'auteur du livre *de la Beauté*, à s'approcher de la tête qui la porte.

Les premiers soins à prendre sont, avec un peigne d'ivoire, de les nettoyer tous les jours et d'en enlever la poussière qui peut s'y être attachée ; puis il faut les laver quelquefois à l'eau tiède, y répandre une huile parfumée, que l'on sèche avec du son ou de la poudre, et que l'on enlève à l'aide de plusieurs peignes de différentes grandeurs, en commençant par le démêloir et finissant par le peigne fin : cette méthode rend la tête et les cheveux d'une admirable propreté. On peut encore saupoudrer les cheveux avec de la poudre d'iris pour les dégraisser, et cette poudre les parfume ; c'est avec ces moyens qu'on empêche les cheveux de se détériorer.

De la conservation des dents.

Tous les agréments du visage perdent de leur prix si des dents noires et mal rangées se trouvent sous un sourire.

Cet instrument de la nutrition est aussi nécessaire à la santé qu'à la beauté ; on court risque d'affaiblir sa constitution pour avoir négligé de soigner ses dents, et cela, parce que si les dents sont mauvaises, elles coupent et brisent mal les aliments, et les rendent d'une digestion pénible; elles sont encore indispensables pour la formation de la voix, l'articulation des mots. Ainsi donc, rien n'est plus nécessaire que de bien diriger, dans l'enfance et la jeunesse, la formation des dents et de soigner ses dents toute la vie; la négligence, en ce cas, amène les plus grands inconvénients; la bouche n'est plus fraîche, les dents deviennent jaunes ou tachées, se gâtent et forcent à s'en séparer par des opérations toujours douloureuses et jamais sans danger.

Comme précautions à prendre pour la conservation des dents, je dirai qu'il est nécessaire de se laver, de se rincer la bouche avec l'eau tiède après chaque repas, et d'éviter toujours de boire froid après avoir pris des aliments très-chauds. La prudence exige aussi qu'on ne rompe point des corps trop durs, qu'on évite toute espèce d'effort avec les dents, comme de casser des noyaux, de broyer du sucre, de couper des fils, etc.

Il ne faut pas se servir de cure-dents de métal, quel qu'il soit, d'épingles, d'aiguilles, de pointes de couteaux, etc., etc.; les cure-dents de plumes taillées ou d'ivoire sont les seuls dont on puisse se servir sans danger.

Il est bon aussi de n'user qu'avec circonspection de prétendus trésors de la bouche, dans la composition desquels il entre le plus souvent divers acides qui les rendent très-nuisibles pour les dents. La teinture de gaïac, l'infusum vineux de quinquina et l'esprit de cochléaria sont les meilleurs dentifrices pour l'entretien de la bouche. La poudre de quinquina ou celle de

charbon de pain brûlé, incorporée à du miel, constituent un opiat qui est aussi très-convenable pour
blanchir les deuts et enlever le tartre qui les couvre ;
il sera bon de faire usage de cet opiat au moins une
fois par semaine.

De la voix.

Il est aussi utile de parler de l'organe de la voix, ce
charme qui donne à la beauté une puissante séduction
de plus.

Si la voix est douce et sonore, elle ajoute à l'éloquence. Des paroles dites par un bel organe pénètrent
l'âme, tandis que, si ces mêmes paroles sont expri-
mées par des sons discordants, elles ne touchent pas.
La raison est enchaînée à un bel organe ; et le moyen
de ne pas penser comme celui que l'on voudrait toujours entendre !

Il est donc essentiel de travailler de bonne heure au
développement de l'organe vocal par un exercice
bien entendu du langage et du chant.

On altère sa voix par l'usage fréquent de fruits acides, et si, après avoir mangé avec excès des oranges,
des groseilles, etc., on se sent atteint d'une extinction
de voix, il faut prendre une tasse de thé léger ou une
infusion de fleurs pectorales, car il ne faut pas laisser
une extinction de voix s'aggraver ; de cette indisposition peut résulter la perte complète de la voix et
même de l'organe. Le fruit le plus à craindre pour
l'altération de la voix, c'est la noix ; l'amande est aussi
très-mauvaise. Il faut de même éviter les aliments âcres

et les liqueurs fortes, si l'on veut conserver ce timbre harmonieux qui soutient l'attention de ceux qui nous écoutent.

L'air a aussi une grande influence sur l'organe vocal; une cantatrice perdit, pour huit jours, l'usage de la voix pour s'être endormie à la vapeur d'une lampe qui s'était éteinte dans sa chambre; lorsqu'elle se réveilla, elle ne pouvait proférer un son.

Des cosmétiques.

Le désir de plaire et de régner sur les cœurs par la beauté a été dans tous les siècles et dans tous les pays une des occupations les plus importantes de la vie des femmes. L'art d'embellir les formes, de réparer les ravages du temps et les outrages de la nature est aussi ancien que le monde. Bien convaincues de l'espèce d'ascendant qu'exerce la beauté parmi nous, les femmes ont toujours accueilli avec avidité tout ce qui peut leur donner l'assurance ou l'espoir de la conserver ou de la conquérir; pour y parvenir, leur imagination, féconde en inventions de ce genre, leur a suggéré différents moyens parmi lesquels les cosmétiques prennent le premier rang.

Ces préparations ont été imaginées par les chimistes et les parfumeurs à l'effet de jeter sur la peau plus d'éclat, sur les cheveux plus de brillant, sur l'émail des dents plus de blancheur; et tout cela pour conjurer et retarder les ravages du temps ou

Pour réparer des ans l'irréparable outrage!

Ce vers, que Racine fait dire à la cruelle Athalie, huit siècles avant J. C., prouve que les cosmétiques ont de tout temps été la ressource des femmes pour satisfaire leur coquetterie. Comment alors être étonné que, dans le siècle de lumières où nous vivons, l'importante étude de l'art de conserver la beauté par les cosmétiques soit portée au plus haut degré de perfection ?

Cette partie chimique de la toilette des femmes a donc occupé les hommes de tous les temps. Nous citions tout à l'heure la fille de Jézabel; nous pouvons nommer aussi Ovide, qui ne dédaigna pas d'écrire un poëme (*medicamina faciei*), dans lequel l'auteur des *Métamorphoses* a énuméré tous les moyens d'embellir la peau, de conserver la fraîcheur du teint, de blanchir les dents, de teindre les cheveux. Ovide avait donc composé un poëme sur l'art de soigner son visage; il convenait à l'auteur de l'*Art d'aimer*, à celui qui dit avec une grâce charmante : « D'abord occupez-vous de trouver un objet digne de votre amour..... Cherchez ensuite à fixer celui dont votre cœur a fait choix. Le troisième objet que vous devez vous proposer, c'est de rendre vos amours éternelles; » il convenait, dis-je, à l'auteur de l'*Art d'aimer*, de donner aussi des leçons sur l'art de plaire. Assurément, de toutes ces métamorphoses, celle d'une femme devenue jeune de vieille qu'elle était eût été la plus admirable et la plus digne de reconnaissance pour l'auteur; il est probable et même certain qu'elle n'eut pas lieu.

Galien cite encore un traité de Criton d'Athènes,

publié vers l'an 350 de Rome; un autre traité de la belle Cléopâtre, qui payait d'exemple en l'honneur de ses recettes.

Ainsi le nombre des compositions, des prétendus trésors imaginés pour embellir le teint est infini. Les eaux, les pommades pour lustrer et nourrir la peau, pour l'adoucir; les baumes, les poudres, les opiats, les élixirs, etc., etc., toutes ces découvertes, plus souvent dangereuses que bienfaisantes, qui sont tombées entre les mains des charlatans qui les ont transformées sous milles formes nuisibles à la santé, et toujours insuffisantes pour produire l'effet désiré, sont incalculables.

Les cosmétiques ne sont pas seulement incapables de réparer les injures du temps et d'effacer les rides de la vieillesse, mais encore ils produisent un effet tout contraire. Sous les couches du fard, les traits se déforment, la peau se fane, le teint se flétrit. Combien de femmes, pour mieux réussir à plaire, perdent, à force d'art, jusqu'à l'avantage de paraître jeunes! Les grâces fugitives de la jeunesse ne s'envolent-elles déjà pas trop promptement! Une élégante propreté sans prétention et une noble simplicité sans étude peuvent seules rendre la beauté plus séduisante, ou tempérer la laideur et en effacer les traits. On ne saurait trop répéter au sexe ce qu'a dit Jaucourt avec autant d'esprit que de vérité : « Des grâces simples et naturelles, voilà le fard le plus séduisant de la jeunesse. Quant à la vieillesse, il n'est aucun fard qui puisse l'embellir, si ce n'est l'esprit et les connaissances. »

S'il existe quelques cosmétiques qui sont sans action nuisible sur la peau, tels que les eaux distillées aromatiques, etc., le plus grand nombre d'entre eux, surtout les différentes espèces de fard, entre autres le blanc et le rouge, composés de préparations métalliques où entrent le plomb, le mercure, l'antimoine, etc., sont extrêmement nuisibles. Loin de produire l'effet qu'on désire, ces diverses préparations ne sont propres qu'à faire devancer la vieillesse, elles creusent des rides, altèrent la peau, arrêtent la transpiration, déterminent l'apparition de boutons, de dartres, des érysipèles et une foule d'autres maladies.

Lorsque l'eau fraîche, le plus efficace et le meilleur des cosmétiques, ne sera pas suffisante pour nettoyer la peau ou lui rendre son éclat et sa souplesse, altérés par l'abus des plaisirs, les veilles prolongées, l'usage du fard, l'action de l'air et des rayons solaires, les femmes pourront employer avec avantage une lotion balsamique préparée avec un mélange de dix gouttes de baume de la Mecque, un gros de sucre et un jaune d'œuf auquel on ajoute peu à peu six onces d'eau distillée de roses ou de fleurs de fèves. Elles pourront également faire usage des pommades de concombre, de beurre de cacao, d'amandes douces, etc.

La pommade de concombre ou le cérat, colorés et aromatisés avec une goutte d'essence de roses, sont les seuls moyens qui puissent être mis en usage sans danger, soit pour préserver les lèvres de l'action irritante du froid, soit pour leur donner une couleur vermeille qu'un état maladif leur aurait fait perdre.

Vêtements.

Les vêtements jouissent du précieux avantage de garantir la surface du corps de l'impression immédiate de l'air, et par conséquent d'annuler jusqu'à un certain point les influences des vicissitudes atmosphériques. Il est très-important que toutes les parties qui composent l'habillement des femmes soient en rapport avec leur manière d'être, les circonstances où elles se trouvent, et la température au milieu de laquelle elles vivent.

En hiver, elles porteront des étoffes de soie ouatées et doublées, qui, souples et légères, entretiennent autour du corps une chaleur convenable; elles feront aussi usage de préférence d'étoffes de laine, dont la trame lâche et poreuse renferme de l'air dans ses interstices, est peu conductrice du calorique, parce que l'air emprisonné dans les mailles du tissu ne jouit lui-même que faiblement de cette propriété; tandis que les tissus serrés, ceux de lin et de chanvre, par exemple, qui ne renferment point d'air, laissent échapper plus facilement le calorique, et par conséquent sont beaucoup moins chauds que ceux de laine.

En été, les femmes feront usage de tissus de lin ou de chanvre, tandis qu'en automne et au printemps les vicissitudes atmosphériques réclament des vêtements qui conservent une chaleur modérée. Enfin, dans toutes les saisons, les femmes ne devront jamais, sans beaucoup de précautions, diminuer le nombre des vêtements, ou les changer brusquement contre d'autres moins préservateurs des influences atmosphériques. Il est également très-important pour elles de se couvrir, en tout temps, les bras, la poitrine, surtout pendant le temps des règles.

Les jeunes filles, dont le système nerveux est très-excitable, doivent être surveillées avec plus de soin, relativement aux habillements, à l'époque de la puberté, où il s'établit une hémorrhagie périodique dont la marche est encore vacillante, et qui coïncide, pour l'ordinaire, avec un grand développement des seins, et la perfection de tous les organes destinés au grand œuvre de la reproduction. Un vêtement trop léger dans la saison du froid et de l'humidité, a plus d'une fois entraîné la suppression d'un écoulement naissant, et dérangé la santé pour le reste de la vie. Un corset, un justaucorps qui compriment la poitrine ne peuvent-ils pas arrêter l'accroissement de la glande mammaire, et mutiler l'un des plus précieux attributs de la maternité? De grandes précautions encore sont commandées aux femmes enceintes, ou à celles qui allaitent leurs enfants; alors, en effet, la compression exercée sur le ventre, la poitrine ont des suites non moins fâcheuses que chez les jeunes filles dont la menstruation est encore incertaine, et les mamelles à demi développées. L'état de grossesse, les soins de l'allaitement et les devoirs de la maternité sont incompatibles avec le désir de plaire par un vêtement élégant, et propre à faire ressortir la beauté des formes quand elles sont régulières, ou d'en voiler l'irrégularité lorsqu'elles sont défectueuses. Voici comment un médecin philosophe parle des travers des femmes à ce sujet : « Que d'erreurs ou de torts ne pourrait-on pas reprocher au sexe, sous le rapport du vêtement ! Maîtrisé par la mode, rien ne lui coûte quand il s'agit d'adopter les lois de ce tyran capricieux. Il pousse quelquefois la légèreté et même la folie jusqu'à sacrifier sa commodité, ses appas et sa santé, au vain plaisir d'une ridicule et vaine parure. De nos jours, des femmes presque nues bravent sans pudeur les intempéries des saisons, et se croient invulnérables sous l'empire de l'usage. Aveugles qu'elles sont ! elles ignorent que les plus funestes maladies, le catarrhe, le rhumatisme, la pleurésie et la phthisie pulmonaire immolent tous les ans une foule de victimes depuis qu'elles s'habillent avec si peu de précaution !... »

« Apprenez-moi, dit un autre philosophe, par quel secret attrait des femmes, décemment élevées, aiment à se produire ainsi nues ? Sont-ce des athlètes dans l'arène qui en appellent d'autres ? Qui provoquent-elles en champ clos avec des yeux enflammés, et cet appareil plus séduisant que la nudité ? Et si leur voix ne défie personne, pourquoi paraître ainsi préparées au combat et irriter des désirs que leur sagesse se refuse à satisfaire ? Savent-elles à quels dangers peut les conduire une telle coquetterie, à quels excès un homme peut se porter, enflammé par un tel spectacle ?... Mais un jour, une chaîne fortunée doit unir leurs destins à

ceux d'un époux amoureux; je les vois s'avancer au
banquet nuptial! sur le passage du couple charmant
es presse la multitude, qui ne voit, n'admire que la
jeune vierge embarrassée de ses charmes, et plus belle
encore de son embarras. Le rustre même, à l'aspect de
ces appas si magnifiquement déshabillés, admire aussi,
puis sourit de pitié en voyant une rose ainsi dépouillée
de son feuillage. Cependant le dîner s'avance, et l'objet
de la fête servant de prétexte aux fades plaisanteries
qui sont passées en compte pour de l'esprit, on toaste
aux époux, à leurs prochains rejetons. Le vin égaie
les têtes et fait éclore la chanson dissonante. Le violon
fait une utile diversion. On a relégué l'antique menuet
et sa ronde naïve, remplacés par la savante contre-
danse. La valse impétueuse, la valse, que proscrivent
Saint-Preux et autres, annoncée par le fifre éclatant,
s'empare du salon. Un bras nerveux enlace la taille
souple et légère de la jeune épousée. Le lierre ne s'attache pas de plus près à l'ormeau.... Les regards con-
fondus, absorbés l'un dans l'autre; genoux contre
genoux, les mains entrelacées, corps à corps, j'ai presque dit bouche à bouche; ils décrivent, en délirant,
des cercles multipliés. Eh ! que donnera ce soir à son
amant, à son époux, cette fille ingénue que n'aura
pas dévoré l'œil avide de son danseur? Qu'aura-t-elle,
dans le plus intime abandon, de plus à montrer que
ces formes ravissantes qu'a pressées son insolente
main? J'en atteste, et cette sueur amoureuse, et cette
bouche balbutiante, et ce sein agité par des battements
de cœur qui ne sont pas toujours pour l'hyménée.

Voyez-la éperdue, sans mouvement, sans voix, la poitrine pantelante, et décidez si c'est d'une lutte ou d'une danse qu'une femme sort ainsi épuisée. »

Les femmes ont tout changé, tout outré; renonçant aux dons de la nature, elles ont appelé l'art, et l'art est accouru pour venger la nature. Voyez cette blonde charmante dont les yeux semblent refléter l'éclat azuré du ciel pur et sans nuage. Une chevelure longue et argentée se mariait à la douceur de son teint, autrefois blanc sans imposture. Regardez sa tête aujourd'hui largement ombragée de cheveux noirs et crépus; un ardent vermillon recouvre et ne cache pas les rides prématurées qui sillonnent ses joues flétries... Mais savez-vous, jeune décrépite, à qui appartient la dépouille dont vous croyez parer votre tête? Tremblez... Mais poursuivons ces détails, décourageants sans doute si nous n'étions soutenus par l'espoir d'obtenir quelque amélioration : n'est-il pas vrai que de la tête aux pieds les femmes semblent avoir conjuré leur perte? Voyez ce soulier, si l'on peut donner ce nom à l'étroite et mince lanière interposée pour unique défense entre la boue perpétuelle de Paris et ce pied déformé par les cors, grâce à la captivité de sa jeunesse. Autrefois une semelle de cuir mettait entre le pied et l'humidité du sol un rempart impénétrable; aujourd'hui la mode rétrécissant cette digue, on marche sur l'étoffe qui se recourbe sous la plante du pied, se gonfle par l'eau qu'elle transmet à l'individu; de là les rhumes, les catarrhes; on tousse, mais on a un si joli soulier:

un catarrhe vous suffoque, mais on court d'un pied
si léger à la mort, qu'en vérité effleurer ainsi la vie
c'est jouir d'avance des honneurs de l'immortalité.

Peut-être me dira-t-on : avouez au moins, monsieur l'accusateur public, que les femmes plus sages
que leurs aïeules se sont affranchies des entraves des
cors et ne couvrent plus leur face entière d'un
fard repoussant, qu'enfin, elles ont relégué les paniers, et que l'œil peut dessiner les contours d'une
taille qui n'a plus, entre elle et vos désirs, qu'un
rempart de lin. Oui, nous devons en convenir, l'art
est banni de la toilette des femmes; elles consentent
à porter, il est vrai, de ces ceintures magiques qui
offrent à l'œil le plus exercé la vue d'attraits qui
n'existent point, et s'obstinent à faire de la taille un
vase, quand la nature l'avait dessinée en cône renversé, suivant l'expression pittoresque de Paré; mais
c'est seulement pour la soutenir. Elles veulent bien
effleurer d'un crépon léger leurs lèvres pâlies; et,
distribuant artistement toutes les nuances d'une pa-
lette inépuisable, donner du noir aux sourcils trop
rares, du rose aux joues fanées, du bleu aux veines
absentes, du blanc à cette peau tannée par les cosmétiques, la vie, enfin, à leur physionomie entière;
mais c'est sans artifice, en vérité, et seulement pour
n'être pas effroyables; femmes vaines et menson-
gères, quoi! ce carmin n'est pas du fard? et quand,
émules de Guérin et de Lefebvre, vous nous offrez
ces mobiles peintures, dignes non de la palme du talent, mais de celle de la perfidie; quand vos teints,

animés de luxure et de rouge végétal, offrent la ga-
lerie du dix-neuvième siècle, vous osez invoquer la
nature et vous vanter de suivre ses lois ?... En vain,
l'art séducteur en donnant au plomb la couleur pur-
purine veut vous rassurer sur l'innocuité de ses préparations; chaque coup de pinceau vous enlève une
grâce et vous donne une année; avant deux lustres,
médaille quelquefois consultée, vous n'attesterez que
la dépravation du goût du siècle où vous viviez; on
dira : une race d'hommes exista, qui, intervertissant
l'ordre des temps, des saisons et des jours, dormait
le matin, se levait à midi et dînait le soir, trop heureux quand ce n'était pas le lendemain ! Épuisées de
repos, fatiguées d'oisiveté et lasses de sommeil, les
femmes d'alors s'asseyaient sans appétit à table, mais
l'horloge ordonnait de dîner; on dévorait sans faim
les morceaux en déchirant les absents; et, pour précipiter l'indigestion de la veille et la digestion du jour,
on buvait largement des liqueurs actives qui faisaient
digérer à peu près, comme on fait sonner les heures
d'une pendule détraquée en la chargeant d'un poids
trois fois trop pesant pour ses ressorts usés. Sortis du
dîner à neuf heures, il fallait bien offrir son hommage
aux dieux du jour. Garat chantait alors, Elleviou
jouait, Vestris dansait, Tessier lisait, Larive déclamait,
enfin la belle Georges régnait, et l'on courait en car-
rick découvert prendre un billet de présence chez tous
ces enchanteurs. Cependant le crépuscule, comme à
présent, avait éteint les feux du jour, et la vapeur
élevée par l'ardeur du soleil, retombait en brouillard.

Qu'importe, Iris les bravait même sans son écharpe. On courait à chaque athénée, on visitait chaque théâtre, on se montrait partout, et les trois quarts des spectateurs annonçaient l'impatience d'être interrompus, tandis qu'un groupe admirateur s'extasiait sur l'apparition de ces astres à l'horizon théâtral.... Minuit sonnait, on sortait de ces antres de Lemnos. A l'ardeur étouffante de ces salles mesquines quand on se rappelle les théâtres romains, succédait un froid aigu; on était tenté de succomber à son influence et au besoin réparateur du sommeil, mais on avait annoncé un thé, et la cohorte ambulante entrait en bâillant sous les lambris dorés d'un moderne Mondor; la feuille de l'arbrisseau chinois s'épanouissait sous la liqueur bouillante; on buvait à longs traits l'oubli de la santé et du sommeil; le punch commençait par égarer les têtes; la bouillotte à son tour venait achever de les renverser. Autour du tapis vert le financier venait perdre son or, le marchand son crédit, le rentier son dernier écu, le médecin son temps, le banquier sa réputation, l'écrivain ses principes, la femme son honneur, tous l'estime l'un de l'autre. Sept heures du matin sonnaient, l'aurore s'étonnait d'éclairer ces figures qu'elle n'avait jamais vues, et l'on allait à la lueur du soleil implorer pour le jour les pavots du dieu de la nuit, afin de recommencer le soir la même existence. Enfin, dans ce siècle de la folie, une tête de jockey, un buste et des bras nus, des mains chargées de bagues et de plus d'un ridicule, une robe de gaze et des pieds sans souliers, voilà ce qu'on appelait une femme à la mode.

Et qu'on ne pense pas qu'injustement inquiet et morose, je trouve la mise actuelle des femmes plus ridicule que celle des siècles passés; non, et c'est précisément parce qu'avec un pas de plus, elles seraient dans le chemin de la décence et du goût, qu'on me voit dépité de ce qu'elles prennent la route opposée. Nos jeunes femmes sont bien mises aujourd'hui. La mode actuelle est très-favorable, elle concilie jusqu'à un certain point la grâce et la beauté par la manière de voiler les formes sans les cacher. Il ne manque au costume moderne, pour le rendre plus propre à conserver la santé, que de le proportionner à la différente température des saisons. Les femmes, sous ce rapport, ont deux extrêmes à éviter, d'une part, l'indécence de la nudité qui les expose à mille dangers; de l'autre, une trop minutieuse précaution qui les porte à se surcharger de vêtements inutiles. On doit désirer aussi qu'elles mettent moins de vanité à paraître minces de taille et qu'elles fassent attention à ne gêner aucune des parties du corps par la compression. « Pour qui connaît l'intérieur du corps, dit avec raison un auteur, il est difficile de comprendre comment les organes de la respiration peuvent se loger et se développer dans l'espèce d'étau qui étreint la fine taille de nos Parisiennes; je suis persuadé qu'une partie des poumons est imperméable à l'air chez elles, et que c'est là une des causes qui font dans cette capitale tant de victimes de la phthisie. » Mais je n'ai garde de tenter une réforme contre laquelle échoua l'éloquence de J.-J. Rousseau, quoiqu'il ne cessât de dire que l'aisance des vêtements contribuait à laisser aux Grecques ces belles formes qu'on admire dans leurs statues. Si cette raison ne fut pas goûtée de ses jolies contemporaines, que pourrai-je dire aujourd'hui? Je rappellerai seulement aux dames qui usent de toutes les ressources de la mécanique pour soutenir ce que la nature ne soutient plus, que la constriction de la poitrine par les corsets a surtout des inconvénients graves à une époque où les poumons, surchargés de sang, ont besoin de pouvoir se dilater; de plus, que la compression des seins peut favoriser le développement de la maladie terrible qui s'y développe trop souvent à l'âge de retour. « L'on sait, dit le célèbre Tissot, combien les corps baleinés ont détruit de tailles et la santé; l'estomac et les autres viscères gênés dans leurs fonctions, les font toutes mal; les digestions se perdent, les viscères s'obstruent, les humeurs s'altèrent, les malades tombent dans la maigreur et le dépérissement. »

Il n'y a pas encore longtemps que la mode de nos Françaises était aussi dangereuse que ridicule; on voyait une dame gémir sous le poids d'un long et large manteau plissé devant et derrière, enflé par des postiches pour le faire remonter au milieu du dos; on en voyait avec des manches appesanties par le plomb, des jupes d'une ampleur démesurée, garnies de quatre ou cinq rangs de diverses étoffes massives d'or et d'argent, des galons, des guipures, des franges, des broderies, des amadis, des étoles, des bardes et d'une foule de noms plus bizarres encore. Un homme de beaucoup d'esprit, qui faisait des vers pour son plaisir, avait été assez heureux pour contribuer à celui des autres par la satire suivante :

Quelle grâce, en effet, quels charmes singuliers
Nos dames présentaient avec leurs grands paniers
Pour qui, sans une marche obliquement adroite,
La porte à deux battants se trouvait trop étroite!
Une belle avec eux, de ses grands falbalas,
Couvrait dans un salon les plus larges sofas ;
Mais à table trouvant les chaises trop petites,
En chargeait les genoux de ses deux acolytes;
Sur cette base énorme, obélisque nouveau,
Dans sa gaîne le corps s'allongeait en fuseau,
Et serré fortement, afin d'être plus libre,
Présentait sur sa pointe un cône en équilibre.
Pour le mieux couronner, un art miraculeux
En bastion pointu bâtissait les cheveux
Qu'afin de préserver d'une triste ruine,
On cimentait de graisse, on plâtrait de farine.

Ajoutons que l'épigramme de Martial, qui contient la revue si plaisante de tout l'arsenal de la toilette de Galla et la peinture de Vénus devant son miroir, et la nomenclature seule des femmes employées à ces mystères, suffiraient pour absoudre nos Françaises, et prouver qu'elles sont encore aussi loin du luxe des Grecques et des Romaines que Paris est au-dessous encore d'Athènes et de Rome. Mais, sans chercher si loin nos exemples, l'épigramme si connue d'Addisson contre nos dames, et à la louange de la comtesse de Manchester amenée à Paris par l'ambassadeur, son

mari, prouverait assez que le beau siècle de Louis XIV
vit nos belles Françaises couvrir leurs joues de couleurs empruntées, et perdre leur réputation, leur
fortune et leur santé en employant plus d'argent et
de temps à se rendre laides, pauvres et ridicules,
qu'elles n'en dépenseraient à rester belles, riches et
vertueuses. La comtesse de Manchester disait : «Quand
les fières dames de France, qui couvrent leurs joues
pâles d'un rouge artificiel, aperçurent cette belle
étrangère brillante comme une divinité, quoique
parée des seuls attraits qu'elle tient de la nature, leurs
regards annoncèrent leur confusion, une rougeur naturelle se répandit sur leur visage pour la première
fois. »

Oui, tout dans vos mains, femmes charmantes,
prend un caractère aimable, l'excès seul nuit à votre
perfection, et gâterait, je crois, jusqu'à vos qualités.
Aimez ce sexe dont le bonheur se fonde sur la sensibilité du vôtre; mais n'oubliez jamais que si un moment
de légèreté ou de coquetterie vous fait céder à la mode,
vous expierez longuement, négligées par ces mêmes
hommes, à l'hommage desquels vous aurez sacrifié
votre santé, le plaisir d'un triomphe instantané. Belles
des dons de la nature et des forces du premier âge, ne
dites point : qu'importe la santé. Ce blasphème est
entendu de Dieu, et Dieu vous punira. Pensez que
vous n'êtes que mortelles, jeunes beautés que l'adu-
lation traite de divinités; donnez des soins à parer vos
formes extérieures, mais ne négligez pas l'ornement
de votre esprit, ne consumez point dans un duvet

oiseux un temps que vous devez au plaisir de l'existence. Levez-vous avec l'astre du jour, qu'il éclaire
vos actions, dignes de la lumière. Que la propreté surtout occupe vos premiers instants ; avec de belles dents,
une peau soignée et non parfumée, le luxe du linge
et non des habits, la femme est toujours attrayante,
et prolonge la durée de son printemps. Mettez entre
vos repas un sage intervalle : qu'ils soient sobres, ils
seront assez salubres ; que vos plaisirs soient décents,
ils seront assez vifs. N'invoquez les bienfaits de Mor-
phée que lorsque son sceptre de plomb ayant assoupi
la nature, la nuit, dans son char d'ébène, se promène
en silence et la couvre de son manteau étoilé ; mais
ne vous couchez jamais sans avoir allégé les douleurs
de l'infortune. Vos songes riants vous retraceront vos
bienfaits, et vous penserez que la main est toujours
la plus belle qui répand le plus de bienfaits. Le lendemain, le cœur content, quittez le lit avec l'aurore
et le désir de faire de nouveaux heureux. Belles Grecques, chaussez alors le cothurne solide, mais toujours
Françaises, conservez, ah ! conservez surtout ce ton
délicat, ce cœur aimant, cet esprit facile, cette tournure à la fois élégante et noble qui vous distinguent
de toutes les nations, et donnez encore au reste de
l'Europe des leçons de goût, de modes et d'amabilité.

Tels sont, enfin, femmes sensibles et aimables, les
conseils salutaires que vous devez suivre, et dont vous
ne devez jamais vous écarter pour éviter tous les maux
qui menacent votre sexe à chaque pas que vous faites

dans la vie ; et comme le dit un vénérable vieillard de cent seize ans :

Pour appeler sur vous tous les bonheurs possibles,
　　La paix de l'âme, la santé,
　　Les jours sereins, les nuits paisibles,
Et les plaisirs exempts de la satiété.

Des passions.

Les passions ne dérivent pas de l'intelligence, car elles la bouleversent et l'obscurcissent. Elles ne sont point de la volonté, puisqu'elles la combattent et souvent la renversent.

Toutes les passions sont bonnes, dit Rousseau, quand on en reste le maître ; toutes sont mauvaises quand on s'y laisse assujettir. Les passions, dit Helvétius, sont le feu céleste qui vivifie le monde moral ; c'est à elles que les sciences et les arts doivent leurs découvertes, et les hommes leur élévation, et trop souvent leur perte.

Quelle immense carrière s'offre à nos regards en abordant un sujet d'une aussi grande importance que celui dont nous essayons de sonder la profondeur ! Nous nous proposons de traiter des passions, de ce caméléon qui emprunte toutes les couleurs, de ce protée qui se déguise sous tant de formes, de ce tyran cruel qui se joue de notre faiblesse et de notre crédulité.

Les passions subordonnées à la raison ne sont destinées, par l'auteur de la nature, qu'à procurer à l'homme l'espèce de félicité dont il peut jouir sur la

terre; mais elles lui deviennent bientôt funestes par
l'abus qu'il en fait et par l'ascendant qu'il leur laisse
prendre. On peut dire que si quelques-unes d'entre
elles lui sont utiles, le plus grand nombre agitent le
cours de sa vie, la remplissent d'orages et en raccour-
cissent le terme; car leur influence sur la santé n'est
contestée par personne, soit qu'elles agissent lentement, soit qu'elles éclatent avec violence. Dans le premier cas, c'est un poison caché qui détruit; dans le
second, c'est un feu qui dévore.

Leur premier murmure, semblable au mugissement
de la mer, n'annonce que des orages et des tempêtes;
elles s'accroissent dans leur cours, s'affermissent par
leur durée, se reproduisent l'une par l'autre, et se
combattent sans cesse. L'homme n'éprouve au dedans
qu'agitations, troubles, dissensions. Combattu par la
multiplicité et la contrainte éternelle de ses penchants
déréglés, il ne peut trouver la félicité après laquelle il
soupire; ses propres passions lui font illusion en lui
présentant l'espérance flatteuse de ce bonheur parfait,
de ce fantôme qu'il cherche en vain sur la terre....

La vie serait un présent bien doux, si, exempte
d'amertume, elle pouvait couler perpétuellement dans
le plaisir; mais un tel état ne saurait être le partage de
l'homme, et le bonheur parfait est une chimère. D'ailleurs, le plaisir constant ne peut pas être; le plaisir
est la satisfaction du désir; il faut donc désirer pour
être heureux, et du moment qu'on désire, c'est qu'on
n'est pas encore heureux; donc le plaisir perpétuel est
une absurdité. D'autre part, la satisfaction du désir

entraîne l'ennui, la satiété, et l'homme qui aurait la facilité d'assouvir à l'instant ses moindres désirs, serait assurément le mortel le plus ennuyé et le plus malheureux, il ne tarderait pas à désirer la mort par l'ennui même de la vie dont il aurait bientôt épuisé toutes les jouissances. La vie, pour être supportable, doit donc être une suite de désirs qu'on ne doit pouvoir satisfaire qu'avec effort; c'est là le seul bonheur auquel nous puissions prétendre; c'est le bonheur que procure cette précieuse médiocrité chantée par les poëtes, louée par les philosophes; bonheur également inconnu et des gens opulents condamnés à satisfaire sur-le-champ leurs moindres désirs, et des misérables condamnés à ne les satisfaire jamais.

On peut ajouter que les douleurs et les peines sont nécessaires à notre bonheur, qu'elles en doublent la vivacité. Le triste hiver fait trouver le printemps aimable, la nuit obscure rend plus chère la clarté du jour; le froid rend agréable l'impression d'une chaleur vivifiante; la faim donne aux aliments une saveur exquise; la fatigue fait goûter le repos, l'insomnie rend le sommeil plus doux; l'esclavage fait adorer la liberté.

Les passions fougueuses ainsi que les émotions pénibles ou agréables trop vivement senties, déterminent des secousses si violentes qu'il peut en résulter les accidents les plus fâcheux et quelquefois même la mort. Tissot connaissait une dame qui éprouvait des convulsions toutes les fois qu'on prononçait le nom de sa rivale. L'histoire enseigne que la fille de César et l'impératrice Irène moururent en apprenant l'une la mort de Pompée, l'autre celle de l'empereur Philippe, leurs maris. L'illustre médecin Fernel mourut au bout d'un temps fort court de douleur d'avoir perdu sa femme. Racine et Louvois ne purent survivre à la disgrâce de Louis XIV. Dominique de Vic expira de douleur en voyant le lieu où Henri IV avait été assassiné. Horace suivit de près Mécène dans la tombe. Louis de Bourbon resta sans vie à la vue des ossements de son père qu'il avait fait exhumer, etc.

Les passions déréglées, également terribles et redoutables, empruntent leur force de notre faiblesse, de notre insouciance, de nos dépravations. Au lieu de les craindre, de leur résister, nous leur donnons les plus faciles accès, nous nous précipitons même au-devant des dangers dont elles nous menacent. On doit les considérer comme un torrent fougueux auquel il faut creuser un lit si l'on veut se mettre à l'abri de ses orages.

Pour les vaincre et les dompter il faut les connaître, il faut être prémuni contre leurs impétueux efforts. Celui qui est frappé inopinément subit tous les coups de la tempête et n'échappe que bien difficilement au naufrage.

Si, comme les moralistes le prétendent, l'homme est une intelligence unie à des organes, un animal doué de la raison, ou, comme un philosophe chrétien l'affirme, une intelligence déchue luttant contre des organes, cette lutte presque continuelle entre les besoins et les devoirs, entre les organes et l'intelligence ou, si l'on aime mieux, entre la chair et l'esprit,

cette lutte, c'est toute la vie de l'homme que l'Écriture
appelle avec tant de raison un combat : *militia est vita
hominis super terram.* Magnifique pensée rendue par
un vers d'autant plus admirable, qu'il nous montre
en même temps le prix réservé aux généreux athlètes
qui auront su triompher de leurs passions :

> La vie est un combat dont la palme est aux cieux.
>   C. DELAVIGNE.

Ce combat, devenu encore plus dangereux par les
progrès mêmes de la civilisation, exige une continuelle
vigilance si nous ne voulons pas nous laisser entraîner par les passions, ces perfides et redoutables ennemies de notre repos; mais, pour leur résister avec
avantage, il ne suffit pas d'être bien fortifié sur un
point, il faut l'être de tous côtés, il faut être armé de
toutes pièces, dit le docteur Descuret; cette armure,
une éducation complète pourra seule la donner à
l'humanité par la culture simultanée des facultés physiques, morales et intellectuelles des enfants. En ne
développant plus imprudemment une ou deux facultés
au détriment des autres; en s'attachant au contraire à
diriger tous nos besoins physiologiques, sociaux et
intellectuels, les parents et les gouvernements finiront
par rendre les hommes plus forts parce qu'ils seront
meilleurs; et en même temps meilleurs parce qu'ils
seront plus forts.

De l'amour.

> O mère des amours! ô mère des Romains!
> Vénus, charme éternel des cieux et des humains,
> Toi seule, embrasant tout de ton feu salutaire,
> Peuples l'air et les eaux et fécondes la terre.

Seul il tient les rênes de l'empire du monde, partout il dirige son vol; il est accompagné d'une lumière pure qui dissipe les ténèbres du chaos; sa voix retentit dans toute la nature. (ORPHÉE.)

L'amour n'est pas une seule passion, elle éveille et réunit toutes les autres. (Madame DE SOUZA.)

Il est si difficile de se soustraire à l'empire de l'amour qu'il est très-peu de personnes qui puissent se flatter d'être en droit de réclamer contre la vérité de l'inscription si connue tracée au bas de sa statue :

> Qui que tu sois, voici ton maître;
> Il l'est, le fut ou le doit être.

Cette loi est la vie de l'univers comme l'a très-bien dit un auteur; nous la retrouvons partout, au premier et au dernier degré de la création, se modifiant avec la matière et se divinisant avec l'esprit. Comme affinité, elle attire les molécules; comme attraction, elle soutient le monde; comme force productrice, elle renouvelle la nature; comme sentiment, elle nous ouvre l'infini. Ainsi la loi, se dégageant peu à peu de ses formes géométriques, passe de l'attraction à l'amour, et déjà, dans les plantes et dans les animaux, elle semble n'être plus que l'attrait du plaisir.

Dans les plantes, voyez-la créer des chefs-d'œuvre pour un hymen de quelques heures. Rien ne lui coûte, les parfums, les formes, les couleurs, la grâce, la richesse, elle varie elle prodigue tout comme si elle savait que hors de là des yeux s'ouvrent pour voir et des âmes pour admirer.

Des plantes aux animaux la scène s'anime et la vie se répand : voici un troisième monde où le plaisir prend une voix, où tous les êtres s'appellent et se cherchent, où l'oiseau chante, où l'insecte bourdonne, où les lions rassemblés font retentir les déserts de leurs terribles rugissements. Ici commence l'amour ! l'amour terrestre et passager, un amour d'une saison, d'un jour, d'une heure, et cette heure passée, les lions redeviennent solitaires, l'oiseau perd son plumage, le rossignol cesse de chanter et la beauté s'évanouit.

La nature le veut ainsi. En appelant tous les êtres à la volupté, en multipliant l'amour, elle en a ménagé les flammes, car elle prévoyait les périls d'une plus grande libéralité.

Jusqu'ici la loi a été imposée, quoiqu'en s'adoucissant toujours par le plaisir. Arrivée à l'homme, elle cesse d'être une obligation sans cesser d'être une force. Sa force s'accroît même de tous les charmes du sentiment, du beau et de l'infini, mais en s'accroissant elle change de direction et s'élève pour ainsi dire de la terre au ciel.

Quelque chose qui ne peut pas mourir, un sentiment qui se déclare lui-même éternel, s'éveille en nous. C'est qu'il y a en nous quelque chose de surnaturel,

de divin, qui charme plus notre esprit que nos regards
et qui touche plus à l'âme qu'à la matière; alors l'esprit seul et non le corps devient amoureux; c'est lui qui
brûle de s'unir étroitement au chef-d'œuvre. Toute
ardeur terrestre s'éteint, et est remplacée par une tendresse divine. L'âme, échauffée, se replie autour de l'objet aimé, et spiritualise jusqu'aux termes grossiers
dont elle est obligée de se servir pour exprimer sa
flamme.

C'est ce sentiment qu'on a improprement appelé
amour platonique. Platon n'a jamais prétendu que
l'amour dût être entièrement idéal, purement métaphysique; seulement il veut que l'homme de bien
préfère les qualités de l'âme, source intarissable de
plaisirs délicats, aux avantages du corps, si pauvres,
si monotones, si passagers. « J'appelle homme vicieux,
dit-il, cet amant populaire qui aime le corps plutôt
que l'âme; car son amour ne saurait être de durée,
puisqu'il aime une chose qui ne dure point. Dès que
la fleur de la beauté qu'il aimait est passée, vous le
voyez qui s'envole ailleurs, sans se souvenir de ses
beaux discours et de toutes ses belles promesses; il
n'en est pas ainsi de l'amant d'une belle âme : il reste
fidèle toute la vie, car ce qu'il aime ne change point. »
(Trad. de M. Cousin.)

Le premier élan de deux âmes qui se reconnaissent
est d'appeler une autre vie : on dirait que la nature
attache à l'amour une révélation de l'immortalité.

Quelle misère! ce sentiment qui nous divinise finit
par un acte animal. La nature nous appelle à la terre

par la volupté du ciel, comme elle nous appelle au ciel par les douleurs de la terre.

Et cependant l'homme reste libre; il peut repousser les voluptés qu'on lui présente; il peut ce que les animaux ne peuvent pas, il peut refuser de transmettre la vie. Le plaisir ne lui est pas imposé, et s'il s'abandonne à la loi, ce n'est point parce qu'elle est une loi, ce n'est point parce qu'elle est un charme, c'est parce qu'il peut en faire une vertu.

Sur ce point, les avertissements de la nature sont positifs; ils ne laissent aucun prétexte à nos passions; ils condamnent tous les excès, le célibat comme la débauche; et l'ordre s'établit dans les gracieuses harmonies de la vertu et du plaisir.

Dans les animaux, l'amour, cette loi de la vie, ne s'occupe que de la conservation de l'espèce; mais en arrivant à nous, elle prend un caractère plus noble, plus sacré; dans l'homme, elle semble songer au bonheur de l'individu.

Si l'amour n'était qu'une petite convulsion, comme l'appelle Marc-Aurèle, l'homme ne s'élèverait guère au-dessus de la brute. Il doit toute sa supériorité à la puissance-morale de l'amour; et cela est si vrai que partout où il méconnaît cette puissance, sa supériorité s'évanouit.

C'est qu'alors l'homme se méprise dans une partie de lui-même, c'est qu'il s'avilit dans la femme, c'est qu'il se mutile de la moitié de son âme, et que toute mutilation le démoralise; et comment connaîtra-t-il la vertu, s'il flétrit son guide le plus ardent et le plus aimable? Qui lui apprendra les grâces de l'innocence, les dévouements du cœur et ces élans pieux vers le ciel, qui sont la vie de l'amour? L'amour! voyez comme il repousse l'ambition, comme il méprise la richesse, comme il est prêt à tous les sacrifices qui font les héros! Ce qui nous charme dans l'amour, ce ne sont pas ses plaisirs si vifs, ce sont ses dévouements, sa pudeur, sa fidélité : nous n'en voyons que le sublime, nous n'en citons que les joies morales et les élans divins.

L'amour nous inspire tout ce que demande la sagesse; il nous ouvre, à quinze ans, ce monde enchanté où le beau et l'infini nous apparaissent comme le seul but de la vie; et qu'on ne dise pas que ce monde est imaginaire! Ces perfections idéales, objets de nos rêveries, ces dévouements, qui nous semblent si faciles, toutes ces images riantes de la vertu dans l'amour et du bonheur dans la médiocrité, tout cela est vrai, il n'y a même que cela de vrai sur la terre. La nature ne nous trompe pas, c'est le monde qui nous trompe lorsqu'il nous arrache à ces illusions de la vérité pour nous plonger tout vivants dans les tristes réalités de ses vices et de ses mensonges.

L'amour, dit un homme d'esprit, est un ange qui vient à nous sur des ailes de flamme, non, comme l'a dit une femme de génie, pour nous faire faire de l'égoïsme à deux, mais pour nous introduire dans la vie active, et nous en rendre les peines légères et les devoirs faciles; il est vrai que l'amour a ses heures d'égoïsme. D'abord les amants se cherchent et soupirent; puis, comme des fleurs qu'un vent doux détache de la tige maternelle, ils se séparent de la famille et se laissent emporter dans la solitude. Ce besoin d'isolement dans la tendresse se trouve exprimé dans les livres les plus anciens.

S'isoler est une des premières phases de l'amour, mais non l'amour lui-même; l'amour ne rétrécit pas le cœur, il le dilate et le rend capable de vaincre le néant. Ingrats que nous sommes! nous nous plaignons de voir sitôt disparaître ces temps de solitude et d'égoïsme, et nous ne sentons pas que la famille et la société seraient perdues si un tel enchantement pouvait durer toujours.

En cessant d'être social, l'homme cesserait d'être puissant; l'amour, qui l'élève au ciel, lui ferait perdre jusqu'à son empire terrestre.

Heureusement la nature est plus grande que nos désirs et plus généreuse que nos volontés.

En effet, l'homme soupire et languit auprès de sa maîtresse; mais, à côté de sa compagne, au milieu de ses enfants, il jouit de la plénitude de son être. Soutien de sa race, protecteur de sa jeune famille, tout ce qu'il y a en lui d'actif, de noble, de fort, de généreux se trouve excité et mis en œuvre. Et cependant il n'a rien perdu de son amour; seulement, comme sa compagne, il le répand sur un plus grand nombre d'objets; toutes ces petites mains qui le caressent, tous ces visages riants qui l'environnent lui rappellent celle qu'il aime; il la reconnaît dans le sourire de ses enfants et la bénit dans leur innocence. Ah! les grâces de la jeune vierge n'ont jamais excité de plus doux transports que les vertus de la mère de famille! L'amour, c'est du bonheur pour ce monde et pour l'éternité!

Aimez, et vos désirs seront remplis; aimez, et vous serez heureux; aimez, et toutes les puissances de la terre ramperont à vos pieds.

L'amour est une flamme qui brûle dans le ciel, et dont les doux reflets rayonnent jusqu'à nous. Deux mondes lui sont ouverts, deux vies lui sont données; c'est par l'amour que nous doublons nos êtres, c'est par l'amour que nous touchons à Dieu!

Il est bien important de connaître l'origine, les progrès et les funestes effets de l'amour, de cette passion, d'autant plus dangereuse, qu'elle se présente sous les formes les plus aimables et les plus séduisantes.

L'amour, cette passion souveraine, pour ainsi dire unique du sexe, et dont, selon l'expression de Bernardin de Saint-Pierre, le mariage peut seul faire une vertu, est une ardeur véhémente, une fureur, un transport qui nous entraîne vers l'objet aimé. Tantôt c'est une flamme dévorante qui fait éruption de toute part, tantôt c'est un feu caché qui nous mine et nous consume. Dominateur universel des êtres qui respirent, toujours le même et toujours nouveau, s'il a commencé, c'est avec le monde, et s'il doit finir, ce n'est qu'avec lui.

Dans l'amour, la sensibilité s'exhale vers l'objet désiré, elle l'aspire avec ardeur et s'élance au-devant de lui; aussi le sein semble s'entr'ouvrir comme les bras s'étendent pour embrasser la personne chérie; l'âme se dilate, le cœur palpite, un feu léger erre dans les regards, sur la bouche à demi ouverte. On languit, on brûle tour à tour, la vie paraît s'épuiser et renaître. Tous les sentiments tendres et magnanimes concourant à cette ardente et délicieuse passion, elle entraîne le délire et l'extase dans ses ravissements, elle s'envole jusqu'aux espaces célestes en imagination. C'est la seule passion que l'on ait crue digne de la Divinité. L'amant meurt dans lui pour revivre dans ce qu'il adore; son bonheur est de s'immoler, il tire sa gloire des périls auxquels il se dévoue pour l'objet de ses transports. Aveugle sur tous les défauts de la personne idolâtrée, il y trouve toutes les perfections. Par l'amour, l'avare devient prodigue, le timide audacieux, le superbe s'humilie. La chaleur d'amour porte à des actions grandes et hautes, elle allume le génie de l'éloquence, de la poésie, de la musique.

La cause primordiale de l'amour est sans contredit l'instinct de reproduction, instinct puissant, instinct propagateur excité par la beauté et par la grâce encore plus séduisante, que le Créateur a mis en nous pour perpétuer son ouvrage, nous chargeant de réparer les ravages de la mort par une continuelle transmission de la vie. Il se joint à cet instinct un sentiment affectueux qui ajoute à ses douceurs, et en prolonge infiniment la durée. Ce sentiment possède un tel attrait qu'il peut exister longtemps, sinon sans désirs, du moins sans jouissances matérielles; il peut même vivre de privations, et ces privations ne font qu'alimenter son ardeur.

La beauté, la grâce, les qualités morales et des idées

de perfection, et surtout de volupté que nous attachons à la possession d'un objet, sont ensuite les premiers excitateurs de l'amour que dans l'état social viennent augmenter, et souvent font naître, les avantages de la fortune, de la gloire ou du rang.

« Parmi les usages, qui, dans les sociétés policées, dit le spirituel professeur Alibert, contribuent plus qu'on ne pense à faire naître et à nourrir le sentiment de l'amour, il en est un dont l'effet est d'autant plus sûr qu'il est plus continuel, c'est l'usage des vêtements. Indépendamment de l'accord ou du contraste recherché des couleurs qui rendent plus séduisant l'objet qu'elles parent, les vêtements annoncent, par leurs différentes formes, les différences des deux sexes, ils en fortifient les attraits naturels par cela seul qu'ils les cachent; l'effort qu'on fait pour chercher les différences rend alors plus actifs les feux qu'elles allument. »

Que de prestiges l'amour ne met-il pas en œuvre pour s'emparer de nos cœurs! Tantôt il s'en rend ouvertement le maître par les attraits de la beauté, tantôt il s'y glisse sous le voile des grâces, de la pudeur, de la modestie, de l'enjouement, de la candeur, de la naïveté. Il nous séduit aussi par la vanité et même par la difficulté du triomphe. « Tantôt l'amour s'empare brusquement des âmes, dit un auteur, et y brûle avec rapidité; tantôt il s'y insinue furtivement, et se développe par degrés insensibles. En vain comptons-nous sur le calme de nos sens ou sur la retenue de notre imagination; protée astucieux, il se rit d'une con-

fiance qui rend ses surprises plus faciles, et souvent
nous croyons encore nous appartenir quand tout à
coup nous apercevons les chaînes dont il a su nous
enlacer depuis longtemps. » Mais, en dernier résultat,
c'est toujours le bonheur que l'amour nous présente
sous l'attrait de la volupté. « La volupté, dit le sénateur Vernier, promet vainement les vrais plaisirs; ceux
qui se laissent séduire par ses trompeuses amorces, ne
tardent pas à être désabusés de leur ivresse passagère;
l'ennui, la tristesse et le chagrin viennent les investir,
et ils ne vivent plus que pour gémir sur les excès auxquels ils se sont livrés; souvent même ils terminent,
dans les douleurs et les infirmités, une vie honteuse
et méprisée. »

Les grâces rivalisent la beauté, et n'étendent pas
moins leur empire. Elles se montrent dans ce charme
inexprimable du maintien et de l'action qui nous attire
malgré nous; dans les accents de la voix, dans les
regards, sur les lèvres, dans le geste, et particulièrement dans le sourire qui se répand sur toute la physionomie. Il n'est pas plus aisé de les définir que de
les fixer; cependant on peut dire qu'elles modifient
tous les mouvements extérieurs exécutés de la manière
la plus naturelle et la plus séduisante, ce qui fait assez
connaître qu'on les tient plutôt de la nature que de
l'art. Aussi ne les copie-t-on qu'imparfaitement, et
rendent-elles ridicules tous leurs insipides imitateurs.
Elles sont indépendantes, légères et fugitives; si on
les appelle, elles s'éloignent; si on veut les contraindre, elles se révoltent; il suffit même de s'en occuper

pour les faire disparaître. C'est surtout par les grâces que nous sommes captivés. Elles étaient l'apanage de Ninon. On disait d'elle, dans un âge avancé, qu'elles se cachaient encore sous ses rides :....

> O vous, qui parez tous les âges,
> Tous les talents, tous les esprits ;
> Vous que les plaisirs et les ris
> Suivent en secret chez les sages,
> Grâces, c'est à vous que j'écris !

Plus impressionnable et plus affectueuse que l'homme la femme est par cela même plus véritablement amoureuse ; en amour, l'homme se prête, la femme se donne. On demandait un jour à une femme d'esprit ce que c'était qu'aimer : « Pour l'homme, répondit-elle, c'est être inquiet, pour la femme, c'est exister. » Aussi, le plus ordinairement, l'amour donne à la femme l'esprit qui lui manque, tandis qu'il fait perdre à l'homme celui qu'il a.

L'amour ne présente pas un caractère aussi déterminé que les autres passions, et cela parce qu'il s'identifie davantage à l'esprit, aux travers, aux vertus ou aux vices de ceux qui le ressentent, ou pour qui on l'éprouve, à leur grandeur ou à leur abjection. Sombre et soupçonneux chez le jaloux, exigeant et tyrannique chez l'orgueilleux, tour à tour grossier, sensuel, et froid chez l'égoïste, bizarre et inconstant chez l'homme qui ne cherche que la satisfaction des sens, il se montre timide, tendre et délicat chez celui qui possède, ou du moins qui sait apprécier les qualités du cœur et de l'esprit, et dans ces variétés mêmes, que de nuances se

font encore remarquer ! Aussi, de toutes les passions,
c'est, sans contredit, la plus difficile à décrire, parce
qu'elle offre dans chaque individu autant de différences
qu'on en remarque dans ses traits, ou plutôt dans sa
physionomie.

Si l'on étudie l'amour dans les annales de notre histoire, on trouvera encore qu'il reflète la physionomie
morale des principales époques auxquelles il imprima
lui-même une puissante modification. Rude et sensuel pendant les premiers siècles de la monarchie,
il se montre en quelque sorte idéaliste sous le double
règne de la beauté et de la chevalerie; c'était alors
une sorte de religion qui mit un frein utile à l'impétuosité et à l'outrecuidance de ces preux tant renom-
més par leur vie aventureuse. Turbulent et conspira-
teur sous la Fronde, plus souple, plus intrigant, plus
puissant sous Louis XIV, l'amour régna despotiquement pendant la régence; il occupait toutes les têtes;
il était partout, il était tout : c'était réellement une
monomanie érotique universelle. Mais bientôt la littérature, qui jusque-là n'avait guère attaqué que des
ridicules, commença à vouloir s'emparer de la puissance, en s'occupant ouvertement des hautes ques-
tions philosophiques et sociales. L'on vit alors l'amour,
véritable protée, s'envelopper du manteau de la philosophie, puis s'en débarrasser pour se faire successivement patriote, soldat, banquier, industriel. Nous
en sommes là aujourd'hui. Mercure a détrôné l'Amour.

Dès que l'amour s'établit dans notre âme, il s'ali-
mente alors de lui-même, il prend alors un accrois-

sement rapide. Il nous attache uniquement, généreusement et sans réserve à l'objet de notre affection. Les charmes qui nous ont séduits semblent s'agrandir et se multiplier ; nous prêtons à l'objet aimé plus de qualités qu'il n'oserait en feindre ; le prestige de l'âme fascine tous nos sens et trouble notre raison ; les désirs, l'espérance et toutes les affections les plus douces prennent chaque jour de nouvelles forces, et bientôt notre cœur demande un aliment plus réel. Ce n'est plus que dans la possession même qu'il se flatte de trouver un remède à sa blessure.

On dompte rarement l'amour, et souvent la victoire dont on se glorifie est suivie d'une défaite plus funeste que la première.

> J'ai revu l'ennemi que j'avais éloigné,
> Ma blessure trop vive aussitôt a saigné ;
> Ce n'est plus une ardeur dans mes veines cachée,
> C'est Vénus tout entière à sa proie attachée.

La première impression qui trouve l'âme vide y grave les traits les plus profonds ; ils ne s'effacent presque jamais. C'est ce qui a fait dire qu'on n'aimait bien qu'une seule fois.

> Quand je revis ce que j'ai tant aimé,
> Peu s'en fallut que mon feu rallumé
> N'en fît le charme à mon âme renaître,
> Et que mon cœur, autrefois son captif,
> Ne ressemblât l'esclave fugitif,
> A qui le sort fit connaître son maître.

Dans la naissance de l'amour, nous ne voyons rien que par son télescope enchanteur. Tout nous plaît,

tout nous charme, la trompeuse espérance change nos
peines en plaisirs ; nous rapportons tout à l'objet aimé ;
nous ne voyons que par lui, nous ne vivons que pour
lui ; nous jouissons avec délices d'une nouvelle existence ; tout s'embellit à nos yeux ; tout ce qui nous
environne prend un aspect plus riant ; nous ne respi-
rons que bonheur, plaisir et volupté ; tous nos sens
sont enivrés ; nous nous trouvons tout à coup trans-
portés dans un palais enchanté où tout sourit à nos
désirs, où notre âme peut à peine suffire aux douces
émotions qu'elle éprouve, et notre cœur aux tendres
sentiments auxquels il s'abandonne.

Les signes d'un amour effréné sont, au physique :
la maigreur, la pâleur, des yeux caves, enfoncés sous
les sourcils ; un pouls qui, pendant l'absence de l'objet
aimé, est inégal, petit, faible, mais qui devient fort
et tumultueux à la vue, à la voix, au souvenir même
de cet objet ; un mouvement désordonné du cœur,
avec tendance aux diverses hémorrhagies, ou bien une
angoisse permanente à la région épigastrique, une vapeur brûlante qui part souvent de ce point pour se
répandre dans tous les membres ; enfin une petite
fièvre décrite par Lorry sous le nom de *fièvre érotique*. Au moral, on observe une grande mobilité dans
le caractère, un goût prononcé pour la solitude et la
rêverie ; une insouciance profonde pour tout ce qui
tient à la conservation du corps, la négligence des
affaires les plus importantes, le mépris des richesses,
des honneurs, de l'opinion publique, l'extinction du
respect envers les parents ou des devoirs envers les

enfants; enfin une perversion évidente du jugement qui, sourd aux conseils et aux consolations de l'amitié, laisse ces infortunés obéir en esclaves à l'objet de leur passion et s'exposer, pour lui plaire, à tous les périls, soit qu'il exige d'eux un crime, une action héroïque, etc.

Si l'amour exerce une grande influence sur la destinée de l'homme, il régit entièrement celle de la femme. On connaît ce mot de madame de Staël : « L'amour est l'histoire de la vie des femmes, c'est un épisode dans celle des hommes. » Oui, pour la femme, aimer, être aimée, voilà le bonheur, le bien suprême. Otez l'amour, tout se décolore, tout s'attriste autour d'elle; c'est pour lui, c'est par lui qu'elle veut plaire; la beauté, l'esprit, les grâces, la jeunesse n'ont de prix à ses yeux que parce qu'ils lui donnent le pouvoir de l'inspirer; mais malheur à la femme qui perd ces avantages et qui ne sait pas mettre sa raison à la place de son cœur, car alors tout est fini pour elle.

Toutes les femmes cependant n'éprouvent pas le besoin d'aimer à un égal degré. Quelques-unes, aussi mobiles dans leurs sentiments que dans leurs idées, se livrent dès la jeunesse à la coquetterie, aux vains plaisirs du monde, et vieillissent, presque à leur insu, au milieu du tourbillon dont elles font leur idole et qui bientôt les délaisse. D'autres, bien plus estimables, ne comprennent l'amour que lorsqu'il peut s'accorder avec les principes d'honneur et de vertu dans lesquels elles ont été élevées; aussi est ce parmi ces dernières qu'il faut chercher la fidélité conjugale et le véritable amour maternel.

Les femmes sont généralement moins portées que les hommes à l'acte de la reproduction; chez beaucoup d'entre elles cet acte, au bout de quelque temps d'union, est bien moins un besoin qu'un témoignage d'affection accordé à l'exigence d'une passion qu'elles ne sentent plus guère que par le cœur. C'est surtout chez la femme devenue mère, parce que ses facultés aimantes se sont multipliées, et que tout son être suffit à peine à l'effusion du nouveau sentiment qui le remplit. Voyez une jeune épouse sourire à l'auteur de ses joies maternelles; ce sourire est encore plein d'amour, mais le désir en est banni; il ne peint guère que la volupté de l'âme. Il est aisé de voir que je n'entends parler ici que des femmes élevées dans la modestie imposée à leur sexe. Quant à la femme livrée au libertinage, c'est ordinairement un assemblage hideux des vices qui déshonorent l'humanité.

> Dans ce temple fameux, telle est l'aimable entrée;
> Mais lorsqu'en avançant sous sa voûte sacrée,
> On porte au sanctuaire un pas audacieux,
> Quel spectacle funeste épouvante les yeux!
> Ce n'est plus des plaisirs la troupe aimable et tendre,
> Leurs concerts amoureux ne s'y font plus entendre;
> Les plaintes, les dégoûts, l'imprudence, la peur,
> Font, de ce beau séjour, un séjour plein d'horreur;
> La sombre jalousie, au teint pâle et livide,
> Suit d'un pied chancelant le soupçon qui la guide;
> La haine et le courroux répandant leur venin,
> Marchent devant ses pas un poignard à la main;
> La malice les voit, et d'un souris perfide
> Applaudit en passant à leur troupe homicide;

Le repentir les suit, détestant leurs fureurs,
Et baisse en soupirant ses yeux mouillés de pleurs.

Pour peu qu'on réfléchisse à ces vérités, elles doivent porter dans l'âme un effroi salutaire. En effet, si nos vœux sont contrariés, nous nous livrons à l'inquiétude, aux agitations, aux fureurs; nous sommes bientôt en proie aux soupçons, à la noire jalousie qui entraîne à sa suite les crimes et les forfaits.

Cette passion nous fascine les yeux au point de nous faire sacrifier les liens du sang, les devoirs les plus sacrés et les plus essentiels, ceux de l'amitié, les bienséances, l'honneur et la fortune. Tel est notre aveuglement qu'il va quelquefois jusqu'à nous faire déifier l'objet le plus indigne de nos vœux.

Source des jouissances les plus vives, les plus délicieuses ou des peines les plus déchirantes, des maux les plus cuisants, l'amour, selon qu'il est heureux, contrarié ou jaloux, est la plus douce ou la plus affreuse des passions; aussi les modifications profondes qu'il imprime à l'âme et à l'organisme tout entier, offrent-elles dans ces trois cas les différences les plus tranchées et les plus frappantes.

Si l'espérance s'éloigne, nous nous abandonnons au chagrin, à la mélancolie, à l'affreux désespoir, et nous tombons comme des plantes desséchées par les rayons brûlants du soleil.

Les disgrâces en amour sont plus difficiles à supporter que toutes les autres : la passion qui attendrit le cœur, le brise et le met hors d'état de soutenir le

moindre choc. Dans les revers ordinaires l'âme peut
se roidir, recueillir toutes ses forces et les opposer
avec avantage à une crise même imprévue. Mais un
cœur amoureux, frappé dans sa partie sensible, reste
anéanti sous le coup qui le prive du seul ressort qui lui
donnait le mouvement et la vie, et se trouve presque
toujours trop faible pour soutenir les assauts livrés à
sa passion favorite! Heureux celui qui peut dire!

> L'amour à mes plaisirs ne mêle plus ses peines,
> La tardive raison vient de rompre mes chaînes.

Si le chagrin ferme l'âme, la félicité la dilate; dans
le premier cas on n'a pas assez de déserts où cacher
ses peines; dans le second pas assez de cœurs à qui ra-
conter ses plaisirs.

L'amour heureux, ou seulement qui espère l'être,
répand dans toute l'économie, dans toute notre âme,
une chaleur douce, bienfaisante, salutaire; l'incarnat
du bonheur éclate sur le visage, tous les traits s'animent d'une expression nouvelle, la bouche est
riante, les yeux brillants et humides, le regard doux,
vif ou langoureux. Le cœur palpite à la vue ou à la
seule pensée de l'objet aimé; le pouls est fréquent,
élevé; la respiration est développée, interrompue par
des soupirs; le timbre de la voix devient plus suave,
plus touchant; le langage plus facile, plus animé,
plus hyperbolique, ou bien la voix ne pouvant plus
rendre le trop plein de la pensée, le bonheur joint à
l'admiration fait souvent naître l'extase pendant laquelle l'âme reste en quelque sorte attachée à ce

cœur qui est son univers, et dont tous les battements lui appartiennent. Les facultés mentales participent à l'activité générale; tout amant a de l'esprit : les pensées sont riches, variées, le langage est persuasif. L'amant heureux oublie l'univers; peu soigneux de sa fortune et de sa gloire, il n'est sensible qu'au bonheur d'être aimé; il est pourtant capable des actions les plus généreuses. De quels efforts, de quels sacrifices n'est pas capable un cœur violemment épris? L'amour est un délire qui donne la force, le courage, le génie et la vertu à l'être faible, stupide et vicieux, si celle qui le fait naître l'exige.

> Oui, cette passion, de toutes la plus belle,
> Traîne dans son essor cent vertus après elle,
> Aux nobles actions elle pousse les cœurs,
> Et tous les grands héros ont senti ses ardeurs.

L'amour contrarié ne tarde pas à porter le trouble dans toute l'organisation : un frisson désagréable parcourt incessamment le corps; le pouls est petit et irrégulier; la respiration suspirieuse, la digestion difficile, un poids permanent oppresse la région précordiale. La tristesse est habituellement empreinte sur le visage, le teint se décolore; l'œil, ce miroir de l'âme, est fixe, terne, languissant, et le plus souvent humecté de larmes. Dominé par une pensée exclusive, l'amant malheureux semble avoir perdu l'esprit, et son intelligence la faculté de s'exercer. Ses sens mêmes lui deviennent pour ainsi dire inutiles : il entend sans comprendre, il regarde sans voir; il veut parler, ses idées se troublent, sa langue s'embarrasse; sa voix est faible et plaintive. Tout nuit, tout importune, il n'aime que l'inaction et ne se complaît que dans la solitude. Bientôt ses membres brisés deviennent incapables de supporter la moindre fatigue. Le sommeil a fui pour jamais, ou s'il vient un instant fermer les paupières, il est accompagné du cortége des songes les plus pénibles. Les aliments n'ont plus de saveur; en même temps une fièvre symptomatique du trouble des principales fonctions et une maigreur générale s'emparent du malheureux dont l'existence a été peu à peu consumée, le réduisent au dernier degré de marasme et terminent ses tourments avec son existence.

Heureux ou malheureux, l'amour se complique plus ou moins de jalousie, sentiment éminemment exclusif qui ne devrait être que l'aliment d'une passion dont il devient trop souvent le poison.

Tour à tour tyran ou esclave, le jaloux s'emporte sans mesure ou prie sans dignité; les suppositions les plus bizarres agitent perpétuellement son cerveau malade; aussi, pour lui, point de repos; les soupçons, les craintes le poursuivent jusque dans ses rêves. Il y a dans ses mouvements, dans son attitude, dans son regard surtout quelque chose de sinistre qui inspire l'effroi, et qui détruit toute sympathie pour les souffrances qu'il endure. Avec le jaloux aucune justification n'est possible; si un sentiment de pitié lui fait accorder quelque témoignage d'affection par l'être qu'il accuse, ces témoignages ne sont à ses yeux qu'une dissimulation habilement calculée; alors ses soupçons redoublent, il injurie, il menace, ou bien si, cédant à un mouvement de conviction ou de repentir, il admet les preuves qu'on lui donne, il retombe presque aussitôt dans ses terreurs imaginaires, et redevient non moins injuste, non moins furieux qu'auparavant.

Qu'il est à plaindre celui dont l'âme est en proie à cette horrible passion : dans sa douloureuse et continuelle anxiété, ce malheureux se consume pour apprendre ce qu'il tremble de connaître, et veut cependant savoir ce qu'il a tant d'intérêt à ignorer : vient-il à passer du doute à la certitude de n'être pas aimé, le sentiment qui le dominait cesse quelquefois brusquement pour faire place au mépris; mais, le plus ordinairement, il dégénère en haine, en fureur, ou bien se termine par la mélancolie, la folie, le suicide.

Les tempêtes que la jalousie soulève dans le cœur des femmes ne sont pas moins à redouter. « Lorsque la jalousie, dit Montaigne, saisit ces pauvres âmes foibles et sans résistance, c'est pitié comme elle les tirasse et tyrannise cruellement. La vertu, la santé, le mérite du mari, sont les boutefeux de leur rage : cette fièvre laidit et corrompt tout ce qu'elles ont de bel et de bon d'ailleurs ; et d'une femme jalouse, quelque chaste qu'elle soit et mesnagière, il n'est action qui ne sente à l'aigre et à l'importun. »

La possession couronne-t-elle nos vœux, nos espérances, nos ardentes poursuites : de combien de sollicitudes, de soucis, de calamités n'est-elle pas accompagnée? Après quelques instants d'une ivresse passagère, désabusés du prestige, nous reconnaissons que nous avons été dupes de notre propre illusion ; nous n'éprouvons plus qu'ennui, dégoût et satiété. Punis de notre erreur, nous cherchons dans le changement une diversion à notre méprise ; nous errons d'objet à objet, et le vide de notre cœur ne tarde pas à nous faire sentir que nous courons après une chimère.

Telle est l'inévitable cause de l'inconstance. Elle fait le tourment de celui dont la passion n'est pas encore arrivée au dernier terme de langueur. L'un tente de s'excuser par de nouvelles perfidies, tandis que l'autre cherche, en gémissant, les causes qui ont pu produire un tel changement ; ils ne voient pas qu'il a sa source dans la passion même.

Lorsque la passion de l'amour, quelle que soit sa violence, n'a pour base que les attraits passagers de la jeunesse ou de la beauté, il est rare que la possession, et surtout que l'abus du plaisir ne finisse pas par amener peu à peu l'indifférence, et souvent même le dégoût. Aussi est-ce en parlant des unions de cette nature qu'on a dit avec raison que l'hymen est le tombeau de l'amour. Quant à la cause de ce changement, elle est assez facile à découvrir : c'est que l'amour est aveugle quand il arrive, et trop clairvoyant quand il s'enfuit.

Si le délire de la passion se prolonge, elle nous conduit infailliblement à l'oubli des devoirs les plus importants, à des abus, à des excès qui bientôt altèrent notre santé, et nous font expier, par un long repentir, des plaisirs qui déjà ont été mêlés de tant de douleurs et d'amertume.

On peut donc répéter que l'amour n'est que le délire des sens; que, guerrier féroce, il attaque avec
impétuosité, déchire sa proie, et la dédaigne quand
elle ne résiste plus.... Et vous sacrifieriez votre santé,
votre vie, à ce tyran égoïste?

C'est donc avec raison qu'un médecin philosophe
dit : « Qui pourrait approfondir l'abîme des maux où
l'amour précipite, quand on ne sait pas en repousser
les premières atteintes! Les jouissances n'en sont
presque jamais pures et sans nuages; l'abus les af-
fadit; le soupçon, la jalousie, la haine, la vengeance,
la perfidie les troublent ou les empoisonnent; arrivent ensuite les regrets amers, le honteux repentir,
les plaintes superflues; enfin le corps se ruine, la
beauté se flétrit, l'esprit se bouleverse et le cœur
se pervertit. Quel affreux et épouvantable dénoue-
ment! »

Nous ne cesserons de le répéter, la femme a besoin
d'être continuellement en garde contre l'amorce des
passions; mais surtout pendant la menstruation, la
grossesse, les suites de couches, l'allaitement et l'époque critique. Alors la sensibilité, plus exaltée qu'à
l'ordinaire, exige les plus grands ménagements; un rien
l'ébranle, et la moindre impression désagréable ou la
plus légère secousse, soit au physique, soit au moral,
peut entraîner les plus sinistres résultats.

L'ambition des honneurs, l'amour des distinctions,
le désir de la fortune que le luxe rend nécessaire sont
trois principes qui animent sans cesse les personnes
du monde, tiennent leur âme dans une agitation con-

tinuelle, qui seule suffirait pour détruire leur santé, et les exposent d'ailleurs à des revers très-fréquents, à des mortifications, à des humiliations, à des chagrins, à des colères, à des dépits qui empoisonnent tous leurs moments; et ce qui aggrave le danger de toutes ces impressions fâcheuses, c'est surtout la nécessité de les contraindre et de les masquer.

Mais si des passions vives, impétueuses, irritantes sont contraires à la santé des femmes, de longues et profondes méditations seraient incompatibles avec leur constitution; elles auraient bientôt usé leur système nerveux, qui est naturellement plus mobile et plus facile à ébranler; le développement immodéré des facultés intellectuelles, les études abstraites, la conten- tion d'esprit et des méditations qui semblent concentrer toutes les puissances de la vie dans l'organe de la pen- sée ne seraient pas moins préjudiciables, surtout dans l'âge que la nature consacre à d'autres fonctions, et pendant lequel un semblable travail ne pourrait per- fectionner l'esprit sans porter quelques atteintes aux grâces et à la beauté.

C'est donc avec raison que Rousseau, qui exige que l'on s'occupe davantage de l'instruction des femmes et qui veut qu'elles pensent, qu'elles jugent, qu'elles connaissent, qu'elles cultivent leur esprit comme leur figure, recommande cependant de ne pas les occuper des sciences exactes ou des vérités abstraites; mais de développer leurs talents, et de remplir leurs loisirs par des études faciles et agréables.

En donnant cette direction à l'instruction des fem-

mes, on se conforme en effet à la nature de leur sexe ;
on ajoute même, s'il est possible, au charme et à la
puissance de leur beauté.

Il en serait de même des affections violentes et inattendues, telles que la colère, la fureur, la crainte, les
chagrins concentrés ; les accès immodérés de douleur
et de joie mettraient aussi bientôt les femmes hors de
cette sphère de calme et de sérénité sans lesquels elles
n'ont plus ni santé ni appas. Heureuses celles qui ont
assez d'ascendant sur les passions pour les maîtriser ou
les étouffer dès leur naissance.

Généralement les passions dilatent ou concentrent,
exaltent ou dépriment et rabaissent les fonctions nerveuses. L'amour épanouit, la haine concentre; la colère
exalte, la crainte comprime; la joie est expansive, la
tristesse resserre. Tel est à peu près l'effet des paroxysmes fébriles s'annonçant par un frisson de froid, puis
l'accès de chaleur survient. C'est aussi le résultat de
certaines affections morbides signalées par des dispositions morales particulières. Par exemple, les maladies
des viscères placés au-dessous du diaphragme semblent
faire appel aux passions sombres, lentes, mélancoliques. L'appareil ganglionaire alors reporte au cerveau
les impressions de souffrance des entrailles, de l'estomac, du foie, de la rate, de l'utérus, chez les hypo-
condriaques, les hystériques, les atrabilaires, soit que
les fonctions intestinales viciées procurent un chyle
mal élaboré, une nutrition imparfaite, soit qu'un
sang noir surabondant embarrasse les méandres veineux du mésentère ou des veines portes et hépatiques,

rembrunisse le teint et élève ces *idées noires* de chagrin, de terreur et de désir de mort, soit enfin que la
langueur et le froid dépendent de la lenteur de la circulation et de l'atrophie de ces organes.

Il en sera tout autrement des maladies sus-diaphrag-
matiques du cœur, des poumons, sollicitant la circulation d'un sang vivifiant, oxygéné, réparateur, dans
l'appareil nerveux cérébro-rachidien. En effet, l'héma-
tose et la nutrition s'opèrent activement encore chez
les phthisiques surexcités par cette fièvre de vie, que
dévore parfois l'ardeur amoureuse jusque sur le seuil
du tombeau, et qui conservent l'espérance d'un long
avenir au moment suprême où ils succombent. De là
leurs affections expansives, généreuses ; de là cette
irascibilité, cette promptitude et cette inconstance de
désirs qui les rendent mobiles et toujours dans les
extrêmes. C'est la disposition naturelle à la jeunesse,
comme la précédente appartient à la vieillesse.

Qui ne connaît les terribles effets du jeu sur les
femmes, quand il passe les bornes d'une honnête et
utile récréation ! Il a toujours pour compagnes l'ambition, l'avarice, l'inquiétude et l'agitation ; il traîne
souvent après lui la misère et le désespoir. On peut
ajouter que la passion du jeu dérive de la soif des richesses et du désœuvrement. Elle est aussi nuisible à la
société que préjudiciable à la santé ; elle prive la première de la portion de travail, d'industrie ou de talents que chaque individu lui doit ; et elle donne lieu
à tous les maux qui dépendent de la vie sédentaire,
de la contention excessive de l'esprit et des passions

qui en sont inséparables. Souvent elle corrompt le cœur au point de faire commettre des injustices; et, comme l'a très-bien dit madame Deshoulières :

> Le désir de gagner, qui nuit et jour occupe,
> Est un dangereux aiguillon;
> Souvent, quoique le cœur, quoique l'esprit soit bon,
> On commence par être dupe,
> On finit par être fripon.

Voici encore comment l'illustre et modeste Roussel nous parle du jeu : « Parmi les moyens que les hommes ont inventés pour adoucir le poids d'une vie livrée à l'ennui et à l'inutilité, il en est un qui, comme un fléau contagieux, désole la société et n'est pas moins funeste aux mœurs qu'à la santé, parce qu'il produit le double effet de la paresse et d'une passion vive. L'avarice, qui en est l'âme, pour mieux se déguiser, lui a donné le nom d'amusement et de jeu. Qu'on se représente un cercle de personnes, clouées sur des chaises, autour d'un tapis vert, autel dévorant du dieu de la cupidité, et dans une atmosphère usée et corrompue; dont le corps est immobile tandis que leur esprit est dans une agitation extrême, alternativement ballottées par l'espoir et la crainte, seulement occupées du soin de captiver les faveurs de l'aveugle dieu auquel elles se sacrifient, qui se laissent entraîner au gré de la passion qui les anime, oublient et les devoirs qui les appellent et les heures qui s'écoulent, et ne sortent enfin de ce violent accès que pour se plonger dans des chagrins plus réfléchis, et on aura une idée de ce qu'on appelle jeu. »

D'après ce portrait, on conçoit que rien n'est plus capable de troubler l'ordre des fonctions animales, ou la régularité des mouvements vitaux qu'un pareil défaut d'équilibre entre le physique et le moral; que les humeurs dérangées par là dans leur cours, ne reçoivent point les préparations nécessaires aux sécrétions qu'elles doivent subir, et que, forcées de croupir dans quelques viscères, elles forment des empâtements ou engorgements dangereux, et que, rejetées comme nuisibles vers la peau, elles en détruisent le poli, la souplesse et l'éclat.... Il faut ajouter que cet état d'agitation, souvent répété, doit à la longue faire contracter un caractère irascible et donner à la sensibilité une énergie vicieuse, qui tourne toujours au détriment de l'économie.

Ainsi les femmes qui voudraient conserver les roses du teint, la tranquille régularité des traits et enfin tous les apanages de la santé, seraient triplement intéressées à éviter le jeu : il entraîne ordinairement des veilles trop prolongées qui échauffent et qui affaissent le corps.

Elles ne doivent jamais oublier que pour éviter de grands maux il faut guérir les petits; qu'elles ont besoin non pas de s'écouter, mais de se soigner. Elles doivent éviter les saisissements, les refroidissements, les veilles et l'insomnie trop prolongées. Elles doivent prendre un exercice modéré et observer un régime fortifiant, sans être échauffant.

Elles doivent faire un grand usage de bains de pieds, de bains entiers et de lavements le plus souvent à l'eau

simple ou à l'eau de son. Elles doivent prendre soin de
rafraîchir leur sang plutôt que de l'échauffer; ainsi,
le café, les liqueurs, les vins trop spiritueux, les ragoûts épicés, les pâtisseries de lourde digestion, les
mets en général trop recherchés sont pernicieux à la
santé des femmes. Il leur faut des viandes rôties ou
bouillies, des légumes simplement apprêtés, des repas
réguliers afin de donner à chacun le temps de se digérer. Elles doivent manger modérément, mais ne pas
s'accoutumer à manger trop peu; ne pas surtout se
laisser aller à leur goût pour les friandises ou les niaiseries au vinaigre qu'elles préfèrent souvent aux mets
solides qui leur conviennent.

Le sang joue un grand rôle dans la vie des femmes; à plusieurs époques de leur vie elles en sont tourmentées. C'est aux mères à surveiller leurs filles dans
leurs premières années afin de préparer heureusement
la première révolution de leur nature; plus tard les femmes doivent se surveiller longtemps avant la dernière
période de la vie où le sang doit agir sur leur santé. Les
petits soins dont nous avons parlé, savoir: les bains,
les lavements, les tisanes rafraîchissantes et légèrement acidulées doivent être considérés comme indispensables pour prévenir les accidents; car, quoique le sang chez les femmes amène des époques où
leur santé peut être altérée, il est certain que la
nature ayant créé la femme pour les subir, n'a rien
voulu faire de dangereux pour elle: et, en effet, quelques soins suffisent pour rendre ces époques inaper-
çues. Avec beaucoup de propreté, beaucoup de mo-

dération en toutes choses, les femmes arriveront sans accident, sans maladie à l'âge le plus avancé.

Elles doivent n'avoir recours aux drogues que le moins possible et ne jamais en prendre sans les conseils d'un médecin éclairé.

Mais en invitant les femmes à recourir de bonne heure à leur médecin, nous devons leur dire que le choix de ce ministre de leur santé est de la plus haute importance. Ce n'est point assez qu'il unisse le dévouement à la discrétion, le désintéressement à la probité, la bienfaisance au courage, la sobriété à la franchise, le jugement à l'érudition, il faut encore qu'il soit doué d'un coup d'œil rapide, juste et sûr, d'une longue patience, d'une tendre commisération, que, jouissant de l'estime publique et plus avide de gloire que de célébrité, il joigne au bon ton le bon cœur, à l'art de bien juger celui de le persuader, à la science des détails le génie de son art, enfin qu'il soit grave sans tristesse, gai sans folie, spirituel sans prétention, et savant sans pédantisme, ferme sans dureté et sensible sans faiblesse; en un mot, qu'il sache exercer sur les femmes son empire par la conviction et conserve un ascendant irrésistible sans jamais s'en prévaloir.

« Voulez-vous, dit Hippocrate, former un médecin? assurez-vous lentement de sa vocation. A-t-il reçu de la nature un discernement exquis, un jugement sain, un caractère mêlé de douceur et de fermeté, le goût du travail et du penchant pour les choses honnêtes? concevez des espérances. Souffre-t-il des souffrances des autres; son âme compatissante aime-t-elle à s'attendrir sur les maux de l'humanité? concluez-en qu'il se passionnera pour un art qui apprend à secourir l'humanité. »

Celse a dit : « A mérite égal, préférez pour médecin un ami à tout autre. »

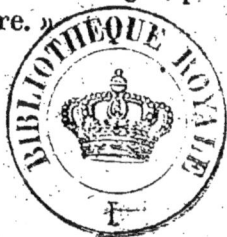

FIN DU DEUXIÈME VOLUME.

TABLE

MATIÈRES CONTENUES DANS LE DEUXIÈME VOLUME.

HYGIÈNE APPLIQUÉE AU RÉGIME DE LA FEMME DANS LES ÉPOQUES
DIFFÉRENTES DE LA VIE. . . . . .Page   1

    Principaux moyens de favoriser la régularité du déve-
      loppement de l'organisation physique de la femme.   6

    De quelle manière doit-on diriger l'éducation morale de
      la jeune fille.   23

    Des moyens de régulariser et de rendre salutaire le déve-
      loppement des différents phénomènes de la puberté.   35

HYGIÈNE DE LA MENSTRUATION.   64

HYGIÈNE DE la FEMME DANS L'ÉTAT DU MARIAGE.   85

HYGIÈNE OU RÉGIME DE LA FEMME ENCEINTE. 105

    Du mouvement musculaire et de la sensibilité propor-
      tionnés à l'état de grossesse. 109

    Du régime alimentaire de la femme enceinte. 125

    Des précautions que les femmes enceintes doivent ap-
      porter dans le choix et l'ajustement de leurs vêtements. 130

    De l'attention qu'une femme enceinte doit apporter dans
      le choix de son habitation, et des relations atmosphé-
      riques, des bains, des purgatifs et de la saignée,
      considérés dans leurs rapports avec l'état de la femme
      enceinte. 135

    Accouchement et régime des nouvelles accouchées. . . . 142

    Soins à donner à la femme nouvellement accouchée. . . 155

    Du régime alimentaire de la nouvelle accouchée. 170

DE L'ALLAITEMENT, CONSIDÉRÉ SOUS LE RAPPORT DE L'HYGIÈNE. 176

    Du régime convenable aux femmes qui allaitent. 188

    Qualités d'une bonne nourrice. 203

HYGIÈNE DE LA FEMME PARVENUE A L'ÉPOQUE CRITIQUE. 205

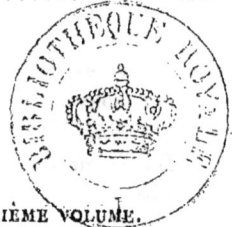

FIN DE LA TABLE DES MATIÈRES DU DEUXIÈME VOLUME.

www.ingramcontent.com/pod-product-compliance
Lightning Source LLC
Chambersburg PA
CBHW060519220326
41599CB00022B/3368